黄帝内经

黄 勇／主编

中国影响最大的一部医学著作，被称为医之始祖

辽海出版社

壹

图书在版编目（CIP）数据

黄帝内经/ 黄勇主编 . —沈阳：辽海出版社，
2014.12（文化百科）
ISBN 978 - 7 - 5451 - 3239 - 7

Ⅰ.①黄… Ⅱ.①黄… Ⅲ.①《内经》 - 注释
Ⅳ.①R221

中国版本图书馆 CIP 数据核字（2014）第 259287 号

黄帝内经

责任编辑：段扬华　柳海松　冷厚诚
责任校对：顾　季
装帧设计：马寄萍
出 版 者：辽海出版社
地　　址：沈阳市和平区十一纬路 29 号
邮政编码：110003
电　　话：024 - 23284473
E - mail：dyh550912@163.com
印 刷 者：北京一鑫印务有限责任公司
发 行 者：辽海出版社
开　　本：787mm×1092mm　1/16
印　　张：80
字　　数：1280 千字
出版时间：2015 年 1 月第 1 版
印刷时间：2015 年 6 月第 2 次印刷
定　　价：498.00 元（全四卷）

《黄帝内经》编委会

王　佳　程　实　陈　欣　孔庆华　李志宏　刘京丽

陈国军　高　峰　杨　鹏　张洪利　乔晓峰　杜晓敏

袁亚光　阮洪生　储长孝　孙保军　曹　玲　杨　鹏

李　鹏　武王力　邓厚峰　张晓东　曹　玲　文立平

李　洋　孙艺艺　代永江　董立军　董学凤　付　浩

孟祥臣　李春海　李　莉　张春红　李　辉　董　平

朱　丹　于　水　刘　震　李小华　杨兴国　李　鑫

狄峰华　袁亚杰　孔庆利　孔庆红　于子乔　李晓红

王　玲　孙雪雁　赵燕颖　刘禹欣　赖超颖　刘　持

马　婷　刘冰冰　杜晓敏　战逸超　姜　彬　谢俊峰

蔡云朋　姜　彬　蔡文超　汪业铭　金京辉　高佩刚

金光明　洪　春　蔡　勇　雷　玲　郭乃超　阚济伟

郭珮瑶　蒋益华　刘利波　江　涛　李玟静　汪　韧

总编辑：姜忠喆　竭宝峰　孙　涛　刘春雷　冯立军　王丽娟

目　录

第一册

《素问》语义经典释译

第二册

《灵枢》语义经典释译

第三册

《黄帝内经》医术临证切要

《黄帝内经》医理百家类证系方

第四册

《素问》语义经典释译

卷第一

上古天真论篇第一

【题解】

本篇主要论述上古之人重视保精养神从而获得长寿的道理，并揭示了人类生活衰老的客观规律及养生防病与健康长寿法则。文中具体提出养生需内重精神调摄，外避反常气候，饮食有节、起居有常、劳作适度，如此即可防止早衰；同时还突出强调了肾气在人的整个生命活动中的重要作用，指出人类生、长、衰、老、寿、天及生育功能均取决于肾气的盛衰，此乃养生之根本。

【原文】

昔在黄帝①，生而神灵②，弱而能言，幼而徇齐③，长而敦敏④，成而登天⑤。乃问于天师曰：余闻上古之人，春秋⑥皆度百岁，而动作不衰；今时之人，年半百而动作皆衰者，时世异耶？人将失之耶？

岐伯对曰：上古之人，其知道者，法于阴阳，和于术数⑦，食饮有节，起居有常，不妄作劳，故能形与神俱，而尽终其天年，度百岁乃去。今时之人不然也，以酒为浆，以妄为常，醉以入房，以欲竭其精，以耗散其真，不知持满，不时御神，务快其心，逆于生乐，起居无节，故半百而衰也。

夫上古圣人之教下也，皆谓之虚邪贼风⑧，避之有时，恬惔虚无⑨，真气从之，精神内守，病安从来。是以志闲而少欲，心安而不惧，形劳而不倦，气从以顺，各从其欲，皆得所愿。故美其食，任其服，乐其俗，高下不相慕，其民故曰朴⑩。是以嗜欲不能劳其目，淫邪不能惑其心，愚智贤不肖不惧于物，故合于道。所以能年皆度百岁，而动作不衰者，以其德全不危⑪也。

帝曰：人年老而无子者，材力尽耶？将天数⑫然也？

岐伯曰：女子七岁⑬，肾气盛，齿更发长；二七而天癸至⑭，任脉通，太冲脉盛，月事以时下，故有子；三七，肾气平均，故真牙生而长极；四七，骨筋坚，发长极，身体盛壮；五七，阳明脉衰，面始焦，发始堕；六七，三阳脉衰于上，面皆焦，发始白；七七，任脉虚，太冲脉衰少，天癸竭，地道不通⑮，故形坏而无子也。丈夫八岁，肾气实，发长齿更；二八，肾气盛，天癸至，精气溢泻，阴阳和，故能有子；三八，肾气平均，筋骨劲强，故真牙生而长极；四八，筋骨隆盛，肌肉满壮；五八，肾气衰，发堕齿槁；六八，阳气衰竭于上，面焦，发鬓颁白；七八，肝气衰，筋不能动，天癸竭，精少，肾脏衰，形体皆极；八八，则齿发去。肾者主水⑯，受五脏六腑之精而藏之，故五脏盛乃能泻。今五脏皆衰，筋骨解堕，天癸尽矣，故发鬓白，身体重，行步不正，而无子耳。

帝曰：有其年已老而有子者，何也？

岐伯曰：此其天寿过度，气脉常通，而肾气有余也。此虽有子，男不过尽八八，女不过尽七七，而天地之精气皆竭矣。

帝曰：夫道者，年皆百数，能有子乎？

岐伯曰：夫道者，能却老而全形，身年虽寿，能生子也。

黄帝曰：余闻上古有真人⑰者，提挈天地，把握阴阳，呼吸精气，独立守神，肌肉若一，故能寿敝天地⑱，无有终时，此其道生。

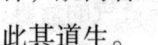

中古之时，有至人者，淳德全道⑲，和于阴阳，调于四时，去世离俗⑳，积精全神，游行天地之间，视听八达之外，此盖益其寿命而强者也，亦归于真人。

其次，有圣人者，处天地之和，从八风之理㉑，适嗜欲于世俗之间，无恚嗔㉒之心，行不欲离于世，举不欲观于俗，外不劳形于事，内无思想之患，以恬愉为务，以自得为功，形体不敝，精神不散，亦可以百数。

其次，有贤人者，法则天地，象似日月㉓，辩列星辰，逆从阴阳，分别四时，将从上古，合同于道，亦可使益寿而有极时。

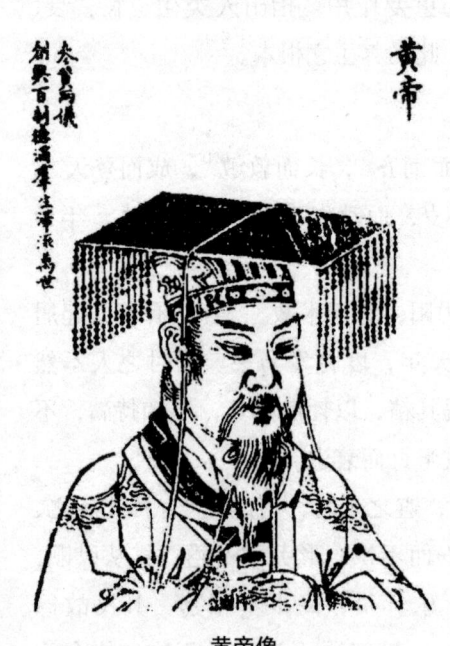

黄帝像

【注释】

①黄帝：相传为有熊国君少典之子，姓公孙，平定天下，征灭蚩尤之后，建都轩辕，故又称为轩辕黄帝。

②神灵：张介宾："聪明之至也。"是非常聪明伶俐的意思。

③徇齐：敏慧。另一说为周遍的意思，言黄帝处理事物，全面周到。

④敦敏：敦厚敏达。

⑤成而登天：到成年登天子之位。

⑥春秋：指年龄。

⑦和于术数：和，调和，此处有适当运用之意。术数：修身养性之法，即指导引、按、吐纳等调摄精神，锻炼身体的一些方法。

⑧虚邪贼风：泛指不正常的气候变化和有害人体的外来致病因素。

⑨恬虚无：恬，安静的意思。虚无，是无杂念。恬虚无，即安闲清静，没有一切杂念。

⑩朴：质朴、淳朴的意思。

⑪德全不危：养生之道有得于心谓之"德"。全面实行养生之道，即"德全"。不危，不致于受衰老之危害。

⑫天数：即自然所赋的寿数。

⑬七岁、余岁：是古人根据男女两性发育过程的差异所总结出来的约数。

⑭天癸至：天癸是肾精中具有促进生殖机能作用的一种物质。至，极也，有充盛、发挥作用之意。

⑮地道不通：月经停止来潮的意思。

⑯主水：此指肾脏藏精的功能。

⑰真人：能够掌握天地阴阳变化规律，善于保全精气神的养生水平最高的一种人。其次是"至人"，再次是"圣人"、"贤人"，这是古代对不同养生水平的人的大致区分。

⑱寿敝天地：意为与天地同寿。是形容真人的寿命最长。王冰："敝，尽也。"

⑲淳德全道：是言至人思想境界高，养生之道全。

⑳去世离俗：言至人能避开世俗习气的干扰。

㉑处天地之和，从八风之理：八风，指东、西、南、北、东南、西南、东北、西北八个方位的风。意为安处天地之和气，顺从八风之规律，即能够顺应各

种气候变化。

㉒志嗔：即恼怒、怨恨。

㉓象似日月：仿效日月运行的规律。

【语译】

上古时代的黄帝，一生下来就聪慧无比，年龄很小时就擅长言辞，幼年时就具备很强的领悟能力，长大后，笃实敏捷，成年时，登上了天子的宝座。

黄帝问岐伯：我听说上古时代的人们，都能年过百岁而动作却毫不衰弱；现在的人，年龄刚达到或超过五十岁，动作就显得衰老而没有力气了，这是时代不同所致，还是现在的人们不懂养生所致呢？

岐伯回答说：上古时候的人，会养生的能够按照自然界的变化规律而起居生活，并加以适应、调和，以使之趋于正确。饮食有节制，作息有规律，不过度操劳，也不过度行房事，所以他们的形体和神气都很旺盛，相互协调统一，便能够活到人类自然寿命的期限，超过一百岁才辞世。

现在的人就不同了，他们把酒当成水般豪饮而没有节制，把不正常的生活习惯当成正常的，醉酒后行房事，过分放纵情欲，使阴精衰绝，真气耗损，不懂得保持精气强盛，不善于调养精神，为图内心快活，而违背生活规律来取乐，因此到五十岁就开始衰老了。

古时候真正通晓养生之道的人在教诲普通人时，一定会说到要及时躲避虚邪贼风等致病因素，保持内心的平静，排除一切杂念，使真气通畅，精神不外泻，如此病患就不会发生。

所以说，人们可以心志清净安闲，少私寡欲，心情平和而不忧虑，形体辛劳而不倦怠，使体内的真气和顺，每个人顺着自己的心思，都能达到满意。

人们吃任何食物都感觉甜美，穿着任何服饰都感到舒服，喜欢自己的风俗习惯，不论社会地位高或低，都互不艳羡嫉妒，这些人可以说质朴而不浮华。

所以，一切不正当的嗜欲都不能干扰他们的视听，一切乖谬不正的事都不能迷惑他们的心性。不论是智者、贤者，还是愚者、卑下者，都不会因为外物而费心忧虑，这合于养生之道。他们之所以能年过百旬，动作还不显衰老，就是因为领悟和掌握了修身养性的方法，身体不被内邪外邪所侵犯。

黄帝说：人年老之后就无法再生育，这是精力枯竭所致，还是因受限于自然规律所致？

岐伯说：女子七岁时，肾气就开始旺盛，牙齿更换，头发生长旺盛。

到十四岁时，能促进生殖机能的物质天癸开始成熟，任脉顺畅，冲脉旺盛，月经按时来潮，因而具有了生育能力。

二十一岁时，肾气平和充盈，智齿长出，牙齿长齐了。

二十八岁时，筋骨强劲，头发的生长也达到最旺盛的时段，这时身体最健壮。

三十五岁时，阳明经脉的气血逐渐衰竭，面容开始枯槁，头发开始脱落。

四十二岁时，三阳经脉气血衰竭，面容完全枯槁，头发逐渐变白。

四十九岁时，任脉气血衰弱，冲脉的气血也虚弱了，天癸干枯，月经断绝，因此形体衰弱，丧失生育能力。

男子八岁时，肾气充实，头发开始浓密，也已更换牙齿。

十六岁时，肾气开始旺盛起来，天癸开始成熟，精气充盈，两性相交，就可以生儿育女。

二十四岁时，肾气平和充盈，筋骨强劲，智齿长出，牙齿长齐。

三十二岁时，筋骨丰隆强健，肌肉也饱满壮实。

四十岁时，肾气衰弱，开始掉发，牙齿也开始衰落。

四十八岁时，人体上部阳明经气渐渐衰绝，面部枯槁，两鬓开始变白。

五十六岁时，肝气衰弱，筋脉迟滞，天癸干枯，精气减少，肾脏衰弱，精神形体均衰老。

六十四岁时，牙齿和头发都已脱落。

肾脏具有调节水液的功能，禀受并储藏其他脏腑的精气，因此五脏功能旺盛，肾脏才能有精气排泄。

男子年老后，五脏的功能都会衰退，筋骨衰疲无力，天癸枯竭，所以会头发苍白，身体沉重，脚步不稳，也无法生儿育女了。

黄帝说：有的人年纪已经很老了，却仍然能生育子女，这是为什么呢？

岐伯说：这是因为他天赋的精力强于常人，气血经脉畅通，肾气有余。这样的人虽然可以生育，但是就通常而言，男子不超过六十四岁，女子不超过四十九岁时，精气就干枯了。

黄帝说：通晓养生之道的人，年龄达到一百岁左右时，还可以生育吗？

岐伯说：通晓养生之道的人，能预防衰老并保持形体，所以尽管年事已高，也仍然可以生育。

黄帝说：我听说上古时代有被称为真人的人，他们洞悉自然界的规律，掌握着天地阴阳变化的机理，能吐故纳新以调摄精气，超然独处以保持精神内守，使筋骨肌肉跟精神达到完好的统一，因此能与天地同寿，永无终结，这是他修身养性的结果。

中古时代，有被称为至人的人，他们道德敦厚，通晓养生之道，能顺应阴阳四时变化，远离世俗纷扰，养精蓄锐，悠游于广大的天地中，视听直达八方之外。用这种方法增益寿命、强身健体，此类人也可以列入真人之列。

其次有被称为圣人的人，他们能在天地之中安适地生活，遵从八风的活动规律，使自己的嗜好和欲望适应世俗社会，没有愤怒埋怨的情绪，行为不背离世俗的一般要求，穿只有普通纹彩的衣服，行为举止也不受世俗牵制，外不使形体因为事务而疲劳，内不使思想上背负过重的负担，力求安逸、快乐，以安然自得为满足，所以他们的形体不容易衰疲，精神不容易耗损，寿命也能达到一百岁左右。

其次还有被称为贤人的人，他们以天地的变化为法则，观察日月的运行，分辨星辰的位置，顺从阴阳的消长，适应四季气候的变化，追随上古真人，力求使生活符合养生之道，这样做的人也能延长寿命，但有一定的限度。

四气调神大论篇第二

【题解】

本篇主要讲春夏秋冬四季养生的注意事项。四时阴阳是万物的根本，人体要保持健康，必须使体内阴阳二气保持平衡，否则无论是阴盛阳衰，还是阳盛阴衰都会导致疾病。因而养生保健的方法应随季节的变化而变化，比如春夏二季要早起晚睡，秋季要早起早睡，冬季要晚起早睡等，使少阴、少阳、太阴、太阳之气依时而生、长、收、藏，使体内阴阳二气保持平衡，这样身体就自然会健康。此外，文中还提出了"不治已病治未病"的预防保健思想，而这一思想即使到今天，也具有实际的参考价值。

【原文】

春三月，此谓发陈①，天地俱生，万物以荣，夜卧早起，广步于庭，被发缓形②，以使志生③，生而勿杀，予而勿夺，赏而勿罚，此春气之应，养生之道④也。逆之则伤肝，夏为寒变，奉长者少⑤。

【注释】

①发陈：推陈出新的意思。《类经》一卷第四注："发，启也。陈，故也。春阳上升，发育庶物，启故从新，故曰发陈。"

②被发缓形：披散开头发，解开衣带，舒缓形体。古人平时头发束起，衣服也用带子系紧，为了适应春生之气，而披开束发，舒松衣带。被，与"披"同。

③以使志生：指通过调摄精神，保持情志舒发、愉快，以适应春生之气。

④养生之道：这是总结上文的调神方法，强调这些方法是保养春生之气的规范。

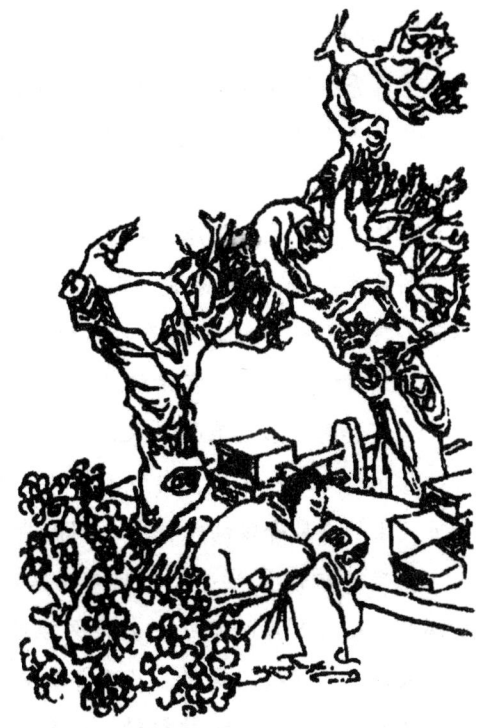

⑤逆之则伤肝，夏为寒变，奉长者少：《素问经注节解》注："奉者，自下而上，从此达彼之辞。天地之气，生发于春，长养于夏，收敛于秋，归藏于冬，缺一不可，倒置不可。冬之藏，秋所奉也；秋之收，夏所奉也；夏之长，春所奉也；春之生，冬所奉也。苟不能应春，而反逆其生发之气，至夏自违其融和之气，是所奉者少也。"按：此谓春生以冬藏为条件，冬藏以秋收为条件，秋收以夏长为条件，夏长以春生为条件。若春天逆于养生之道，则肝气受损，提供给夏长的条件不良，至夏季则长养之气不足，而易发生寒性病变。

【语译】

春季三个月，是推陈出新、万物复苏的时节，天地之间生机勃发，万物欣欣向荣。这时，人们应该晚睡早起，在庭院散步，披散头发，松解衣带，舒缓形体，以使神志随春天的生发之气而中然勃发；不滥行杀伐，多加施与，少劫夺，多奖赏，少惩罚，这些都是顺应春季的气候，培养生发之气的办法。假如违背了这些方法，就会损害肝脏，使得供给夏季长养之气的能力减弱，导致夏季出现寒性病变。

【原文】

夏三月，此谓蕃秀①，天地气交，万物华实，夜卧早起，无厌于日②，使志无怒，使华英成秀③，使气得泄，若所爱在外④，此夏气之应，养长之道⑤也。逆之则伤心，秋为痎疟⑥，奉收者少，冬至重病⑦。

【注释】

①蕃秀：繁茂秀美。玉冰注："蕃，茂也，盛也。秀，华也，美也。"

②无厌于日：不要讨厌天长。《类经》一卷第四注："无厌于长日。气不宜惰也。"

③使华英成秀：玉冰注："缓阳气则物化，……物化则华英成秀。"《太素》卷二顺养注："使物华皆得秀长。"《类经》二卷第四注："使志无怒则华英成秀。华英，言神气也。"三义并存，后说义似长，今从之。

④若所爱在外：形容精神外向，意气舒展，对周围事物兴趣浓厚。与下冬三月"若有私意，若已有得"义正相对。

⑤养长之道：夏季，自然万物处于长势旺盛的阶段，人类亦如此，根据这个季节及生物发展阶段的特征，来调摄精神的方法，即为"养长之道"。

⑥痎（jiē 阶）疟：泛指疟疾而言。按：痎疟之义，有多种解释，除通指疟疾病外，尚有专指间日疟、老疟久疟而言者，又有指传尸病而言者。详本文文义，未详言其病状、病因，乃泛言多发于秋季之疟疾。

⑦冬至重病：有两种解释：一种"重"读平声，音虫。玉冰注："冬水胜火，故重病于冬至之时也。"马莳注："不特秋时为病也，肺金不能生肾水，则冬为重病者有矣。"一种"重"读去声，音众。《太素》卷二顺养注："奉秋收之道不足，得冬之气成热中，病重也。"张志聪注："至冬时寒水当令，无阳热温配，故冬时为病，甚危险也。"两义皆通，前说义似长。

【语译】

夏季三个月，是自然界草木繁茂的季节。这个季节中，天气下降，地气上升，天地之气相互交融，植物开花结果，长势旺盛。人们应晚睡早起，不要讨厌白日的漫长，保持情绪怡悦，不要愤怒，使面容像含苞待放的花朵一样秀美；亦使气机宣畅，通泄自如，精神饱满，对外界事物兴趣浓厚，这都是适应夏季的气候，保养长养之气的方法。假如违背了这些方法，就会耗伤心脏，使得供给秋天收敛之气的能力减弱，导致秋季患上疟疾，到冬季来临时还会再次患病。

【原文】

秋三月，此谓容平①，天气以急，地气以明②，早卧早起，与鸡俱兴③，使志安宁，以缓秋刑④，收敛神气，使秋气平，无外其志，使肺气清，此秋气之应，养收之道⑤也。逆之则伤肺，冬为飧泄⑥，奉藏者少。

【注释】

①容平：指自然界万物的形态平定下来，而不再繁盛地生长。王冰注："万物夏长，华实已成，容状至秋平而定也。"又，王玉川曰："容，受盛之意。平，丰收之意，收获物装满容器，是谓容平。此处容平者，即丰收季节的别称。《说文》：'容，盛也。'今装物之具亦称为容器。《汉书》食货志：'进业曰登，再登曰平，三登曰泰平。'可见，平有丰收之义。秋天是万物成熟收获的季节，所以秋三月称为容平。"可参。

②天气以急，地气以明：天空的风气劲疾，地面的景象清肃。《类经》一卷第四注："风气劲急曰急，物色清肃曰明。"

③与鸡俱兴：比喻人的起卧，和鸡的活动时间相同，家鸡在黄昏时即入舍归宿，天亮时就开始活动，人若随之，即为早卧早起。张志聪注："鸡鸣早而出埘晏，与鸡俱兴，与春夏之早起少迟，所以养秋收之气也。"

④使志安宁，以缓秋刑：《类经》一卷第四注："阳和日退，阴寒日生，故欲神志安宁，以避肃杀之气。"秋刑，即指秋令收敛、肃杀之气。

⑤养收之道：秋气收敛，人与之相应，气机逐渐肃收，调摄精神起居，以随顺秋令的特点，保养机体的适应能力，即为"养收之道"。

⑥飧（sūn 孙）泄：完谷未化的泄泻，多属寒症。

【语译】

秋季的三个月，是自然界万物成熟，平定收敛的季节。这时，天气劲急，地气清明，人们应该早睡早起，晨起时应与鸡鸣的时间相一致；使情绪保持安宁，以缓和秋季的肃杀之气对人体的侵害；同时精神要内守，以使秋季的肃杀之气得以平和；不要使意志外驰，以保持肺气清肃，这都是与秋季的特点相适应的、保养人体收敛之气的方法。如果违背了这些方法，就会损伤肺脏，使得供给冬季闭藏之气的能力减弱，导致冬季发生飧泄病。

【原文】

冬三月，此谓闭藏①，水冰地坼②，无扰乎阳，早卧晚起，必待日光，使志若伏若匿，若有私意，若已有得，去寒就温，无泄皮肤，使气亟夺③，此冬气之应，养藏之道④也。逆之则伤肾，春为痿厥⑤，奉生者少。

【注释】

①闭藏：生机潜伏，阳气内藏。

②坼（chè 彻）：裂开。

③使气亟（qì 器）夺：使阳气频频夺失。亟，频数。夺，失。

④养藏之道：冬令闭藏，人与之相适应而使气机内伏，调摄精神起居，以保养人体闭藏机能的方法，即为“养藏之道”。

⑤痿厥：手足软弱无力称为痿，逆冷称为厥。吴崑注：“痿者，肝木主筋，筋失其养而手足软弱也。厥，无阳逆冷也。”或以“痿厥”为痿症，“厥”字作气逆解，为其病机。

【语译】

冬季的三个月，是生机潜伏，万物守藏的季节。这时，水结成冰，地冻而裂，人们不要扰动体内的阳气，应该早睡晚起，等到阳光照临时再起床；不可为事物烦劳，要使思想情绪平静伏藏，好像有所收获却又不露声色；还要避开寒冷，趋就温暖，不要使皮肤开泄出汗而损耗阳气，这是顺应冬季的气候，保养人体闭藏之气的方法。如果违背了这些方法，就会损耗肾脏，使得供给春季生发之气的能力减弱，导致春季发生痿厥病。

【原文】

天气，清净光明者也，藏德不止①，故不下也。天明则日月不明，邪害空窍②，阳气者闭塞，地气者冒明③，云雾不精④，则上应白露⑤不下，交通不表⑥，万物命故不施⑦，不施则名木⑧多死，恶气发⑨，风雨不节，白露不下，则菀槁⑩不荣。贼风数⑪至，暴雨数起，天地四时不相保⑫，与道相失，则未央⑬绝灭。唯圣人从之，故身无奇病，万物不失，生气不竭。

【注释】

①藏德不止：《类经》一卷第五注：“天德不露，故曰藏德。健运不息，故曰不止。”德，在此指推动宇宙自然万物运动变化生生不息的力量，包括着使万物依四时之序而生长收藏的力量。如《礼》月令：“春曰盛德在木，夏曰盛德在火，秋曰盛德在金，冬曰盛德在水。”天藏蓄着这样的力量，运行不息，故称藏德不止。

②空窍：空，同孔。空窍，同义复词，孔窍之意，此指自然界的山川。《礼》礼运：“地秉窍于山川。”疏：“谓地秉持于阴气，为孔于山川，以出纳其气”。

③地气者冒明：地所秉持的阴气遮蔽阳光，冒，蒙蔽覆盖之意。

④云雾不精：指云雾弥漫，日光不清明，精，在此作清明解。《前汉》京房

传："阴雾不精。"注："精，谓日光清明也。"

⑤白露：泛指雨露。

⑥交通不表：大地之气不显现上下交通之状，亦即天地不交之意。表，表现，显露。王冰注："表，谓表陈其状也"。

⑦万物命故不施（yì 异）：万物的生命不能延续，施，延也。《诗》大雅·皇矣："施于孙子。"注："延及子孙也。"

⑧名木：高大的树木。胡澍："名，大也，名木，木之大者。"

⑨恶气发：有害于生物的气候发作。

⑩菀（yuán 园）槁：茂盛的禾苗。菀，茂盛，槁，禾秆，这里泛指禾苗。

⑪数（shuò 朔）：屡次。

⑫天地四时不相保：指四时阴阳紊乱，不能循守着一定的规律。保，循守之意。

⑬未央：未到一半。

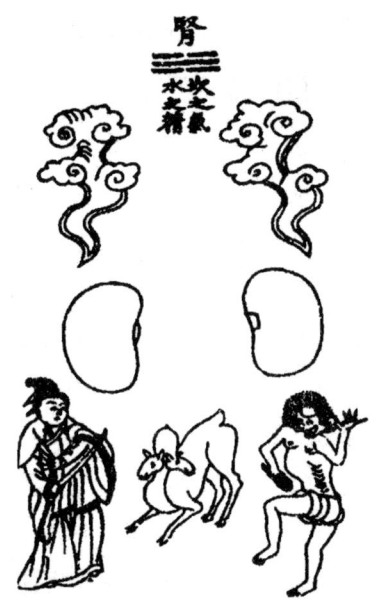

唐代胡愔《黄庭内经五脏六腑图》之肾图

【语译】

天气是清净光明的，由于天德隐藏，运行不息，所以能永久保持而不衰。

如果天气阴晦，日月将失去光辉，邪气也会乘虚而入，酿成灾害，导致阳气阻塞不通，沉浊的地气遮蔽光阳，云雾弥漫，雨露不得下降。

天地之气不相交融，万物的生命不能延长，就连大自然里那些生命力极强的巨大的树木也会枯死。

邪恶乖戾之气不发散，风雨失调，甘露应该降下而不能降下草木得不到滋养，就会失去生机，枯槁凋败。

狂风频频来袭，暴雨时时发作，天地四时秩序紊乱，背离了正常的规律，就会导致万物活不到一半的寿命就中途死亡。

只有圣人能顺应自然的变化，注意养生，所以身体不会患严重的疾病。如果万物也能顺应自然变化，不失保养之道，那么它的生气也不会衰竭。

【原文】

逆春气，则少阳①不生，肝气内变。逆夏气，则太阳不长，心气内洞②。逆秋气，则太阴③不收，肺气焦满。逆冬气，则少阴不藏，肾气独沉④。

【注释】

①少阳、太阳、太阴、少阴：古人认为春夏属阳，秋冬属阴，一年四季阴阳消长随时令而变异，并用少阳代表春令的阳气，太阳代表夏令的阳气。太阴代表秋令的阴气，少阴代表冬令的阴气，用以说明四时阴阳消长的变化。也有人把四时阴阳，分别同脏腑经络对应地联系起来，将少阳、太阳、太阴、少阴，直接解释为相应的经络脏腑，如《太素》卷二顺养注："少阳，足少阳胆府脉，……。太阳，手太阳小肠府脉……。太阴，手太阴肺之脉也……。少阴，足少阴肾之脉也。"

②心气内洞：即心气内虚之意。洞，中空。

③肺气焦满：焦，同憔，此指肺热叶焦，形容肺气被火邪所灼伤；满，指胸中胀满，肺气壅塞，失于肃降所致。

④肾气独沉：即肾气乃沉。独，在此作"乃"字解。如《国策》赵策："公之客独有三罪。"沉，沉下也。《类经》一卷第六注："沉者，沉于下。肾气不蓄，则注泄沉寒等病生矣。"

【语译】

如果与春天之气相违，少阳之气就不能生发，会导致肝气内郁而生发疾病。

如果与夏天之气相违，太阳之气就不能生长，会引发心气衰竭。

如果与秋天的收敛之气相违，太阴之气就不能收敛，会导致肺气躁闷。

如果与冬天的潜藏之气相违，少阴之气就不能潜伏，会使导致肾气消沉。

【原文】

夫四时阴阳①，万物之根本也，所以圣人春夏养阳，秋冬养阴②，以从其根，故与万物没浮于生长之门③。逆其根，则伐其本，坏其真矣。故阴阳四时者，万物之终始也，死生之本也。逆之则灾害生，从之则苛疾④不起，是谓得道。道者，圣人行之，愚者佩⑤之。

【注释】

①四时阴阳：四时，即春、夏、秋、冬四季，因春夏属阳，秋冬属阴，阴阳之气随四季变化而消长，故称四时阴阳。

②春夏养阳，秋冬养阴：当春夏之时，蓄养阳气，秋冬之时，蓄养阴气。这是因为春夏外界阳盛，自然万物处于生发盛长阶段，逆春气则少阳不生，逆夏气

则太阳不长，人体必养阳气方能与万物生长之势相应；秋冬外界阴盛，自然万物处于敛藏阶段，逆秋气则太阴不收，逆冬气则少阴不藏，人体必养阴气方能与万物敛藏之势相应，所以说春夏养阳，秋冬养阴。养阳即前文所论之养生、养长之道；养阴即前文所论之养收、养藏之道。

③沉浮于生长之门：沉浮，指随着生长收藏的规律而运动。生长之门，即生命活动的生长收藏的途径。

④苛疾：重病。王冰注："苛者，重也。"

⑤佩：通倍，违逆之意。《荀子》大略篇："兰茝槁本，渐于蜜醴，一佩易之。"王先谦注："佩，或为倍。"《说文》："倍，反也。"

【语译】

一年四季的阴阳变化，是万物的生命之本。因此圣人在春夏季保养阳气，以满足生长的需要；在秋冬季保养阴气，以满足收藏的需要。顺应了生命发展的根本规律，就能和万物一起在生发、长养、收敛、闭藏的四时循环中运动发展。如果违背了这个规律，就会摧残人体的本元，损伤身体。所以说，阴阳四时既是万物生长的终始点，也是生死存亡的本源。违背它，就会发生灾害；顺应它，则重病不侵，明白了这一道理，才可算得上是通晓了养生之道。对于这种养生之道，圣人能切实奉行，愚人却经常违背。

【原文】

从阴阳则生，逆之则死，从之则治，逆之则乱，反顺为逆，是谓内格①。是故圣人不治已病治未病，不治已乱治未乱，此之谓也。夫病已成而后药之，乱已成而后治之，譬犹渴而穿井，斗而铸锥②，不亦晚乎！

【注释】

①内格：指体内的生理性能与四时阴阳格拒，不能相适应。王冰注："格，拒也，谓内性格拒于天道也。"

②锥：这里泛指兵器。

【语译】

顺应四季的阴阳变化，就能生存，违背了就会死亡。顺从它，人体就健康；违背它，人体就易患病。如果把顺应变成违背，违背阴阳四时的阴阳变化，就会使机体和自然环境相格拒。

因此，圣人不主张等生病之后再去治疗，而强调在生病之前先预防。就像治乱，不是在混乱发生后才去治理，而是在发生前就去防止，这里说的就是这个道理。假如病形成后再去治疗，乱子发生后再去平治，这就像口渴时才去挖井，临上战场了才去铸造兵器一样，不是太晚了吗！

生气通天论篇第三

【题解】

本篇是说明人的生气与天（自然）的密切关系。强调要本于阴阳，所述各种致病原因和症状，总离不开阴阳变化。其中既着重地说明阳气失常在病理上的影响，同时又提出了阴平阳秘（协调）的重要性。

【原文】

黄帝曰：夫自古通天①者，生之本，本于阴阳。天地之间，六合之内②，其气九州③、九窍④、五藏、十二节⑤，皆通乎天气。其生五⑥，其气三⑦。数犯此者，则邪气伤人，此寿命之本也。

【注释】

①天：指自然界。

②六合之内：四方上下，叫做"六合"。六合之内，即天地之间的互词。

③九州：古时称冀、兖、青、徐、扬、荆、豫、梁、雍为"九州"。

④九窍：上窍七：眼二、耳二、鼻孔二、口一；下窍二：前阴和后阴。

⑤十二节：四肢各有三大关节，上肢腕、肘、肩，下肢踝、膝、髋，合成十二节。

⑥其生五：其，指天之阴阳。五，指金、木、水、火、土五行。

⑦其气三：指阴阳之气各有三，即三阴三阳。又，王冰："谓天气、地气、运气。"

【语译】

黄帝说：自古以来，都以通于天气为生命的根本，那是说生命是本于阴阳的。天地之间，六合之内，无论地上的九州，还是人体的九窍、五脏、十二节，都与自然阴阳之气密切相通。自然阴阳之气化生为金、木、水、火、土五行，又依据盛衰消长而分为湿、燥、寒三种阴气和风、暑、火三种阳气。如果人们常常违反阴阳五行的变化规律，邪气就会侵袭人体。所以说遵循阴阳规律是延长寿命的根本。

【原文】

苍天①之气清净，则志意治②；顺之，则阳气固。虽有贼邪③，弗能害也。此因时之序④。故圣人传⑤精神，服⑥天气，而通神明⑦。失之则内闭九窍，外壅肌肉，卫气⑧散解。此谓自伤，气之削⑨也。

【注释】

①苍天：苍，青也。天色青故曰苍天，即是青天的意思。

②治：训理，如治国、治家，有不乱的意思。

③贼邪：外来的致病因素，能够伤害于人，和贼风的意思相同。

④序：顺序，次第，有规律的意思。

⑤传：尤怡《医学读书记》："按传当作专。"言精神专一，则清净勿扰，犹苍天之气。

⑥服：谓服膺，藏于胸中，不使有失。这里含有必须适应的意思。

⑦神明：就是智慧的意思，盖谓精气神专一，则生智慧。

⑧卫气：王冰引《灵枢》："卫气者，所以温分肉而充皮肤，肥腠理而司开阖者也。"按卫气是属于阳气的一种，好象是保卫于人体最外的藩篱，所以称为"卫气"。

⑨削：削弱的意思。

【语译】

由于人的生气与天相关，因此苍天之气清爽干净，人的精神也会顺畅平静。顺合天气阴阳的变化，人的阳气就固密，尽管有贼风邪气，也不能对人造成损伤。因此圣人造成损伤。因此圣人精神专一，顺合天气，契合阴阳的变化。若非如此，在内会九窍不通，在外会肌肉壅塞，卫气耗散。人们因不能顺应天气阴阳的变化而导致的此种伤害叫自伤，阳气会因此消减。

【原文】

阳气者，若天与日，失其所，则折寿而不彰①。故天运②当以日光明，是故阳因而上，卫外者也。

【注释】

①不彰：彰，明也、著也。不彰，即不明

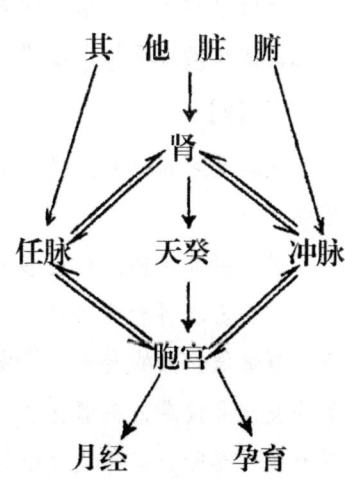

之意。

②天运：天体的运行。

【语译】

人体有阳气，就像天上有太阳一样。阳气失其正常运行规律，人就会折损寿命，生命机能也衰弱。所以天的运行不息，是因为有太阳的光明长照，人的健康无病是因为阳气向上布外，保护身体免受病邪的侵袭。

【原文】

因于寒，欲如运枢①，起居如惊②，神气乃浮③。因于暑，汗，烦则喘喝④，静则多言，体若燔炭，汗出而散。因于湿，首如裹；湿热不攘⑤，大筋緛⑥短，小筋弛⑦长，緛短为拘⑧，弛长为痿。因于气，为肿，四维相代⑨，阳气乃竭。

【注释】

①运枢：王冰："欲如运枢，谓内动也。……言因天之寒，当深居周密，如枢纽之内动；不当烦扰筋骨，使阳气发泄于皮肤，而伤于寒毒也。"

②惊：王冰："起居如惊，谓暴卒也。"是形容妄动。

③浮：是浮越。

④喘喝：喘，呼吸困难，喝，因喘促而发出的一种声音。

⑤攘：消除的意思。

⑥緛（ruǎn 软）：收缩。

⑦弛：《说文》："弓解也。"弛，同弛，松弛。

⑧拘：拘挛不能伸展。

⑨田维相代：四维，指四肢。相代，是更替的意思。又高世栻："四肢行动不能，彼此借力而相代也。"

【语译】

人若受寒邪侵袭，就会在意志上不舒畅，坐卧不宁如受惊吓，神气因而浮越不固。

若为暑邪所伤，就会多汗、烦躁，甚至出现烦喘的症状。如果暑邪内攻于心，就会表现得较为安静，此时身体虽不烦躁，但由于身虚，也会出现多言多语、身体像炽烈的炭火一样发热等现象，此时此刻只要出出汗，暑热即可消散。如果受湿邪侵袭，头部就会十分沉重，好像被东西包裹着一样。如果湿热相兼，没有及时排除，就会使大小筋脉受到损伤，致使大筋收缩变短，小筋松弛变长。

而大筋短缩会引发拘挛，小筋松弛会引发痿弱。如果受风邪侵袭，将会导致浮肿。上述的四种邪气相互关联纠缠，更替伤人，会使阳气衰竭。

【原文】

阳气者，烦劳则张①，精绝②，辟积③于夏，使人煎厥④。目盲不可以视，耳闭不可以听，溃溃乎若坏都⑤，汩汩乎⑥。不可止。阳气者，大怒则形气绝⑦，而血菀⑧于上，使人薄厥⑨。

【注释】

①张：亢盛的意思。

②绝：作"衰竭"讲。

③辟（bì 壁）积：辟，同襞。襞，裙褶。襞积，就是重复的意思。

④煎厥：病名。煎，是形容词。因这种厥的发生不是偶然，而有其一定的远因，如物之煎熬而然，因此称为煎厥。

⑤溃溃乎若坏都：溃溃乎，形容水流决口。坏都，是堤防败坏。又郦道元《水经注》："水泽所聚，谓之都，亦曰潴。"

⑥汩汩（gǔ 骨）乎：张介宾："逝而不返也，即水流不止的样子。"

⑦形气绝：形气，这里作"气血"讲。绝，隔绝的意思。

⑧菀（yù 郁）：郁结的意思。

⑨薄（bó 搏）厥：病名。张介宾："相迫曰薄。气逆曰厥。气血俱乱。故为薄厥。"

【语译】

人体如果过度烦劳，阳气就会亢奋外越，使阴精渐渐衰竭。这种情况重复数次以后，阳气更加旺盛，阴精耗竭更严重，若病积久至夏天气候炎热之时，就容易使人发生煎厥病。病人病发时双眼视物不清，双耳闭塞失听，病热之危急，就像江堤决口，江水倾泻而出一样，很难控制。人体的阳气，在人情绪愤怒时就会出现逆乱，使得血随气逆，郁积在头部，跟身体其他部位隔绝不通，这时易发生薄厥病。

【原文】

有伤于筋，纵①，其若不容②。汗出偏沮③，使人偏枯④。汗出见湿。乃生痤痱⑤。高梁⑥之变，足生大丁⑦，受如持虚⑧，劳汗当风，寒薄为皶⑨，郁乃痤。

【注释】

①纵：与紧相对，弛缓。此处形容痿废。

②不容：容，作受字解。不容，是指肢体不受意思的支配。

③汗出偏沮：偏，作侧字讲。沮，丹渡元简作"袒"字解。就是身体半侧有汗，半侧无汗。

④偏枯：指一侧肢体瘫痪的病症。亦称"偏瘫"。

⑤痤疿（cuó feì 嵯废）：痤，是一种小疖。疿，是汗疹，俗称痱子。

⑥高梁：同"膏梁"。肥肉叫"膏"，好的粮食叫"梁"。高梁，就是肉食美味。

⑦足生大丁：足，这里作"多"或"能够"讲。丁，同"疔"。

⑧受如持虚：形容得病非常容易，象拿着空虚的器具受盛东西一样。

⑨皶（zhā 渣）：是粉刺，发于面部的小疹子。张志聪："面鼻赤瘰也。"俗名赤鼻、酒皶鼻。饮酒人湿热薰蒸于脾胃，上现于鼻尖。

【语译】

大怒还伤肝，而肝主筋，若筋受伤，将使肌肉松弛不收，无法自如运动。阳气虚，气不周流，汗多出偏于半身的，时间长了会逐渐转变成半身不遂。而出汗的时候，若被风湿邪气阻遏，就容易生汗疹。若经常进食肥美厚味的食物，就会引发疔疮，而哪条经脉虚，疔疮就从哪条经脉发生。若劳动出汗时感染了风寒，皮肤上就会出现粉刺，郁久化热，还会形成疮疖。

【原文】

阳气者，精①则养神，柔则养筋，开阖②不得，寒气从之，乃生大偻③；陷脉为瘘④；留连肉腠⑤，俞⑥气化薄，传为善畏，及为惊骇；营气不从，逆于肉理，乃生痈肿；魄汗⑦未尽，形弱而气烁，穴俞以闭，发为风疟⑧。

【注释】

①精：王冰："阳气者，内化精微，养于神气，外为柔软，以固于筋。"所以这里作"精微"解，指营养人体的一种重要物质。

②开阖：王冰："开谓皮腠发泄，阖谓玄府闭封。"玄府，即汗孔。这里开阖二字，即指皮肤汗孔的开闭。

③大偻：身体俯偻。

④瘘：《医学入门》："瘘，即漏也。经年成漏者，在颈则曰瘰漏，在痔即曰痔漏。"

⑤肉腠：肌肉之间。

⑥俞（shù 输）：是经络的孔穴。

⑦魄汗：古人认为汗的透发，和肺有关，因为肺和皮毛是相合的，肺藏魄，所以这里称之为魄汗。

⑧风疟：疟疾的一种，症状是烦躁、头痛、怕冷、自汗、先热后冷。

【语译】

人体的阳气，能温养神志，使精神清爽，又能滋养筋脉，使诸筋柔润。如果汗孔开合失常，寒气就会趁机侵袭，使阳气耗损，筋脉得不到滋养，进而使身体弯曲而无法挺直，形成偻附病。若寒气陷入脉络中，会形成瘘疮，若驻留在肉与皮肤之间，就会从腧穴侵入到五脏，损伤神志，导致出现惊恐、畏惧等症状。因为寒气滞留，营气运行不畅，阻逆在肌肉之间，就会引发痈肿。出汗不止时，形体虚弱，阳气耗损，如果这时风寒之邪内侵，腧穴关闭，就会出现风疟之病。

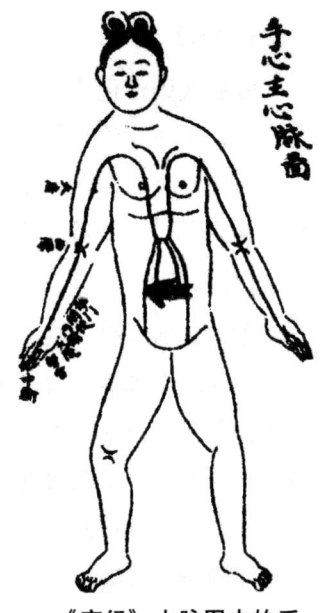

《产经》十脉图中的手心主心脉图

【原文】

故风者，百病之始也①。清静②则肉腠闭拒，虽有大风苛毒③，弗之能害。此因时之序也。

【注释】

①故风者，百病之始也：张介宾："凡邪伤卫气，如上文寒、暑、湿、气、风者，莫不缘风气以入，故风为百病之始。"

②清静：王冰："嗜欲不能劳其目，淫邪不能惑其心，不妄作劳，是为清静。"就是善于保养身体，包括"不妄作劳，恬惔虚无"等意义。

③大风苛毒：是古人对剧烈致病因素的认识。《淮南子》："《本经》注：大风能坏屋舍。"大，含有"厉害"的意思。苛毒，犹言毒之甚者。大风苛毒，是古人形容某些剧烈的致病因素。

【语译】

风邪是各类疾病的源头，但只要人神清气静，就能使肌肉腠理密闭，虽然有大风苛毒的侵袭，仍无法对人体造成损伤，这是顺应四时的气候变化而调养的结果。

【原文】

故病久则传化^①，上下不并^②，良医弗为。故阳畜^③积病死，而阳气当隔，隔者当写，不亟正治，粗^④乃败之。故阳气者，一日而主外，平旦^⑤人气生；日中而阳气隆；日西而阳气已虚，气门^⑥乃闭。是故暮而收拒，无扰筋骨，无见雾露。反此三时，形乃困薄^⑦。

【注释】

①病久则传化：张志聪："病久者，邪留而不去也。传者，始伤皮毛，留而不去，则入于肌腠；留而不去，则入于经脉冲俞；留而不去，则入于募原藏府。化者，或化而为寒，或化而为热，或化而为燥结，或化而为湿泻。盖天有六淫之邪，而吾身有六气之化也。"

②上下不并：并，是相互交通的意思。不并，就是不相交通。上下不并，就是阴阳隔离的意思。

③畜：同"蓄"，蓄积的意思。阳气蓄积之后，就乖隔不通，所以说阳气当隔。

④粗：这里指的是"粗工"，就是技术不高明的医生。

⑤平旦：日出的时候。张志聪："一日分为四时：朝则为春，日中为夏，日入为秋，夜半为冬"。所以朝则人气始生。

⑥气门：即汗孔。汗孔是阳气散泄的门户，所以称为气门。

⑦形乃困薄：形体被邪所困窘衰薄。

【语译】

所以，得病时间长了，病邪滞留在体内，就会内传并进一步恶化，等病情发展到上下隔拒、阴阳阻绝的时候，即便医术再高明的医生，也无法治愈。因此，阳气蓄积，郁阻不通时，病人就会死亡。针对阳气蓄积不通的情况，应该采用通泻的治疗方法，如果不及时而正确地进行治疗，被医术粗浅的医生耽搁了，病人就会死亡。人体的阳气，在白天主要运行于外：早晨时，阳气刚刚生发，并逐渐外倾；中午时，阳气最旺；太阳偏西时，体表的阳气渐渐减少，气门也就随之关闭。等到了晚上，阳气收敛，拒守于内，这时不要劳筋动骨，也不要触犯雾露。假如不遵循一天中阳气的这三个活动规律，身体就会遭受邪气侵袭而疲乏、衰弱。

【原文】

岐伯曰：阴者，藏精而起亟也^①；阳者，卫外而为固也。阴不胜其阳，则脉流薄疾②，并③乃狂；阳不胜其阴，则五藏气争，九窍不通。是以圣人陈阴阳④，筋脉和同，骨髓坚固，气血皆从；如是则内外调和，邪不能害，耳目聪明，气立如故。

【注释】

①阴者，藏精而起亟也：《广韵》："亟（qì器），频数。"即经常的意思。张介宾："亟，即气也。观《阴阳应象大论》曰：'精化为气。'即此藏精起气之谓。又《本神篇》曰："阴虚则无气。"亦其义也。故此当以气字为解，以见阳能生阴，阴亦能生阳，庶为得理。"这就是说，体内贮藏的精，是气的来源。

②薄疾：是急迫而快速的样子。

③并：这里是合并、加重的意思。

④陈阴阳：张志聪："陈，敷布也。"犹言铺设得所，不使偏胜。

【语译】

岐伯说：阴有蓄藏精气，不断充养阳气的作用；阳有保护外体、固摄阴精的作用。假如阴不胜阳，阳气过盛，就会使血脉流动急促，如果再遭热邪侵袭，阳气更加亢盛就会引发狂症。假如阳不胜阴，阴气过盛，就会使五脏之气失调，致使九窍不通。

所以圣人调和阴阳，使之平衡，以达到筋脉舒和，骨髓坚固，血气顺通。这样，就能达到内外调和，邪气无法侵袭，耳聪目明，真气运行正常。

【原文】

风客①淫②气，精乃亡③，邪伤肝④也。因而饱食，筋脉横解⑤，肠澼⑥为痔；因而大饮，则气逆⑦；因而强力⑧，肾气乃伤，高骨乃坏。

【注释】

①客：邪从外面侵入，如客从外来。

②淫：浸淫，渐渐侵害。

③亡：是损耗的意思。

④伤肝：《阴阳应象大论》："风气通于肝。"所以说伤肝。

⑤横解：横逆损伤的意思。王冰："甚饱则肠胃横满，肠胃满则筋脉解而不属，故肠澼而为痔也。《痹论》：'饮食自倍，肠胃乃伤。'此伤之信也。"

⑥肠澼：即痢疾。

⑦大饮，则气逆：王冰："饮多则肺布叶举，故气逆而上奔也。"张介宾：

"酒挟风邪，则因辛走肺。"

⑧强力：是超过自己体力的限度勉强用力。又，王冰："强力入房也。"

【语译】

风邪侵袭人体，损伤阳气，渐渐侵入内脏，阴精也会随之逐渐损耗，这是因为邪气害肝的缘故。此时，如果饮食过饱，胃肠的筋脉横逆迟缓，就会下泻脓血形成痔疮。如果大量饮酒，会致使气机上逆。如果强力入房，会耗损肾气，腰部脊骨也会受到损害。

【原文】

凡阴阳之要，阳密乃固①。两者不和②，若春无秋，若冬无夏；因而和之，是谓圣度③。故阳强不能密，阴气乃绝；阴平阳秘，精神乃治；阴阳离决，精气乃绝。

【注释】

①阳密乃固：《太素》作"阴密阳固"，似是。杨上善注："密内，阴之力也；固外，阳之力也。"

②两者不和：和，含有平衡协调的意思。王冰："两，谓阴阳，和，谓和合，则交会也。"

③圣度：度，是法度。圣度，就是最好的养生法度。又张志聪："是谓圣人调养之法度。"

【语译】

阴阳协调的关键在于阳气的固密。阳气固密，阴气才能固守于内。阴阳失调，就如同一年中有春季而无秋季，有冬季而无夏季一样。所以，使阴阳调和是最好的养生法则。因此阳气旺盛但不能固密，阴气就会衰绝。阴气平和，阳气固密，人的精神活动才正常。假如阴阳分离，不能互相维系，精气就会竭绝。

【原文】

因于露风，乃生寒热。是以春伤于风，邪气留连，乃为洞泄①；夏伤于暑，秋为痎疟；秋伤于湿，上逆而咳，发为痿厥②；冬伤于寒，春必温病③。四时之气，更伤五藏。

【注释】

①洞泄：一名飧泄：乃风行乘土，水谷不化而不利。

②痿厥：王冰："湿气内攻于藏府则咳逆，外散于筋脉则痿弱也。……厥，

谓逆气也。"

③温病：就是温热病。《伤寒论》："太阳病发热而渴，不恶寒者，为温病。""温病"从经文各篇例，皆作病温，此恐错置。

【语译】

风邪侵袭人体，会使人患寒热病。所以春天被风邪所伤，邪气滞留不去，到了夏天就会直泻无度，而成洞泻之病。夏天被暑邪所伤，秋天时就会患疟疾。如果秋天感受湿邪，邪气上逆，就会咳嗽，还可能进而演变成痿厥病。冬天感受寒邪，第二年春天就会患温病，四季的邪气，会随着季节的更替而挨次损伤人体的五脏。

【原文】

阴之所生，本在五味①；阴之五宫②，伤在五味。是故味过于酸，肝气以津③，脾气乃绝，味过于咸，大骨气劳④，短肌，心气抑⑤；味过于甘，心气喘满，色黑，肾气不衡；味过于苦，脾气不濡，胃气乃厚⑥；味过于辛，筋脉沮⑦溅，精神乃央⑧。是故谨和五味，骨正⑨筋柔，气血以流，腠理⑩以密，如是则骨气以精⑪。谨道如法⑫，长有天命⑬。

【注释】

①五味：甘、酸、辛、苦、咸，称为五味。这里指饮食的五味。又莫仲超："酸生肝，苦生心，苦生脾，辛生肺，咸生肾，是阴之所生，本在五味也。"

②五宫：张介宾："五藏也。"

③津：张介宾："津，溢也。酸入肝，过于酸则肝气溢。酸从木化，木实则克土，故脾气乃绝。"所以这里是指太盛的意思。

④大骨气劳：张介宾："劳，困剧也。"大骨指高骨。汪昂云："高骨，腰间命门穴上有骨高起。"

⑤抑：王冰："心气抑滞而不行。"即不舒畅的意思。

⑥厚：作"胀满"解，亦可作"迟钝"讲。张介宾："厚者，胀满之谓。"

⑦沮：这里作"败坏"讲。

⑧央：张志聪："央殃同。"即受伤的意思。

⑨骨正：骨胳正直。高世栻："五味

肺脏科，选自明代张介宾《类经图解》

和，则肾主之骨以正。"

⑩腠理：吴崐："腠，汗孔也。理，肉纹也。"《金匮要略》："腠者，是三焦通会元真之处，为血气所注。理者，是皮肤藏府之文理也。"

⑪精：这里作刚强、精粹解。

⑫法：张志聪："调养如法。"即养生的方法。

⑬天命：天赋的寿命。

【语译】

阴精源自饮食的酸甜苦辣咸五味。但蓄藏阴精的五脏，又会因过食五味而受损。所以进食酸味食物过多，会使肝气淫溢旺盛，致使脾气亏耗；进食咸味食物过多，骨气会受到损害，肌肉萎缩，心气也会淤滞；进食甜味食物过多，会使心气烦闷，气逆而喘促，面色发黑，肾气失衡；进食苦味食物过多，会使脾气不得濡润，致使胃气堵塞胀满；进食辛味食物过多，会损坏筋脉，使之松弛，精神也会遭受损伤。

所以谨慎地调和五味，能使骨骼坚强，筋脉柔润，气血畅通，腠理固密，如此骨气才精强有力。因此，只有注意养生，并按照正确的方法施行，生命才能长久。

金匮真言论篇第四

【题解】

本篇说明四时的气候变异能够影响人的脏腑，发生疾病；又介绍了人体、四时、五行、五色、五味、五音等联系情况，显示出天人之间与各方面的关系和疾病变化。

【原文】

黄帝问曰：天有八风①，经有五风②，何谓？岐伯对曰：八风发邪，以为经风，触五脏，邪气发病。所谓得四时之胜者，春胜长夏，长夏胜冬，冬胜夏，夏胜秋，秋胜春，所谓四时之胜也。

东风生于春，病在肝，俞在颈项③；南风生于夏，病在心，俞在胸胁；西风生于秋，病在肺，俞在肩背；北风生于冬，病在肾，俞在腰股；中央为土，病在脾，俞在脊。故春气者，病在头；夏气者，病在脏；秋气者，病在肩背；冬气者，病在四支。故春善病鼽衄④，仲夏善病胸胁，长夏善病洞泄寒中⑤，秋善病风疟，冬善病痹厥。故冬不按跷⑥，春不鼽衄，春不病颈项，仲夏不病胸胁，长夏不病洞泄寒中，秋不病风疟，冬不病痹厥，飧泄而汗出也。夫精者，身之本也。故藏于精者，春不病温；夏暑汗不出者，秋成风疟。此平人脉法也。

故曰：阴中有阴，阳中有阳。平旦至日中，天之阳，阳中之阳也；日中至黄昏，天之阳，阳中之阴也；合夜至鸡鸣，天之阴，阴中之阴也；鸡鸣至平旦，天之阴，阴中之阳也。故人亦应之。

夫言人之阴阳，则外为阳，内为阴；言人身之阴阳，则背为阳，腹为阴；言人身之脏府中阴阳，则脏者为阴，府者为阳，肝、心、脾、肺、肾五脏皆为阴，胆、胃、大肠、小肠、膀胱、三焦六府皆为阳。所以欲知阴中之阴，阳中之阳者何也？为冬病在阴，夏病在阳⑦，春病在阴，秋病在阳⑧，皆视其所在，为施针石也。故背为阳，阳中之阳心也；背为阳，阳中之阴肺也；腹为阴，阴中之阴肾也；腹为阴，阴中之阳肝也；腹为阴，阴中之至阴脾也。此皆阴阳表里内外雌雄相输应也，故以应天之阴阳也。

帝曰：五脏应四时，各有收受⑨乎？岐伯曰：有。东方青色，入通于肝，开窍于目，藏精于肝，其病发惊骇，其味酸，其类草木，其畜鸡，其谷麦，其应四时，上为岁星⑩，是以春气在头也，其音角⑪，其数八⑫，是以知病之在筋也，其臭臊⑬。

南方赤色，入通于心，开窍于耳，藏精于心，故病在五脏，其味苦，其类火，其畜羊，其谷黍，其应四时，上为荧惑星⑩，是以知病之在脉也，其音徵⑪，其数七⑫，其臭焦⑬。

中央黄色，入通于脾，开窍于口，藏精于脾，故病在舌本，其味甘，其类土，其畜牛，其谷稷，其应四时，上为镇星，是以知病之在肉也，其音宫⑪，其数五，其臭香。

西方白色，入通于肺，开窍于鼻，藏精于肺，故病在背，其味辛，其类金，其畜马，其谷稻，其应四时，上为太白星，是以知病之在皮毛也，其音商，其数九，其臭腥。

北方黑色，入通于肾，开窍于二阴，藏精于肾，故病在豀，其味咸，其类水，其畜彘⑭，其谷豆，其应四时，上为辰星，是以知病之在骨也，其音羽，其数六。其臭腐。

故善为脉者，谨察五脏六府，一逆一从，阴阳表里，雌雄之纪，藏之心意，合心于精，非其人勿教，非其真勿授，是谓得道。

【注释】

①八风：指来自东、南、西、北、东南、西南、东北、西北的八方之风。

②五风：指肝风、心风、脾风、肺风、肾风五脏之风。

③俞在颈项：俞，通输、腧，即腧穴。俞在颈项，即取颈项处俞穴治疗。

④鼽衄：鼽（qiú音求），鼻塞流涕；衄（nù音女第四声），鼻出血。

⑤洞泄寒中：洞泄，泄泻无度。寒中，即内寒。

⑥按跷：王冰："按，谓按摩；跷，谓如矫捷者之举动手足，是所谓导引也。"冬不按跷，这里是比喻在冬委不要作过度的活动。

⑦冬病在阴，夏病在阳：前文有"北风在于冬，病在肾"，冬病在肾，肾为阴中之阴，故谓"冬病在阴"；前文有"南风生于夏，病在心"，夏病在心，心为阳中之阳，故谓"夏病在阳"。

⑧春病在阴，秋病在阳：前文有"东风生于春，病在肝"，春病在肝，肝为阴中之阳，故曰"春病在阴"；前文有"西风生于秋，病在肺"，秋病在肺，肺为阳中之阴，故曰"秋病在阳"。

⑨收受：张志聪："收受者，言同气相求，各有所归也。"五脏应四时，各有收受，意思是五脏与四时相应，互为影响。

⑩岁星、荧惑星、镇星、太白星、辰星：分别是指木星、火星、土星、金星、水星五大行星。

⑪角、征、宫、商、羽：是古代五音的名称。

⑫八、七、五、九、六：八，木的成数；七，火的成数；五，土的生数；九，金的成数；六，水的成数。古人用数字表示水火木金土五行的生成，其生数为水一，火二，木三，金四，土五。五行非土不成，这些生数只是孤阴或孤阳，必须加上土的生数五，才能起生化作用。河图数，天一生水，地六成之；地二生火，天七成之；天三生木，地八成之；地四生金，天九成之；天五生土，地十成之。就是这个意思。

⑬其臭臊、焦、香、腥、腐：表示五种气味。"臭"，同"嗅"，即气味的意思。

⑭彘（zhì音滞）：猪。

【语译】

黄帝问道：什么是天有八风，经有五风？

岐伯说：自然界的八方之风会产生八种不同的风邪，中伤经脉，形成经脉的风病，风邪还会继续随着经脉而侵犯五脏，使五脏发病。四季的气候是相互克制的，即春季属木，克制长夏；长夏属土，克制冬水；冬季属水，克制夏火；夏季属火，克制秋金，秋季属金，克制春木，这就是四时气候的相克相胜。东风在春季产生，通常引发肝的病变，病邪从颈部侵入。南风在夏季产生，常常引发心的病变，病邪从胸胁侵入。西风在秋季产生，常常引发肺部的病变，病邪从肩背侵入。北风在冬季产生，多引发肾的病变，病邪从腰股侵入。长夏属土，土位于中央，病变多发生在脾，病邪常从背脊侵入。

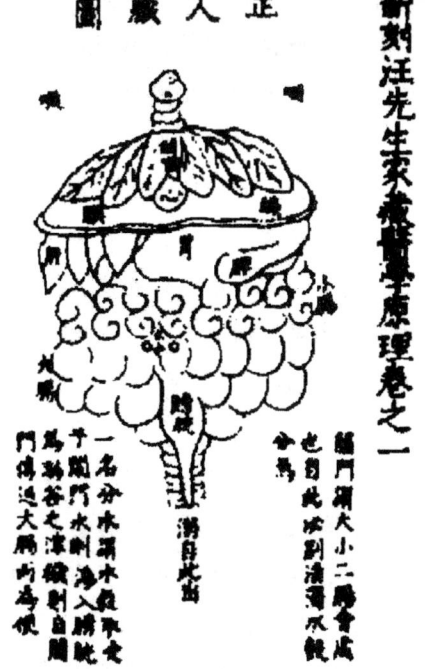

明代汪机《医学原理》中的正人脏图

因此春季邪气伤人，病多发生在头部；夏季邪气伤人，病多发生在心脏；秋季邪气伤人，病多发生在肩背；冬季邪气伤人，病多发生在四肢。

所以，春天多出现鼽衄之病，夏天多出现胸胁方面的疾病，长夏多出现直泄无度的洞泄等里寒病，秋天多出现风疟，冬天多出现痹厥之症。因此冬天不要扰动筋骨，力求藏阴潜阳，这样第二年春天就不会出现鼽衄和颈部疾病，夏天就不会出现胸胁病变，长夏季节就不会出现洞泄等里寒病，秋天就不会患风疟病，冬天也不会患痹厥、飧泄、出汗过多等病。

精是人体的根本，所以阴精内藏而不外泄，春天就不会罹患温热病。夏天气候炎热，阳气旺盛，假如不能排汗散发热量，秋天就会患风疟病。这是一般为人诊察四季病变的普遍规律。

阴和阳又各有阴阳之分。白天属阳，清晨到中午时段，是阳中之阳；中午到傍晚，是阳中之阴。夜晚属阴，傍晚到半夜，是阴中之阴；半夜到天明，是阴中之阳。自然界的阴阳之气是这样，人的阴阳之气也是这样。

就人体而言，外属阳，内属阴。单就人的躯干而言，背部为阳，腹部为阴。就脏腑而言，脏属阴，腑属阳。即肝、心、脾、肺、肾五脏都是属阴，胆、胃、大肠、小肠、三焦六腑都属阳。

为什么要知道阴阳中又各有阴阳的道理呢？这是因为只有据此来诊断四时疾病的阴阳属性，才能进行治疗，比如冬病在阴，夏病在阳，春病在阴，秋病在阳，要依据疾病各自所在部位的阴阳属性来选择相应的针刺疗法和砭石疗法。

背部为阳，心是阳中之阳，肺是阳中之阴。腹部为阴，肾是阴中之阴，肝是阴中之阳，脾是阴中之至阴。

以上所说，都是人体阴阳、表里、内外、雌雄相互联系又相互对应的例子，它们与自然界的阴阳变化是相互对应的。

黄帝说：五脏与四时变化相应，它们还分别与其他事物相归属吗？

岐伯说：有。比如东方颜色为青色，跟人体的肝相应，肝在体表的苗窍是眼睛，精气蕴藏在肝里，病状常常是惊恐，在酸甜苦辣咸中属酸，跟自然界的草木是同类，与五畜中的鸡相应，跟五谷中的麦相应，跟四季中的春季相应，在天体中对应木星，因为春天阳气上升，所以此病多在头部发生，属于五音中的角，在五行的成数为八，因为肝主筋，所以它的病变多在筋部发生。另外，气味为膻臊。

南方的颜色是红，跟心相通，心在体表的苗窍是耳，精气隐藏在内心，味道为苦，与火同类，对应的牲畜是五畜中的羊，对应的谷物是五谷中的黍，在四时中为夏，在天体为火星，多在脉和五脏发病，与五音中的徵相应，其成数是七。另外，气味是焦味。

中央的颜色是黄，跟脾相通，脾在体表的苗窍为口，精气在脾内隐藏，对应五味中的甘，跟土同类，与五畜的牛、五谷的稷、四时的长夏相应，在天体为土星，发病时多表现在舌根和肌肉上，在五音为宫，在五行生成数中为五。另外，气味为香气。

西方颜色为白，和肺相应，肺在体表的苗窍为鼻，精气在肺内隐藏，对应五味中的辛，与金同类，跟五畜中的马、五谷中的稻、四季中的秋相应，在天体为金星，病变多发的部位背部和皮毛，对应五音中的商，成数是九。另外，气味为腥气。

北方的颜色为黑，跟肾相通，肾在体表的苗窍为前后二阴，精气在肾内蕴藏，味道为五味中的咸，跟水同类，对应五畜中的猪、五谷中的豆、四季中的冬季，在天体为水星，多在溪和骨发病，与五音中的羽相应，成数是六。另外，气味为腐气。

因此，善于切按脉象的医生，能认真审察五脏六腑的顺逆变化，条理清晰地总结出阴阳、表里、雌雄之间的相应关系，并紧记于心。这是极宝贵的学术，不是愿意学习的人千万不要传授，不是真心实意学习的人也一定不要传授，以使这种学术传播下去。

卷第二

阴阳应象大论篇第五

【题解】

本文集中论述了阴阳的基本概念和规律，并广泛联系自然界和人体生理、病理变化的诸多征象加以论证，故名阴阳应象大论。本文是《内经》一书中论述"阴阳"基本概念和在医学上予以应用的重要篇章。文中运用阴阳阐明了世界的物质性和事物的矛盾统一规律，并将阴阳五行学说与天、地、人之间的联系进行分类和归纳，从而以阴阳学说指导医疗的应用和实践。

【原文】

黄帝曰：阴阳者，天地之道也，万物之纲纪①，变化之父母②，生杀之本始③，神明之府④也，治病必求于本。故积阳为天，积阴为地。阴静阳躁，阳生阴长，阳杀阴藏。阳化气，阴成形。寒极生热，热极生寒。寒气生浊，热气生清。清气在下，则生飧泄⑤，浊气在上，则生䐜胀⑥。此阴阳反作，病之逆从⑦也。

故清阳为天，浊阴为地。地气上为云，天气下为雨；雨出地气，云出天气。故清阳出上窍；浊阴出下窍；清阳发腠理，浊阴⑧走五脏；清阳实四支，浊阴归六腑。

水为阴，火为阳，阳为气，阴为味。味归形，形归气，气归精，精归化。精食气，形食味，化生精，气生形。味伤形，气伤精，精化为气，气伤于味。阴味出下窍，阳气出上窍。味厚者为阴，薄为阴之阳；气厚者为阳，薄为阳之阴。味厚则泄，薄则通；气薄则发泄，厚则发热。

壮火⑨之气衰，少火⑩之气壮，壮火食气，气食少火，壮火散气，少火生气。气味辛甘发散为阳，酸苦涌泄为阴。

阴胜则阳病，阳胜则阴病，阳胜则热，阴胜则寒。重寒则热，重热则寒。寒伤形，热伤气，气伤痛，形伤肿。故先痛而后肿者，气伤形也；先肿而后痛者，形伤气也。

风胜则动，热胜则肿，燥胜则干，寒胜则浮，湿胜则濡泻。

天有四时五行，以生长收藏，以生寒暑燥湿风。人有五脏化五气，以生喜怒悲忧恐，故喜怒伤气，寒暑伤形。暴怒伤阴，暴喜伤阳。厥气上行，满脉去形。喜怒不节，寒暑过度，生乃不固。故重阴必阳，重阳必阴。故曰：冬伤于寒，春必温病；春伤于风，夏生飧泄；夏伤于暑，秋必痎疟；秋伤于湿，冬生咳嗽。

帝曰：余闻上古圣人，论理人形，列别脏腑，端络经脉，会通六合，各从其经；气穴所发，各有处名；豀谷属骨，皆有所起；分部逆从，各有条理；四时阴阳，尽有经纪；外内之应，皆有表里。其信然乎？

岐伯对曰：东方生风，风生木，木生酸，酸生肝，肝生筋，筋生心，肝主目。其在天为玄，在人为道，在地为化。化生五味，道在智，玄生神。神在天为风，在地为木，在体为筋，在脏为肝，在色为苍，在音为角，在声为呼，在变动为握，在窍为目，在味为酸，在志为怒。怒伤肝，悲胜怒；风伤筋，燥胜风；酸伤筋，辛胜酸。

南方生热，热生火，火生苦，苦生心，心生血，血生脾，心主舌。其在天为热，在地为火，在体为脉，在脏为心，在色为赤，在音为征，在声为笑，在变动为忧，在窍为舌，在味为苦，在志为喜。喜伤心，恐胜喜；热伤气，寒胜热；苦伤气，咸胜苦。

中央生湿，湿生土，土生甘，甘生脾，脾生肉，肉生肺，脾主口。其在天为湿，在地为土，在体为肉，在脏为脾，在色为黄，在音为宫，在声为歌，在变动为哕，在窍为口，在味为甘，在志为思。思伤脾，怒胜思；湿伤肉，风胜湿；甘伤肉，酸胜甘。

西方生燥，燥生金，金生辛，辛生肺，肺生皮毛，皮毛生肾，肺主鼻。其在天为燥，在地为金，在体为皮毛，在脏为肺，在色为白，在音为商，在声为哭，在变动为咳，在窍为鼻，在味为辛，在志为忧。忧伤肺，喜胜忧；热伤皮毛，寒胜热；辛伤皮毛，苦胜辛。

北方生寒，寒生水，水生咸，咸生肾，肾生骨髓，髓生肝，肾主耳。其在天为寒，在地为水，在体为骨，在脏为肾，在色为黑，在音为羽，在声为呻，在变动为栗，在窍为耳，在味为咸，在志为恐。恐伤肾，思胜恐；寒伤血，燥胜寒；咸伤血，甘胜咸。

故曰：天地者，万物之上下也；阴阳者，血气之男女也；左右者，阴阳之道路也；水火者，阴阳之征兆也；阴阳者，万物之能始也。故曰：阴在内，阳之守也；阳在外，阴之使也。

帝曰：法阴阳奈何？岐伯曰：阳胜则身热，腠理闭，喘粗为之俯仰①，汗不出而热，齿干以烦冤，腹满死，能冬不能夏。阴胜则身寒汗出，身常清，数栗而寒，寒则厥，厥则腹满死，能夏不能冬。此阴阳更胜之变，病之形能[12]也。

帝曰：调此二者奈何？岐伯曰：能知七损八益[13]，则二者可调，不知用此，则早衰之节也。年四十而阴气自半也，起居衰矣；年五十，体重，耳目不聪明矣；年六十，阴痿，气大衰，九窍不利，下虚上实，涕泣俱出矣。故曰：知之则强，不知则老，故同出而名异耳。智者察同，愚者察异，愚者不足，智者有余，有余则耳目聪明，身体轻强，老者复壮，壮者益治。是以圣人为无为之事，乐恬之能，从欲快志于虚无之守，故寿命无穷，与天地终，此圣人之治身也。

夭不足西北，故西北方阴也，而人右耳目不如左明也。地不满东南，故东南方阳也，而人左手足不如右强也。帝曰：何以然？岐伯曰：东方阳也，阳者其精并于上，并于上则上明而下虚，故使耳目聪明而手足不便也。西方阴也，阴者其精并于下，并于下则下盛而上虚，故其耳目不聪明而手足便也。故俱感于邪，其在上则右甚，在下则左甚，此天地阴阳所不能全也，故邪居之。故天有精，地有形，天有八纪[14]，地有五里[15]，故能为万物之父母。清阳上天，浊阳归地，是故天地之动静，神明为之纲纪，故能以生长收藏，终而复始。惟贤人上配天以养头，下象地以养足，中傍人事以养五脏。天气通于肺，地气通于咽，风气通于肝，雷气通于心，谷气通于脾，雨气通于肾。六经为川，肠胃为海，九窍为水注之气。以天地为之阴阳，阳之汗，以天地之雨名之；阳之气，以天地之疾风名之。暴气象雷；逆气象阳。故治不法天之纪，不用地之理，则灾害至矣。

故邪风之至，疾如风雨，故善治者治皮毛，其次治肌肤，其次治筋脉，其次治六腑，其次治五脏，治五脏者，半死半生也。

故天之邪气，感则害人五脏；水谷之寒热，感则害于六腑；地之湿气，感则害皮毛筋脉。

故善用针者，从阴引阳，从阳引阴；以右治左，以左治右；以我知彼，以表知里。以观过与不及之理。见微得过，用之不殆。善诊者，察色按脉，先别阴阳；审清浊而知部分；视喘息、听音声而知所苦；观权衡规矩[16]，而知病所主；按尺寸，观浮沉滑涩而知病所生。以治无过，以诊则不失矣！

故曰：病之始起也，可刺而已；其盛，可

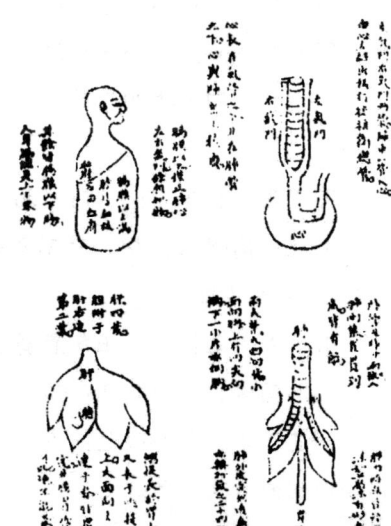

清代王清任《医林改错》中的**人体脏器图**

待衰而已。故因其轻而扬之，因其重而减之，因其衰而彰之⑰。形不足者，温之以气；精不足者，补之以味。其高者，因而越之⑱；其下者，引而竭之⑲；中满者，泻之于内；其有邪者，渍形⑳以为汗；其在皮者，汗而发之；其慓悍者，按而收之㉑；其实者，散而泻之。审其阴阳，以别柔刚，阳病治阴，阴病治阳，定其血气，各守其乡；血实宜决之㉒，气虚宜掣引之㉓。

【注释】

①纲纪：纲领。

②变化之父母：万物变化的根本都不能离开阴阳。

③生杀之本始：生，发生、发展；杀，死亡、消失；本始，根本、由来。

④神明之府：神明，指能使万物发生变化的巨大力量。府，所在之处。

⑤飧泄：指大便泄泻清稀，并有不消化的食物残渣。

⑥䐜胀：即胸腹胀满。

⑦逆从：是偏义复词，即逆的意思。

⑧浊阴：此指五脏所藏的精血津液。

⑨壮火：指过于亢盛的阳气，阳气过亢，便是邪火。

⑩少火：指正常状态不亢不卑柔和的阳气。

⑪喘粗为之俯仰：喘急气粗，呼吸困难之状，类似"端坐呼吸"。

⑫形能：能通态。形能即形态。

⑬七损八益：据马王堆汉墓简书系房中术。

⑭八纪：即一年四季的立春、立夏、立秋、立冬、春分、秋分、夏至、冬至八个节气。

⑮五里：指东、南、西、北、中央五方。

⑯观权衡规矩：指四时不同的正常脉象，即冬石（权）、秋毛（衡）、春弦（规）、夏洪（矩）。

⑰衰而彰之：衰，正气衰弱。彰之，指补益法。

⑱其高者，因而越之：高者，病邪壅遏于胸膈以上。越之，指涌吐法。

⑲其下者，引而竭之：下者，指病邪在下部。引而竭之：竭，祛除之意，用荡涤疏利的方法祛邪。

⑳渍形：指用煎药薰蒸、浸浴一类的方法，以取汗祛邪。

㉑其慓悍者，按而收之：慓悍，比喻疾病来势急猛。按，按摩一类的方法。收，收敛、制伏的意思。

㉒决之：指攻下逐瘀、放血等疗法。

㉓掣引之：指导引、升举补气法。

【语译】

黄帝道：阴阳是宇宙间的普遍规律，是万事万物的纲领和变化之源，是生长和毁灭的根本，也是一切事物新生、成长、变化、消亡的基本规律。所以治疗疾病时，必须探求阴阳这个根本。

用自然界的变化来比喻，阳气上浮，聚积成为天，阴气重浊下降，聚积为地。阴沉静，阳焦躁；阳主生发，阴主成长；阳主肃杀，阴主收敛。阳能产生力量，阴能赋予形体。寒达到了极致就会转化为热，热达到极致就会转化为寒；寒气能产生浊阴，热气能产生清阳。清阳之气下降而不能上升，就会发生泄泻症。浊阴之气上升不能下降，就会引发张满症。这是阴阳的常异变化而导致的疾病的逆顺之别。

因此，大自然的清阳之气上升成为天，浊阴之气下降成为地；地气蒸腾上升成为云，天气凝结下降而为雨；雨是由地气上升后所成的云转变来的，云是由天气所蒸发的水汽形成的。人体也是如此，清阳之气出于耳、目、口、鼻等上窍，浊阴之气出于前、后阴等下窍门；清阳之气向外发泄于腠理，浊阴之气内归于五脏；清阳之气充实四肢，浊阴之气归流于六腑。

以水火划分阴阳，水属阴，火属阳。阳是无形的气，阴则是有形的味，食物属阴。食物能充养身体，而形体的生成又必须依靠气化的功能，功能是由精产生的，也就是说精可以化生功能。精又由气化所产生，因此形体的充养全部依靠饮食，饮食经过生化而形成精，再经过气化作用充养形体。假如饮食不节制，就会损害形体，功能不正常也会亏耗经气，精可以产生功能，饮食没有节制，功能也会受损害。

味属阴，因此从下窍排出；气属阳，因此从上窍泄出。味浓厚的属纯阴，味清淡的属阴中之阳；气坚厚的属纯阳，

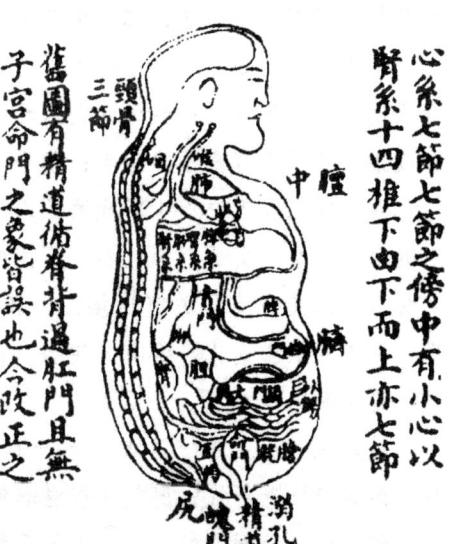

《类经图翼》中的"新改正内景之图"

气薄弱的属阳中之阴。味浓厚可以泻下，味清淡则可通利；气薄弱能渗泻邪气，气坚厚能助阳生热。

阳气亢盛会使元气虚竭，阳气正常会使元气旺盛，因为过盛的阳气会损伤元气，而元气却依靠正常的阳气，所以过盛的阳气会消耗元气，正常的阳气能补充元气。气味之中，凡气味辛甘并具有发散作用的属阳，气味酸苦而有通泄作用的属阴。人体内的阴阳是相对平衡的，假如阴气偏胜，那么阳气就会受到损伤而引发病变；如果阳气偏胜，那么阴气就会耗伤而引发病变。阳偏胜就会表现为热性病，阴偏胜就会表现为寒性病。寒到极致，反而会出现热象；热到极致，反而会出现寒象。

寒邪会损伤形体，热邪会损伤气分。气分受到损耗，会相发疼痛；形体受到损害，会出现肿胀。因此，如果疾病是先疼痛后肿胀的，就是气分先受到损伤，而后牵涉形体；先肿胀而后疼痛的，就是形体先受到损伤，而后影响气分。

体内风邪偏胜，会出现痉挛动摇的现象；热邪偏胜，会出现红肿；燥邪偏胜，会出现干枯；寒邪偏胜，会出现浮肿；湿邪偏胜，会出现濡泻。

自然界因有春、夏、秋、冬四季的更替和木、火、土、金、水五行的变化，而产生了寒、暑、燥、湿、风五种气候，形成了生、长、化、收藏的规律。人有肝、心、脾、肺、肾五脏，五脏之气化生五志，产生了喜、怒、悲、忧、恐五种情绪变化。喜怒等情绪变化，会损伤气，寒暑外侵，会损伤形体。暴怒伤人阴气，暴喜伤人阳气。气逆上行，充满经脉，则神气浮越，脱离形体。因此，喜怒无节制，或者过寒过热，都会危及生命。

阴极可以转化为阳，阳极可以转化为阴。因此，冬季受到寒邪侵袭，第二年春天就容易罹患温病；春天受到风邪侵袭，夏季就容易罹患飧泄症；夏季受到热邪侵袭，秋天就容易罹患疟疾；秋季受到湿邪侵袭，冬天就容易咳嗽。

黄帝问：我听说上古时代的圣人，讲求人体的形态，分别内在脏腑，了解经脉的分布，交汇贯通六合，各依不同的循环路线起止；经气所注入的部位，各有名称；肌肉交会处和关节连接处，各有起点；分属部位的逆顺，各有一定的条理；四季的阴阳变化，都有一定秩序；外在环境与人体内部的对应，各有表里，这些都是真的吗？

岐伯说：春主东方，阳气上升而生风，风气促进草木生长，木气可以生酸味，酸味能煦养肝气，肝气又能滋养筋，筋柔软能生发心气，肝气上通于目。它在自然界中是精深玄妙的，是人能了解自然界变化的道理，因此能具备无穷的智慧；万事万物精深玄妙，变化神妙莫测。这种神妙莫测的变化，在天为风气，在地为木气，在人体为筋，在五脏为肝，在五色为青色，在五音为角，在五声为呼，在人体的病变为握，在七窍为目，在五味为酸，在情绪上为怒。大怒会伤肝，悲伤可以遏制愤怒；风气会损伤筋，燥气可以平抑风气；酸味会伤害筋，辛味可以平抑酸味。

夏主南方，阳气旺盛而生热，热能生火，火气能生苦味，苦味能滋养心气，心气能化生血气，血气充溢能濡养脾气，心气关联于舌。它的变化在天为热气，在地为火气，在人体为血脉，在五脏为心，在五色为红，在五音为徵，在五声为笑，在人体的病变为忧，在苗窍为舌，在五味为苦，在情绪上为喜。大喜会损伤心，惊恐可以遏制喜悦；热气能损伤气，而寒气可以平抑热气；苦味会伤害气，咸味则能平抑苦味。

长夏主中央，长夏产生湿气，湿气能生土气，土气能生甘味，甘味能充养脾气，脾气能滋长肌肉，肌肉丰腴能充实肺气，脾气关联于口。它的变化在天为湿气，在地为土气，在人体为肌肉，在五脏为脾，在五色为黄，在五音为宫，在五声为歌，在人体的病变为哕，在苗窍为口，在五味为甘，在情绪上为思。思虑损伤脾，怒气可以平抑思虑；湿气会伤害肌肉，而风气可以平抑湿气；甘味可损伤肌肉，酸味能平抑甘味。

秋主西方，秋天产生燥气，燥气能生金气，金气能生辛味，辛味能充养肺气，肺气能滋长皮毛，皮毛润泽能滋养肾气，肺气关联于鼻。它的变化在天为燥气，在地为金气，在人体为皮毛，在五脏为肺，在五色为白，在五音为商，在五声为哭，在人体的病变为咳嗽，在苗窍为鼻，在五味为辛，在情绪上为忧。忧伤会害肺，喜悦可以为平抑忧伤；热会损伤皮毛，寒冷可以平抑热气；辛味会伤害皮毛，苦味能平抑辛味。

冬主北方，科天产生寒气，寒气能生水气，水气能生咸味，咸味能充养肾气，肾气能滋养骨髓，骨髓充实能滋养肝气，肾气关联于耳。它的变化在天为寒气，在地为水气，在人体为骨髓，在五脏为肾，在五色为黑，在五音为羽，在五声为呻，在人体的病变为战栗，在苗窍为耳，在五味为咸，在情绪上为恐。惊恐会伤肾，思虑可以平抑惊恐；寒气会损伤血，燥气能平抑寒气；咸味会损伤血肪，甘味能平抑咸味。

因此说：天和地，分别在万物的上部和下部；阴和阳，如血气与女男之相对待；左和右，是阴阳运行的通道；水和火，水属寒性，火属热性，它们是阴阳的征象。总而言之，阴阳变化是万物生长的原动力。

因此说：阴阳是互相为用的，阴在内部为阳的把守；阳在外部，是阴的役使。

黄帝问：阴阳的法则在人体是如何反映出来的？

岐伯说：如果阳气过盛，身体就会发热，腠理闭合，气精喘促，呼吸困难，身体也会因此而起伏反侧，不出汗且发热，牙齿干燥，心中烦闷，如果还出现腹部胀满的现象，此为死症，属阳性之病，所以冬天姑且能支撑，夏天就经受不了了。如果阴气过盛，身体就会发冷，并且出汗较多，或者身体总是觉得冷，常常打寒战发抖，甚至手足厥逆，如果出现手足厥逆而腹部胀满的现象，此为死症，属阴胜之病，所以夏天姑且能支撑，冬天就经受不了了。上述病状就是阴阳偏胜失衡在人体的变化反映。

黄帝问：如何调摄人体的阴阳呢？

岐伯说：如果能掌握七损八益的养生之道，就可以调摄人体的阴阳，如果不知道这些道理，就会提早衰老。

一般人到四十岁时，体内阴气就已自然削减掉一半了，起居行动上会出现衰老迹象；到五十岁时，会感觉身体笨重，耳不聪、目不明；到六十岁时，阴气萎弱，肾气大大衰减，九窍不能通利，出现下虚上实的现象，还会不时淌眼泪、流鼻涕。

所以说：懂得了这个道理去调摄阴阳的人，身体就健康；不调摄阴阳的人，身体就容易衰老。人原本的身体状况都是相同的，最终却有健康和早衰两种结果。懂得养生之道的人，能发现共有的健康本能；不懂得养生之道的人，只知道身体衰弱时和强健时有所不同。不注重调摄阴阳的人，总是感觉精力不足，而注重调摄阴阳的人，常常感到精力旺盛。精力旺盛则耳聪目明、身轻体壮，原本年迈的老者会变得很健硕，而原本就很年轻的人，身体状况则会更好。

正因为圣人不勉强行事、自寻烦恼。以乐观愉悦为旨趣，总是神清气爽，过着宁静的生活，所以能延年益寿，与天地长存。这就是圣人的养生之道啊。

天之阳气在西北方不足，因此西北方属阴，而人的右耳也就不如左耳敏锐；地之阴气在东南方不足，因此东南方属阳，而人的左手左脚也就不如右手右脚灵活。

黄帝问：为什么会这样？

岐伯说：东方属阳，阳性向上，就人体来说，阳气积聚在上部，上部强盛了下部就必然会虚弱，因而才出现耳聪目明却手脚不灵便的状况；西方属阴，阴气下降，就人体来说，阴气聚积在下部，下部强盛了上部就必然会虚弱，因而才出现手脚灵活却耳不聪、目不明的状况。所以同样是感受了外邪，如果是在上部，那么身体的右侧就会病得较重；如果是在下部，那么身体的左侧就会病得严重。天地阴阳之气不能处处均衡，而人的身体也有阴阳盛虚的区别，所以邪气才能乘虚侵袭人体。

所以天有精气，地有形体；天有八节之纲纪，地有五方的道理，因此天地是万物生长的根本。

阳气轻清上升为天，阴气重浊下凝为地，因此天地的运动和静止，是以阴阳的变化莫测为纲领，而使万物春生、夏长、秋收、冬藏，周而复始，循环不止。

只有通晓这些道理的人能配合天气以养护头，顺就地气来保养足，依傍人事去养护五脏。天的轻清之气与肺相通，地的水谷之气与咽相通，风木之气与肝相通，雷火之气与心相通，溪谷之气与脾相通，雨水之气与肾相通。

六经好似河流，肠胃好似大海，九窍为水津之气贯注的地方。如果用天地的阴阳比喻从体的阴阳，那么人的汗，就好像天上降下的雨；人的气，就好像天地间的暴风。而人的怒气，就好像雷霆；逆上之气，就好像阳热的火。故此，调养身体若不取法于天地之理，那疾病就一定会发生。

所以外邪侵害人体，快得就像疾风暴雨一样。关于治病的医生，当病邪还在皮毛时，就会进行治疗；医术平庸的医生，在病邪侵入肌肤时才进行治疗；医术较差的医生，在病邪侵入到筋脉时才进行治疗；医术更差的医生，在病邪侵入到六腑时才进行治疗；医术最差的医生，在病邪已深至五脏时才进行治疗。如果病邪深入五脏，病情就十分严重了，这时只有一半的治愈可能。

人们如果感受了天的邪气，就会伤及五脏；感受了饮食的寒或热，就会损伤六腑；感受了地的湿气，就会损伤皮肉筋脉。因此，善于运用针刺治疗的医生，对于在阳的病，常从阴分引导病邪外出，对于在阴的病，常从阳分引导病邪外出，或取右侧来治疗左侧的病，取左侧来治疗右侧的病，还用自己的正常状态来对比病人的反常状态，并根据病人外部的表征来掌握内部的病变，判断病的太过或不及，这样就能在疾病刚出现的时候，找出病邪的所在进行治疗，不致使病情进展到危险的地步。

因此，关于诊治的医生，通过观察病人气色和脉象，先判断病症的阴阳；审视五色的清浊，就能了解病变发生在哪个部位；通过观察病人的呼吸，倾听病人的声音，就能了解病人的痛苦所在；通过诊视四时的色泽和脉搏，就能得知病在哪个脏腑；通过诊察寸夫的滑涩和寸口的浮沉，就能明确判断发病的原因。如此诊断就不会有错误，治疗也不会失误。

所以说：疾病刚发生时，可用针刺治愈；当病情严重时，则要等病邪稍退后再进行针刺治疗。病情较轻时，应用发散轻扬的方法治疗；病情较重时，应用消减法治疗；气血虚弱的，应用补益法治疗。

形体衰弱的，应该温阳补气；精气不足的，应该用味道浓厚的食物补之，如果病邪在上部，可以用吐法；病邪在下部，可以用疏导的方法；病邪在中部，表现为胀满的，可以用泻下法。

病邪在体表的，可以使用汤药浸渍的方法发汗；病邪在皮肤的，可以用发汗的方法使病邪外泄；病势急暴的，可用按得其次，以制伏之；属实证的，可用散法或泻下法。诊察疾病的阴阳性，以断定治疗方法用刚还是用柔，阳病应该治阴，阴病应该治阳；判断病邪在气在血，防止血病损害气，气病损害气，气病损伤血，因此血实的适宜用泻血去，气虚的适宜用导引法。

阴阳离合论篇第六

【题解】

本篇讨论阴经与阳经离合之数，离则为三、合则为一。文中将阳分为太阳、阳明、少阳，将阴分为太阴、少阴、厥阴，皆离也。三阴合为一阴，三阳合为一阳，皆合也。

【原文】

黄帝问曰：余闻天为阳，地为阴，日为阳，月为阴，大小月三百六十日成一岁，人亦应之。今三阴三阳，不应阴阳，其故何也？岐伯对曰：阴阳者，数①之可十，推②之可百，数之可千，推之可万，万之大，不可胜③数，然其要一也。天覆地载，万物方生，未出地者，命曰阴处④，名曰阴中之阴；则出地者，命曰阴中之阳。阳予之正，阴为之主⑤，故生因春，长因夏，收因秋，藏因冬。失常则天地四塞⑥。阴阳之变，其在人者，亦数之可数⑦。

【注释】

①数（shǔ）：点数；计算

②推：是推广演绎的意思。

③胜（shēng）：尽。

④阴处：即伏居于地下。马莳："方其未出地者，地之下为阴，处于阴中，命曰阴处。"

⑤阳予之正，阴为之注：予，同"与"。正与主，为互词。高诱："正，主。指阴阳各司其责。有阳气，万物才能生长；有阴气，万物才能成形。

⑥天地四塞：是指自然界中四时阴阳之气失常。张介宾："四塞者，阴阳否隔，不相通也。"

⑦数（shù）之可数（shǔ）：前"数"字为数目，后"数"字同注①。即其数目是可以计算的。

【语译】

黄帝问：我曾听说天属阳，地属阴，日属阳，月属阴，大月和小月合起来三百六十天而成为一年，人体也与之相对应。但现在人体的三阴三阳却与天地阴阳不相对应，这是什么原因呢？

岐伯说：天地阴阳的范畴很广，在实际运用中，经过进一步推演，可以由十推到百、

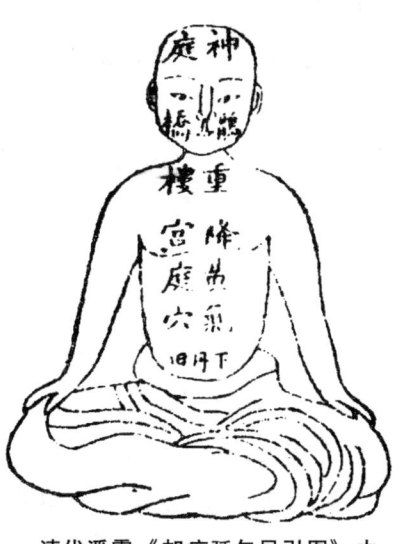

圖面正功內

清代潘霨《却病延年导引图》中的内功正面图

由百推到千，由千推到万，甚至一直演绎下去，无穷无尽，但其原则终归只有一个，那就是对立统一的阴阳之道。

天地之间，万物初生，还没有长出地面的，叫做伏居阴处，称为阴中之阴；已经长出地面的，叫阴中之阳。万物因为有阳气才能生长，因为有阴气才能有形体。所以万物的初生，是凭借着春气的和暖；万物的生长，是凭借着夏气的炙热；万物的收成，是凭借着秋气的凉爽；万物的闭藏，是凭借着冬气的严寒。假如四时阴阳失去正常的顺序，气候失常，那么万物生长收藏的变化也会失常。阴阳的这种变化，于人而言，是有一定规律，并且可以推测而知的。

【原文】

帝曰：愿闻三阴三阳之离合也。岐伯曰：圣人南面而立，前曰广明①，后曰太冲②，太冲之地，名曰少阴③，少阴之上，名曰太阳④，太阳根起于至阴⑤，结于命门⑥，名曰阴中之阳。中身而上，名曰广明，广明之下，名曰太阴，太阴之前，名曰阳明，阳明根起于厉兑⑦，名曰阴中之阳。厥阴之表，名曰少阳，少阳根起于窍阴⑧，名曰阴中之少阳。是故三阳之离合也，太阳为开，阳明为阖，少阳为枢⑨。三经者，不得相失也，抟而勿浮⑩，命曰一阳⑪。

【注释】

①广明：阳盛的意思，指属阳的部位。以一身前后言，则前为广明；以一身

上下言，则身半以上为广明。张志聪："人皆面南而背北……南面为阳，故曰广明。"

②太冲：指属阴的部位。张志聪："背北为阴，故曰太冲。"

③少阴：张介宾："冲脉并少阴而行，故太冲之地为少阴。"

④少阴之上，名曰太阳：少阴与太阳为表里，少阴为里，太阳为表，阴气在下，阳气在上，故说"少阴之上，名曰太阳。"

⑤太阳根起于至阴：根，指经脉的下端。至阴，穴名，在足小趾外侧端，为足太阳经起始穴位。

⑥结于命门：结，指经脉在上的一端。命门，指睛明穴。《灵枢·根结》："命门者，目也。"

⑦厉兑：穴名，在足大趾侧次趾之端，为足阳明经最下端的穴位。

⑧窍阴：穴名，在小趾侧次趾之端，是足少阳经最下端的穴位。

⑨太阳为开，阳明为阖（hé 盒），少阳为枢：是指太阳主表，阳气发于外，阳明主里，阳气蓄于内，少阳介于表里之间，阳气可出可入的意思。张介宾："太阳为开，谓阳气发于外，为三阳之表也；阳明为阖，谓阳气蓄于内，为三阳之里也；少阳为枢，谓阳气在表里之间，可出可入，如枢机也。"

⑩抟（tuán 团）而勿浮：抟，聚。浮，漂散，不固定。阳脉多浮，此勿浮是指不过于浮。抟而勿浮，就是结合而不散的意思。

⑪一阳：三阳开、阖、枢，是相互为用，密切联系的，所以合起来称为"一阳"。

【语译】

黄帝说：我很想听您说说三阴三阳的离合情况。

岐伯说：圣人面朝南方站立，前方叫广明，后方叫太冲，循行在太冲部位的经脉叫少阴。在少阴经上面的经脉，叫太阳。太阳经下端的起点是足小趾外侧的至阴穴，上端的终结点是睛明穴，因为太阳是少阴之表，所以被称为阴中之阳。如果以人身上部和下部来说，上半身属阳，称广明，广明以下称太阴，赶阴前面的经脉叫阳明。阳明经下端的起点是足大趾侧次趾末端的厉兑穴，因为阳明是太阴之表，所以被称为阴中之阳。厥阴是阴气已尽、重新回阳的意思，因此厥阴之表，是少阳经，少阳经下端的起点是窍阴穴，因为少阳居于厥阴之表，所以被称为阴中之少阳。

三阳经脉的离合情况分别是：太阳主表为开，阳明主里为阖，少阳介乎表里之间为枢。但是它们三者并非互不相干，而是互相协调、密切相关的，所以合称为一阳。

【原文】

帝曰：愿闻三阴。岐伯曰：外者为阳，内者为阴，然则中为阴，其冲①在下，名曰太阴，太阴根起于隐白②，名曰阴中之阴。太阴之后，名曰少阴，少阴根起于涌泉③，名曰阴中之少阴。少阴之前，名曰厥阴，厥阴根起于大敦④，阴之绝⑤阳，名曰阴之绝阴。是故三阴之离合也，太阴为开，厥阴为阖，少阴为枢⑥。三经者，不得相失也，抟而勿沉⑦，名曰一阴⑧。

阴阳䨜䨜⑨，积传⑩为一周，气里形表而为相成也。

【注释】

①其冲：指行于太冲脉部位的少阴经。

②隐白：穴名，在足大趾内侧端，是足太阴经的起始穴位。

③涌泉：穴名，在足心下屈趾宛宛中，为足少阴经的起始穴位。

④大敦：穴名，在足大趾外侧端，为足厥阴经的起始穴位。

⑤绝：作"尽"字讲。

⑥太阴为开，厥阴为阖，少阴为枢：指太阴为三阴之表，厥阴为三阴之里，少阴为太、厥表里出入之间。张介宾："太阴为开，居阴分之表也；厥阴为阖，居阴分之里也；少阴为枢，居阴分之中也。开者主出，阖者主入，枢者主出入之间。"

⑦勿沉：阴脉皆沉，但不得过于沉。

⑧一阴：三阴经气协调统一，合称"一阴"。

⑨䨜䨜：形容阴阳之气运行不息。张介宾："言阴阳之气，运动无已也"。

⑩积传：积，聚。传，指阴阳经气之流传。张介宾："积传为一周，言诸经流传相积，昼夜五十荣而为一周也。"

【语译】

黄帝说：希望再听您讲述三阴的离合情况。

岐伯说：在外的属阳，在内的属阴，因此在内的经脉为阴经，循行在少阴前面的叫做太阴，

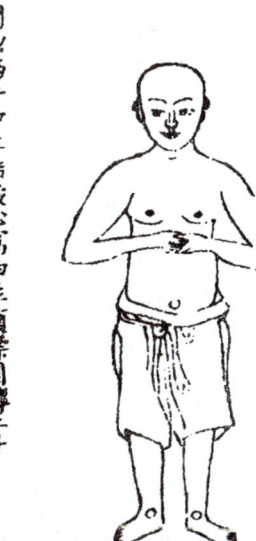

一次
第一图以两手中三指按心窝由左顺揉圆转二十

清代潘霨《却病延年导引图》中的第一图——却病延年法

其下端走点是足大趾末端的隐白穴，太阴经被称为阴中之阴。

太阴的后面，叫少阴，其起点是足心的涌泉穴，少阴经被称为阴中之少阴。少阴的前面，称厥阴，厥阴经的起点是足大趾末端的大敦穴，因为两阴相合而无阳，厥阴又处在最里面的位置，所以被称为阴之绝阴。三阴经的离合情况分别是：太阴是三阴之表为开；厥阴为主阴之里为阖；少阴介于表里之间为枢。它们三者，并非互不相干，而是互相协调、密切相关的，因此合称为一阴。

阴阳之气，往来运行不息，依次相传于周身，气运于里，形立于表，这就是阴阳离合、表里相成的缘故。

阴阳别论篇第七

【题解】

本篇明确指出四时正常脉象和十二经脉的变化与四时十二月的自然变迁是必须顺应的，并以阴阳学说来辨别脉象，诊断疾病，推测预后。此外，文中还叙述了六经发病的常见脉象、症状及其预后。

【原文】

黄帝问曰：人有四经，十二从，何谓？岐伯对曰：四经应四时①，十二从应十二月②，十二月应十二脉③。

【注释】

①四经应四时：指肝、心、肺、肾分别应于春、夏、秋、冬四时。《类经》六卷第二十六注："四经应四时，肝木应春，心火应夏，肺金应秋，肾水应冬；不言脾者，脾主四经而土王四季也。"

②十二从应十二月：这里十二从即指十二辰，即子、丑、寅、卯、辰、巳、午、未、申、酉、戌、亥十二地支。王冰注："从，谓天气顺行十二辰之分，故应十二月也。十二月谓春建寅、卯、辰，夏建巳、午、未，秋建申、酉、戌，冬建亥、子、丑之月也。"也就是正月应于寅，二月应于卯，三月应于辰，四月应于巳，五月应于午，六月应于未，七月应于申，八月应于酉，九月应于戌，十月应于亥，十一月应于子，十二月应于丑。

③十二月应十二脉：张志聪注："手太阴应正月寅，手阳明应二月卯，足阳明应三月辰，足太阴应四月巳，手少阴应五月午，手太阳应六月未，足太阳应七月申，足少阴应八月酉，手厥阴应九月戌，手少阳应十月亥，足少阳应十一月子，足厥阴应十二月丑。"

【语译】

黄帝问道：人有四经十二从，指的是什么呢？

岐伯说：四经是与四季相对应的正常脉象，十二从是与十二月相对应的十二经脉。

【原文】

脉有阴阳，知阳者知阴，知阴者知阳，凡阳有五[1]，五五二十五阳[2]。所谓阴者，真脏也[3]，见则为败，败必死也。所谓阳者，胃脘之阳[4]也。别于阳者，知病处也；别于阴者，知死生之期[5]。三阳在头，三阴在手，所谓一也[6]。别于阳者，知病忌时[7]；别于阴者，知死生之期。谨熟阴阳，无与众某。所谓阴阳者，去者为阴，至者为阳[8]；静者为阴，动者为阳；迟者为阴，数者为阳[9]。

【注释】

①凡阳有五：有胃气的脉象，因五脏的区别而计有五种。阳，指阳脉，此指有胃气之脉。

②五五二十五阳：指五时各有五脏脉象，即上文所言"凡阳有五"的五常脉，再配以五时的相应特点而成二五种。高士宗注："肝脉应春，心脉应夏，脾脉应长夏，肺脉应秋，肾脉应冬。春时，而肝、心、脾、肺、肾之脉，皆有微弦之胃脉；夏时，皆有微钩之胃脉；长夏，皆有微缓之胃脉；秋时，皆有微毛之胃脉；冬时，皆有微石之胃脉。是五五二十五阳"按：关于微弦、微钩、微毛、微石等脉象，详见平人气象论注释。

③所谓阴者，真脏也：五脏属阴，五脏之脉，若无胃气，称为真脏脉，说明五脏败坏，真气将绝。王冰注："五脏为阴，故曰阴者真脏也。然见者，谓肝脉至，中外急，如循刀刃责责然，如按琴瑟弦；心脉至，坚而搏，如循薏苡子累累然；肺脉至，大而虚，如以毛羽中人肤；肾脉至，搏而绝，如以指弹石辟辟然；脾脉至，弱而乍数乍疏，夫如是脉见者，皆为脏败神去，故必死也。"按：以上王冰所举各脏之真脏脏的脉象，俱见于玉机真脏论，详见该篇注释。

④胃脘之阳：《类经》六卷第二十六注："胃脘之阳，言胃中阳和之气。即胃气也，五脏赖之以为根本者也。故人无胃气曰逆，逆者死。脉无胃气亦死，即此之谓。"

⑤别于阳者，知病处也；别于阴者，知死生之期：《类经》六卷第二十六注："能别阳和之胃气，则一有不和，便可知疾病之所。能别纯阴之真脏，则凡遇生克，便可知死生之期也。"

⑥三阳在头，三阴在手，所谓一也：头，指人迎，诊人迎脉可测知三阳经的虚实；手，指寸口，诊寸口脉可测知三阴经的虚实。所以说三阳在头，三阴在手。诊脉的部位，虽有不同，但作为诊察人体疾病的环节，二者是相互补充的，它们的作用也是统一的。《类经》六卷第二十六注："三阳在头，指人迎也。三阴在手，指寸口也。"又，张志聪对此有不同解释，其注云："此复论十二经脉之阴阳也。手足三阳之脉，手走头而头走足，故曰三阳在头。手足三阴之脉，足走腹而腹走手，故曰三阴在手也。十二经脉虽有手足阴阳之分，然皆一以贯通，手太阴肺脉交于手阳明大肠，大肠交足阳明胃，胃交足太阴脾，脾交手少阴心，心交手太阳小肠，小肠交足太阳膀胱，膀胱交足少阴肾，肾交手厥阴心包络，包络交手少阳三焦，三焦交足少阳胆，胆交足厥阴肝，肝复交于手太阴肺，故所谓一也。"姑从前注。

⑦忌时：疾病的发展，受时间的影响，这是因为某脏之气，在一定的时间里有衰旺之别。《类经》六卷第二十六注："忌时，言气有衰王，病有时忌也。"

⑧去者为阴，至者为阳：此以脉搏之起落分阴阳。脉落为去，脉起为至。

⑨迟者为阴，数者为阳：此以脉搏之快慢分阴阳，平人一呼一吸脉搏跳动四至五次。三次为迟，六次为数。

【语译】

脉有阴阳之分，知道何为阳脉，就能知道何为阴脉，反之，知道何为阴脉，就能知道何为阳脉。

阳脉有五种，分别为春微弦、夏微钩、长夏微缓、秋微毛、冬微石。五时各有五脏的阳脉，因此五时与五脏对应，为二十五种阳脉。阴脉是没有胃气的脉象，叫真脏脉象。真脏脉表示胃气已衰败，一旦出现衰败的征象，即可断定病人一定会死。阳脉是有胃气的脉象。通过诊察阳脉的情况，就能了解疾病所在的位置；通过诊察真脏脉的情况，就能断定病人的死期。

要了解三阳经脉的情况，需要诊察结喉两旁的人迎穴；要了解三阴经脉的情况，需要诊察手鱼际后的寸口。通常在健康状态下，人迎穴和寸口的脉象是统一的。辨识属阳的胃脉，能了解时令气候与疾病的宜忌；辨识属阴的真脏脉，能断定病人的生死期限。临证时应审慎而熟练地辨识阴脉和阳脉，就不会迟疑不决而众说纷纭了。

脉象的阴阳情况是这样的：脉往为阴，脉来为阳；脉静为阴，脉动为阳；脉慢为阴，脉快为阳。

【原文】

凡持真脏之脉者，肝至悬绝[①]，十八日[②]死。心至悬绝，九日[②]死。肺至悬绝，十二日[②]死。肾至悬绝，七日[②]死。脾至悬绝，四日[②]死。

【注释】

①悬绝：指脉来孤悬将绝，胃气衰败之象。张志聪注："悬绝者，真脏孤悬而绝，无胃气之阳和也。"

②十八日、九日、十二日、七日、四日：王冰注："十八日者，金木成数之余也；九日者，水火生成数之余也；十二日者，金火生成数之余也；七日者，水土生数之余也；四日者，木生数之余也。"

【语译】

凡是诊断到的没有胃气的真藏脉，比如肝脉来时，或者脉搏微弱，好像一条悬吊着的线，似要断绝，或者急促而生硬，十八天后一定死；心脉来时，孤悬断绝，九天后一定死；肺脉来时，孤悬断绝，十二天后一定死；肾脉来时，孤悬断绝，七天后一定死；脾脉来时，孤悬断绝，四天后一定死。

【原文】

曰：二阳之病发心脾[①]，有不得隐曲[②]，女子不月[③]，其传为风消[④]，其传为息贲[⑤]者，死不治。曰：三阳[⑥]为病，发寒热，下为痈肿，及为痿厥腨痛[⑦]，其传为索泽[⑧]，其传为颓疝[⑨]。曰：一阳[⑩]发病，少气、善咳、善泄，其传为心掣[⑪]，其传为隔[⑫]。二阳一阴[⑬]发病，主惊骇、背痛、善噫[⑭]、善欠[⑮]，名曰风厥[⑯]。二阴[⑰]一阳发病，善胀、心满、善气[⑱]。三阳三阴[⑲]发病，为偏枯痿易[⑳]，四肢不举。

【注释】

①二阳之病发心脾：即胃病多发于心、脾的意思。二阳，指阳明，这里偏重于足阳明胃。《类经》十三卷

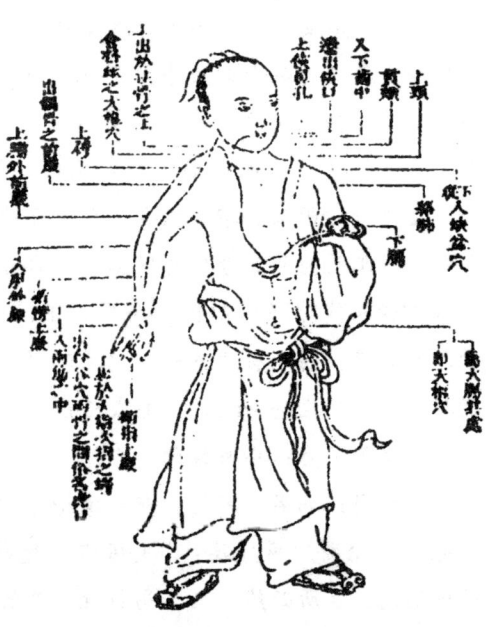

《刺灸心法要诀》中的肠经循行图

第六注："二阳，阳明也，为胃与大肠二经。然大肠小肠，皆属于胃，故此节所言，则独重在胃耳。盖胃与心，母子也，人之情欲本以伤心，母伤则害及其子。胃与脾，表里也，人之劳倦，本以伤脾，脏伤则病连于腑，故凡内而伤精，外而伤形，皆能病及于胃，此二阳之病，所以发于心脾也。"另，王冰注："夫肠胃发病，心脾受之。"《医经溯洄集》二阳病论亦云："二阳，阳明也，胃与大肠之脉也，肠胃有病，心脾受之，发心脾，犹言延及于心脾也。虽然脾胃为合，胃病而及脾，理固宜矣，大肠与心，本非合也，今大肠而及心，何哉？盖胃为受纳之腑，大肠为传化之腑，食入于胃，浊气归心，饮入于胃，输精于脾者，以胃之能纳，大肠之能化耳。肠胃既病，则不能受，不能化，心脾何所资乎？心脾既无所资，则无所运化而生精血矣，故肠胃有病，心脾受之，则男为少精，女为不月矣。"按：以上两种说法，对二阳的解释略同，但前者认为"发"字为"发于"的意思，即二阳病源于心脾，心脾病而波及于二阳；后者认为"发"字即"延及"的意思，是指二阳病可波及心脾，二论之因果相悖，但各从一个方面论述了脏腑经络在病理上的互相影响，义皆可取。后人发挥经文之意，于病理运用之中，强调精神活动对肠胃消化饮食及月经病的影响，多采前说，故此处暂从《类经》注。

②不得隐曲：有二说。一指二便不通利。如《太素》卷三阴阳杂说注："隐曲，大小便。"一指阳道病，王冰注："隐曲，隐蔽委曲之事也，夫肠胃发病，心脾受之，心受之则血不流，脾受之则味不化，血不流故女子不月、味不化则男子少精，是以隐蔽委曲之事，不能为也。"按：王注以隐曲为性的机能，张介宾解释亦同，如《类经》十三卷第六注："不得隐曲，阳道病也，夫胃为水谷气血之海，主化营卫而润宗筋。如厥论曰：前阴者，宗筋之所聚，太阴阳明之所合也。痿论曰：阴阳总宗筋之会，会于气冲，而阳明为之长。然则精血下行，生化之本，惟阳明为最，今化原既病，则阳道外衰，故不得隐曲。"按：惟对不得隐曲（即性机能障碍）起因的解释，王注以为直接由乎心脾病，张注以为直接源于阳明胃病，因而有所不同。以上二说不一。《唐书》安禄山传："隐曲常疮。"指其前阴私处生疮，据此，亦或王注近是。今并存之。

③女子不月：指月经闭止。

④风消：病名。风消，即气消形瘦之谓，风可训气，《广雅》释言："风，气也。"《论衡》感虚篇："夫风者，气也。"此因二阳为病，以致化源日竭，则气少形消，在所必然。又，马莳注："血枯气郁而热生，热极则生风，而肌肉自尔消烁矣，故为之风消。"可参。

⑤息贲（bēn 奔）：病名。指气息喘急奔迫。二阳既病，土不生金，日久则肺病，失于肃降而气息贲急。《类经》十三卷第六注："胃病则肺失所养，故气息奔急，气竭于上，由精亏于下，败及五脏，故死不治。"马莳注："贲，奔同，喘息上奔，痰嗽无宁，此非肺积之息贲，乃喘息而贲。"

⑥三阳：指太阳、包括足太阳膀胱和手太阳小肠。

⑦腨痟（chuǐ yuān 揣渊）：指，小腿肚竣痛。腨，小腿肚，亦称腓。痟，王冰注："竣疼也。"

⑧索泽：楼英注："索泽，即仲景所谓皮肤甲错也。"《类经》十三卷第六注："阳邪在表为热，则皮肤润泽之气必皆消散，是为索泽也。"两注义合，相为补充。

⑨㿗疝：阴囊肿痛为其主症。《类经》十三卷第六注："小肠病者，小腹痛。腰脊控睪而痛，是太阳之传为㿗疝也。"

⑩一阳：指少阳，包括足少阳胆与手少阳三焦二经。

⑪心掣：张志聪注："心虚而掣痛。"又，《素问识》引冯兆张《锦囊秘录》云："古无怔忡之名，名曰心掣者，是也。"暂从前注。

⑫隔：上下阻隔。这里偏指饮食不下，痞隔难通。《类经》十三卷第六注："以木乘土，脾胃受伤，乃为隔证。"

⑬二阳一阴：二阳指阳明，包括足阳明胃与手阳明大肠二经；一阴，指厥阴，包括足厥阴肝与手厥阴心包二经。

⑭噫：嗳气。

⑮欠：呵欠。

⑯风厥：病名。这里作为惊骇、背痛、善噫、善欠诸症的综合与概括。《类经》十三卷第三十注："风厥之义不一，如本篇者，言太阳少阴病也。其在阴阳别论者，云二阳一阴发病名曰风厥，言胃与肝也。……在五变篇者，曰人之善病风厥漉汗者，肉不坚腠理疏也。"按：注文中所谓"本篇"，系指本书评热病论。

⑰二阴：指少阴，包括足少阴肾与手少阴心二经。

⑱善气：常作太息，即在深呼吸的呼气之中，发为叹息。张志聪注："善气者，太息也，心系急则气道约，故太息以伸出之，此三焦气也。"

⑲三阳三阴：三阳，指太阳，包括足太阳膀胱与手太阳小肠二经；三阴，指太阴，包括足太阴脾与手太阴肺二经。

⑳痿易（shǐ 史）：即痿弱，弛缓。易，通弛。《札迻》注："盖痿跛之病，皆由筋骨解弛，故云痿易，跛易，易即弛也，……《毛诗》何人斯篇：'我心易

也。'《释文》：'易，《韩诗》作施。'《尔雅》释诂：'弛，易也。'《释文》：'施，本作弛。'是易，施，弛古通之证。"

【语译】

通常来说：胃肠有病，会干扰心脾，病人常常有难言的情况，假如是女子就会出现月经不调，甚至闭经的现象。如果时间长了病变转移，或者恶化为"风消"，身体渐渐消瘦；或者恶化为"息贲"，呼吸短而急促，气息上逆，就都无法治愈了。

通常来说：太阳经有病时，会出现寒热的症状，或者下部浮肿，或者两脚软弱无力、逆冷，腿肚酸疼，如果时间长了病变转移，会导致皮肤干枯，或者引发颓疝。

通常来说：少阳经有病时，生发之气会衰减，容易患上咳嗽和泄泻。如果时间长了病变转移，会出现心虚掣痛，或者食欲不振、隔塞不通等症状。

阳明与厥隐发生病变时，主要症状是惊骇，背痛，经常嗳气、呵欠，这种病叫风厥。

少阴和少阳有病时，会出现腹部胀满，心中烦闷，常常叹气等症状。

太阳和太阴有病时，会出现半身不遂的偏枯症，筋肉萎缩无力，或者四肢不能举动。

【原文】

鼓一阳曰钩，鼓一阴曰毛，鼓阳胜急曰弦，鼓阳至而绝曰石，阴阳相过曰溜[1]。

【注释】

[1]鼓一阳曰钩……阴阳相过曰溜：《类经》十三卷第六注："此举五脉之体，以微盛分阴阳，非若上文言经次之阴阳也。鼓，有力也。一阳一阴，言阴阳之微也。脉于微阳而见鼓者为钩，其气来盛去衰，应心脉也。脉于微阴而见鼓者曰毛，其气来轻虚以浮，应肺脉也。鼓动阳脉胜而急者曰弦，其气来端直以长而不至其急，应肝脉也。鼓阳至而绝者，阳之伏也，脉名曰石，其气来沉以搏，应肾脉也。阴阳相过，谓流通平顺也，脉名曰溜，其气来柔缓而和，应脾脉也。

【语译】

按压脉搏时，脉搏在指下鼓动，来势强盛，去势衰弱，叫钩脉；脉搏在指下无力，来势轻浮，叫毛脉；脉搏有力而紧绷，好似琴瑟的弦，叫弦脉；脉搏有力却必须用力按压，轻按不足，叫石脉；不是十分无力，也不是十分有力，来往柔和，流通顺滑，叫滑脉。

【原文】

阴争于内，阳扰于外，魄汗未藏，四逆而起①，起则熏肺，使人喘鸣②。阴之所生，和本曰和③。是故刚与刚，阳气破散④，阴气乃消亡；涊⑤则刚柔不和，经气乃绝。

【注释】

①魄汗未藏，四逆而起：此应上文"阳扰于外"，出汗过多，失于闭固，阳气外泄，以致四肢逆冷。魄汗，即身体汗出。四逆，四肢逆冷。

②起则熏肺，使人喘鸣：此应上文"阴争于内"而言，阴气内争，则气血不从，扰动肺气，故令人喘鸣。熏，动之假字，即动也。俞正燮曰："《史记》酷吏列传云：舞文巧底下户之猾，以焄大豪。索隐云：以焄逐大豪也。案《汉书》作以动大豪。注师古云：讽动也。动与熏形近矣。"

③和本曰和：阴阳平衡才能达到机体的正常。前一"和"字，作调和解。本，即指阴阳。后一"和"字，为肌体平和无恙的意思。

④刚与刚，阳气破散：《类经》十三卷第六注："此言偏阳之为害也。刚与刚，阳之极也。以火济火，盛极必衰，故阳气反为之破散。"

⑤涊（nàu 闹）：原意为湿濡，这里借指阴盛。吴崐注："此言偏阴之害。涊，谓阴气太过潦涊也。"

【语译】

阴气争盛于内，阳气扰乱于外，大量出汗，四肢厥冷，寒气就会伤肺，使人喘息有声。

阴精之所以能够不断产生，根本在于阴阳两气的调和。假如以刚与刚，阳气过盛就会破散，阴气也会消亡；如果阴气独盛，寒湿偏胜，属刚柔不和，也会导致经脉气血的衰竭。

【原文】

死阴①之属，不过三日而死，生阳①之属，不过四日而已。所谓生阳、死阴者，肝之心，

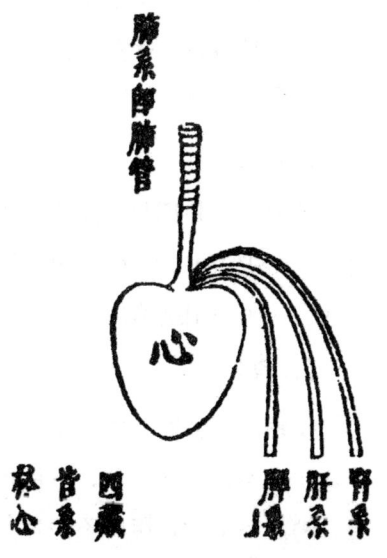

明代张介宾《类经图翼》脏腑图中的心脏图

谓之生阳；心之肺，谓之死阴；肺之肾，谓之重阴②；肾之脾，谓之辟阴③，死不治。

【注释】

①死阴、生阳：病邪在五脏的传变，以五行相克次序而传的，称为死阴，以五行相生次序而传的，称为生阳。张志聪注："五脏相克而传谓之死阴，相生而传谓之生阳。"

②肺之肾、谓之重阴：肺传于肾，为金水相传，因金生水，本属生阳，但二脏皆为牝脏，在五脏中皆属阴，所以这里称为重阴。马莳注："以肺乘肾，乃母来乘子，阴以乘阴，谓之重阴，病日深矣。"张志聪注："肺之肾，亦生阳之属，因肺肾为牝藏，以阴传阴，故名重阴。"

③肾之脾，谓之辟（pì 僻）阴：辟，通僻，开拓、扩散的意思。《类经》十三卷第六注："辟，放辟也。土本制水，而水反侮脾，水无所畏，是为辟阴，故死不治。"

【语译】

患上属于死阴之类的疾病，超不过三天就会死亡；患上属于生阳之类的疾病，超不过四天就会死亡。

生阳和死阴是这样的：如果肝病转移到心，是木生火，得其气，叫生阳；如果心病转移到肺，火克金，金为火所灭，叫死阴；如果肺病转移到肾，肺和肾同属阴，两阴相并，叫重阴；如果肾病转移到脾，就是肾水反过来欺侮脾土，这叫辟阴，是不能治愈的死症。

【原文】

结阳者，肿四肢①；结阴者，便血一升，再结二升，三结三升②；阴阳结斜③，多阴少阳曰石水④，少腹肿；二阳结谓之消⑤；三阳结谓之隔⑥；三阴结谓之水；一阴一阳结谓之喉痹⑦。

【注释】

①结阳者，肿四肢：结，郁结的意思。《圣济总录》："夫热盛则肿，而四肢为诸阳之本，阳结于外，不得行于阴，则邪热菀于四肢，故其证为肿，况邪在六腑，则阳脉不和，阳脉不和则气留之，以其气留，故为肿也。"

②结阴者，便血一升……三结三升：《圣济总录》："夫邪在五脏，则阴脉不和，阴脉不和则血留之。结阴之病，以阴气内结，不得外行，血无所禀，渗入肠

间，故便血也。"又，马莳注："营气属阴，营气化血，以奉生身，惟阴经既结，则血必瘀眠，而初结则一升，再结则二升，三结则三升，结以渐而加，则血以渐而多矣。"按：以上二注，皆以阴结而血瘀于内为释，俱得经旨，义互发明，并可参。

③阴阳结斜：即邪气结于阴阳两部分。斜，同邪。

④石水：水肿病的一种。《金匮要略》："石水，其脉自沉，外证腹满不喘。"

⑤消：此指消渴病。《类经》十三卷第六注："阳邪留结肠胃，则消渴善饥，其病曰消。"

⑥隔：上下不通，此偏指便闭。

⑦喉痹：病名，喉肿而闭阻气道，故称喉痹。《类经》十三卷第六注："痹者。闭也。"

【语译】

若邪气在阳经郁结，就会引起四肢肿胀；邪气在阴经凝结，阴经的气血受阻，就会导致大便出血，轻的便一升，重的便二升，更严重的便三升；阴经阳经都有邪气郁结，而阴经的稍重，就会引发"石水"病，出现小腹肿胀的症状；邪气在足阳明胃经和手阳明大肠经都结，肠和胃都会生热，就会引发消渴症；邪气在足太阳膀胱经和手太阳小肠经郁结，通常会引发上下闭塞不通的隔症；邪气在足太阴脾经和手太阴肺经郁结，会引发水肿症；邪气在厥阴经和少阳经郁结，会引发喉痹病。

【原文】

阴搏阳别①，谓之有子；阴阳虚肠澼死；阳加于阴谓之汗②；阴虚阳搏谓之崩③。三阴俱搏，二十日夜半死；二阴俱搏，十三日夕时死；一阴俱搏，十日平旦死；三阳俱搏且鼓，三日死；三阴三阳俱搏，心腹满，发尽④，不得隐曲，五日死；二阳俱搏，其病温，死不治，不过十日死。

【注释】

①阴搏阳别：王冰注："阴，谓尺中也；搏，谓搏触于手也，尺脉搏击与寸口殊别，阳气挺然，则为有妊之兆。"又，《类经》六卷第二十三注："阴，……手少阴也，或兼足少阴而言亦可，盖心主血，肾主子宫，皆胎孕之所主也。搏，搏击于手也。阳别者，言阴脉搏手，似乎阳邪，然其鼓动滑利，本非邪脉，盖以阴中见阳而别有和调之象，是谓阴搏阳别也。"

②阳加于阴谓之汗：《类经》六卷第二十九注："阳言脉体，阴言脉位，汗

液属阴，而阳加于阴，阴气泄矣，故阴脉多阳者多汗。"

③阴虚阳搏谓之崩：崩，指出血多而急，势如山崩。《类经》六卷第二十九注："阴虚者，沉取不足。阳搏者，浮取有余，阳实阴虚，故为内崩失血之症。"

④发尽：指腹胀发作到极点。吴崐注："尽，极也。发尽，胀满之极也。"

【语译】

阴脉跳动有力，和阳脉有显著区别，表明已怀孕；阴阳脉（尺脉、寸脉）都虚弱，同时患有痢疾的，是死症；阳脉胜于阴脉，会出汗，阴脉虚弱而阳脉强盛，火迫使血循行，如果是妇女就会发生血崩病。

肺脾之脉都搏击于指下，大概二十天后的半夜就会死亡；心肾之脉都搏击于指下，大概十三天后的傍晚时分就会死亡；心包络和肝经之脉都搏击于指下，大概十天后的清晨就会死亡；膀胱小肠之脉都搏击于指下，且过于有力的，三天后就会死亡；三阴三阳之脉都搏击于指下，心腹胀满，阴阳之气发泄殆尽，大小便不利，五天后就会死亡；胃和大肠之脉都搏击于指下，如果患有温病，则不能治愈，十天后就会死亡。

卷第三

灵兰秘典论篇第八

【题解】

本篇讨论了人身十二脏腑的生理功能，指出了心的主宰作用。并说明了各个脏器的相互联系，从而证明人体是完整的统一体。

【原文】

黄帝问曰：愿闻十二藏①之相使②，贵贱何如？岐伯对曰：悉乎哉问也！请遂言之。心者，君主之官也，神明出焉。肺者，相傅之官③，治节④出焉。肝者，将军之官，谋虑出焉。胆者，中正之官，决断出焉。膻中⑤者，臣使⑥之官，喜乐出焉。脾胃者，仓廪⑦之官，五味出焉。大肠者，传道⑧官，变化出焉。小肠者，受盛之官，化物⑨出焉。肾者，作强⑩之官，伎巧⑪出焉。三焦者，决渎⑫之官，水道出焉。膀胱者，州都之官，津液藏焉，气化⑬则能出矣。凡此十二官者，不得相失也。故主明则下安，以此养生则寿，殁世不殆，以为天下则大昌；主不明则十二官危，使道⑭闭塞而不通，形乃大伤，以此养生则殃，以为天下者，其宗大危。戒之戒之！

至道在微，变化无穷，熟知其原？窘⑮乎哉！消⑯者瞿瞿⑰，熟知其要？闵闵⑱之当，熟者为良？恍惚之数，生于毫氂，毫氂之数，起于度量，千之万之，可以益大，推之大之，其形乃制。

黄帝曰：善哉！余闻精光⑳之道，大圣之业㉑，而宣明大道，非斋戒㉒择吉日，不敢受也。黄帝乃择吉日良兆，而藏灵兰之室，以传保焉。

【注释】

①十二藏：是指心、肺、肝、脾、肾、膻中、胆、胃、大肠、小肠、三焦、膀胱十二脏器。

②相使：指十二脏腑的功能及其相互联系。

③相傅之官，相傅，古代官名，辅助君主而治国者，如相国、宰相。

④治节：治理、调节的意思。

⑤膻中：指心包络。

⑥臣使：即内臣，因膻中贴近于心，故为心的臣使。

⑦仓廪：贮藏粮食的仓库。

⑧传道：道，同"导"。传道，转送运输。

⑨化物：指小肠对食物进行消化，并吸收其精微的功能。

⑩作强：作用强力，即指能力充实。

⑪伎巧：伎，同技，指多能；巧，精巧的意思。

⑫决渎：张介宾注："决，通也；渎，水道也。"

⑬气化：指气的运动而产生的生理变化。

⑭使道：脏腑相使之道，即十二脏腑相互联系的道路。

⑮窘：困难的意思。

⑯消：《太素》作"肖"，肖，小、微的意思。

⑰瞿瞿：《太素》作"濯濯"。濯濯，不易审察的意思。

⑱闵闵：王冰注："深完也。"

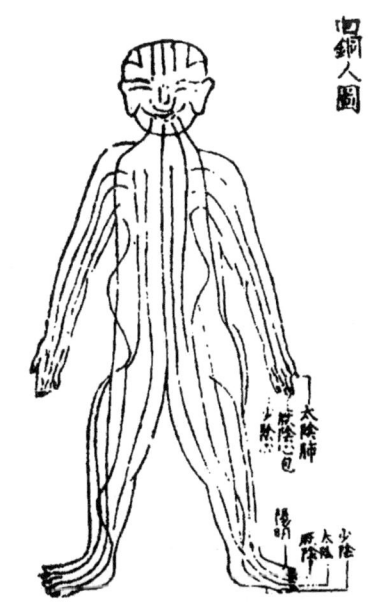

明嘉靖《针灸聚英》三铜人图
中的正面铜人图

⑲毫氂：氂，同"厘"。毫厘，形容极微小。

⑳精光：纯粹光明的意思。

㉑大圣之业：高世栻注："主明下安，犹之大圣之业也。

㉒斋戒：洗心称斋，远欲曰戒。

【语译】

黄帝问：我想听你讲述人体十二脏腑互相配合的情况，它们之间有主次之别吗？

岐伯回答说：您问的很具体，现在就让我说说吧。心，就好似君主，主管全身，人的精神情志等一切思维活动都由此产生。肺，就好似辅佐君主的宰相，因主一身之气而调节全身活动。肝，就好似勇武的将军，智谋策略由此而出。胆，就好似负责下决策的官员，具有决断力。膻中，就好似侍奉君主的内臣，护卫心并接受它的指令，心志的喜乐全靠它传出。脾和胃，就好似管理仓库的官员，掌管着食物的受纳与消化，五味的营养就是通过它们才被消化、吸收和运输的。大肠，就好似传递人员，负责输送食物中的废物，使其转变成粪便，排出体外。小肠，就好似受盛的官员，负责承受胃里下行的食物，并再次进行分化清浊。肾，就好似士兵，没有它智慧和技巧得不到发挥。三焦，就好似总管，它能使人全身的水道通畅。膀胱，就好似地方官员，负责存藏津液，通过气化作用，才能手乍尿。

上面所说的这十二官，虽然职责不同，但它们必须协调统一，不可相互脱离。

因此如果君主英明通达，臣子们也会安定正常，用这个道理来养生，就能长寿，一辈子也不会出现严重的疾病，以这个道理治国，就能使国家繁盛。假如君主不英明通达，十二官就会有危险，也就是说心功能失常，则十二脏腑的功能必将发生紊乱，各个器官无法正常发挥职能，人的生命就会受到严重危害。这时就无从谈养生，更不能延长寿命了，只会引来病患，缩短寿命。同样的道理，昏庸的君主治理天下，政权就岌岌可危，一定要提高警惕啊！

深奥的道理精妙难测，其变化也无穷无尽，谁能了解它的根源呢？确实非常困难！有学问的人勤勉探求，可是谁能了解它的精要？那些道理晦涩难懂，仿佛被遮掩了一样，怎么能知道它的精华是什么呢！那难明之数，由毫厘的微小数目产生，可毫厘也是由更小的度量产生的，只是它们积少成多，并成千上万倍地扩大、增加，才演变成了万事万物。

黄帝说：说得好！我听到了精粹透彻的理论，这真是圣人成就事业的根本啊！如此明白晓畅的宏大理论，假如不专心修省并选择良辰吉日，实在不敢接受它。

于是黄帝挑选吉日把这些理论珍藏在灵台兰室内，以便于保存并传于后世。

六节脏象论篇第九

【题解】

本篇首论天度、气数，继论脏象、脉象，着重说明了人体内在脏腑与外界环境的密切关系。

【原文】

黄帝问焉："余闻天以六六①之节，以成一岁，人以九九制会②，计人亦有三百六十五节③，以为天地久矣，不知其所谓也？岐伯对曰：昭乎哉问也！请遂言之。夫六六之节，九九制会者，所以正天之度④，气之数⑤也。天度者，所以制日月之行也；气数者，所以纪化生之用也。天为阳，地为阴，日为阳，月为阴，行有分纪⑥，周有道理⑦，日行一度，月行十三度而有奇焉，故大小月三百六十五日而成岁，积气余而盈闰矣。立端⑧于始，表正⑨于中，推余于终，而天度毕矣。

帝曰：余已闻天度矣，愿闻气数何以合之？岐伯曰：天以六六为节，地以九九制会；天有十日⑩，日六竟而周甲⑪，甲六复而终岁，三百六十日法也。夫自古通天者，生之本，本于阴阳，其气九州、九窍，皆通乎天气，故其生五，其气三，三而成天，三而成地，三而成人，三而三之，合则为九，九分为九野，九野为九藏；故形藏四，神藏五⑫，合为九藏以应之也。

帝曰：余已闻六六九九之会也，夫子言积气盈闰，愿闻何谓气？请夫子发蒙解惑焉！岐伯曰：此上帝所秘，先师传之也。帝曰：请遂闻之。岐伯曰：五日谓之候⑬，三候谓之气⑭，六气谓之时，四时谓之岁。而各从其主治⑮焉。五运相袭，而皆治之，终期⑯之日，周而复始，时立气布，如环无端，候亦同法。故曰：不知年之所加，气之盛衰，虚实之所起，不可以为士矣。

帝曰：五运之始，如环无端，其太过不及何如？岐伯曰：五气更立，各有所胜，盛虚之变，此其常也。帝曰：平气何如？岐伯曰：无过者也。帝曰：太过不及奈何？岐伯曰：在经有也。

帝曰：何谓所胜？岐伯曰：春胜长夏，长夏胜冬，冬胜夏，夏胜秋，秋胜春，所谓得五行时之胜，各以气命其藏。帝曰：何以知其胜？岐伯曰：求其至也，皆归始春。未至而至，此谓太过，则薄所不胜，而乘所胜也，命曰气淫。不分邪僻内生工不能禁[17]。至而不至，此谓不及，则所胜妄行，而所生受病，所不胜薄之也，命曰气迫。所谓求其至者，气至之时也。谨候其时，气可与期；失时反候，五治不分，邪僻内生，工不能禁也。

帝曰：有不袭乎？岐伯曰：苍天之气，不得无常也。气之不袭，是谓非常，非常则变矣。帝曰：非常而变奈何？岐伯曰：变至则病，所胜则微，所不胜则甚，因而重感于邪，则死矣。故非其时则微，当其时则甚也。

帝曰：善。余闻气合而有形，因变以正名。天地之运，阴阳之化，其于万物，孰少孰多，可得闻乎？岐伯曰：悉哉问也！天之广不可度，地之大不可量，大神灵问[18]，请陈其方。草生五色，五色之变，不可胜视；草生五味，五味之美，不可胜极。嗜欲不同，各有所通。天食人以五气，地食人以五味。五气入鼻，藏于心肺，上使五色修明，音声能彰；五味入口，藏于肠胃，味有所藏，以养五气，气和而生，津液相成，神乃自生。

帝曰：藏象何如？岐伯曰：心者，生之本，神之变也；其华在面，其充在血脉，为阳中之太阳，通于夏气。肺者，气之本，魄之处也；其华在毛，其充在皮，为阳中之太阴，通于秋气。肾者，主蛰[19]，封藏[20]之本，精之处也；其华在发，其充在骨，为阴中之少阴，通于冬气。肝者，罢极[21]之本，魂之居也；其华在爪，其充在筋，以生血气，其味酸，其色苍，此为阳中之少阳[22]，通于春气。脾、胃、大肠、小肠、三焦、膀胱者，仓廪之本，营之居也，名曰器，能化糟粕，转味而入出者也；其华在唇四白[23]，其充在肌，其味甘，其色黄，此至阴之类，通于土气。凡十一藏，取决于胆也。

故人迎一盛病在少阳，二盛病在太阳，三盛病在阳明，四盛已上为格阳。寸口一盛病在厥阴，二盛病在少阴，三盛病在太阴，四盛已上为关阴[24]。人迎与寸口俱盛四倍已上为关格[25]，关格之脉赢[26]，不能极于天地之精气，则死矣。

【注释】

①六六：六十日为一甲子，是为一节。"六六"就是六个甲子。

②人以九九制会：指人与地以九窍、九州为准度，以配合天之六六之节。

③节：指腧穴。是人体气血交会出入的地方。

④度：指周天三百六十五度。

⑤数：指一年二十四节气的常数。

⑥分纪：即天体所划分的区域和度数。

⑦周有道理：周，指环周。道理，指轨道。周有道理，指日月环周的运行有一定的轨道。

⑧立端：端，指岁首。立端，即确定冬至节。

⑨表正：表，即圭表，古代天文仪器之一。正，是校正或确实。

⑩天有十日：天，指天干。十日，指甲、乙、丙、丁、戊、己、庚、辛、壬、癸十个天干。

⑪日六竟而周甲：即十个天干与十二个地支相合，凡六十日为甲子一周。

⑫形藏四，神藏五：形藏，指藏有形之物的脏器，即胃，大肠、小肠、膀胱。神藏，指藏神的脏器，即心藏神、肝藏魂，脾藏意，肺藏魄，肾藏志。

⑬候：指气候。

⑭气：指节气，三候为一节气。

⑮主治：主管，当令。

⑯终期（jī音基）：一周年的意思。

⑰不分邪僻内生工不能禁：根据各家注解，此十字系错简，故不作语译。

⑱大神灵问：指所提问题涉及天地阴阳，变化莫测，微妙难穷的大问题。

⑲蛰：指冬眠伏藏之虫。在此比喻肾气闭藏和藏精的功能。

⑳封藏：贮藏。

㉑罢（pí音疲）极：罢，通疲。罢极：劳困的意思。

㉒阳中之少阳：《灵枢·阴阳系日月》篇说："肝为阴中之少阳"。似妥。

㉓唇四白：口唇四周的白肉。

㉔关阴：气血盛溢于三阴，与三阳隔绝，不相交通，故称关阴。

㉕关格：此指脉象，为阴阳俱盛之脉。阴关于内，阳格于外。

㉖赢（yíng音盈）：作"有余"或"太过"解。

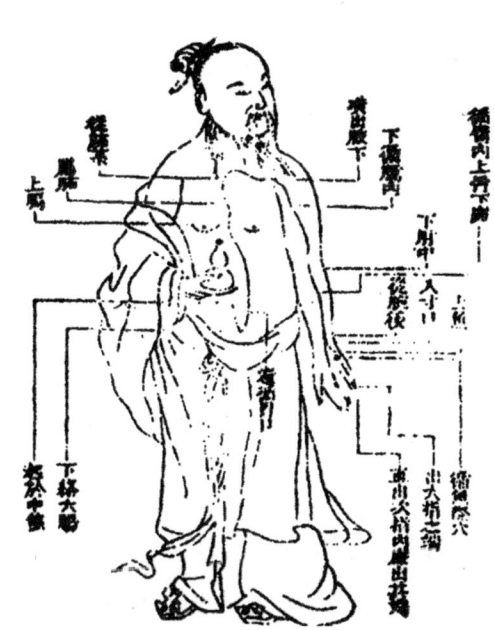

肺經循行圖

《刺灸心法要诀》中的肺经循行图

黄帝问：我听说天体的运行是以六个甲子为一年，人体以九九极数的变化与之对应，同时人又有三芒六十五穴与天地配合，这些说法很早就听说了，但其中的道理是什么呢？

岐伯说：你问得真高明啊！请让我详细地说说吧。六六之节和九九制会，分别是用来确定天度和气数的。天度是计算日月行程的尺度。气数是用来表明万物生化之节气的。

天属阳，地属阴；日属阳，月属阴。日月的运行有一定的位置和秩序，其环周也有一定的轨道。太阳一个昼夜运行一度，月亮一个昼夜运行十三度多，因此大月、小月共计三百六十五天为一年，因为月份不足，节气有余，而产生了闰月。

确定冬至为一年节气的起始，用圭表测量日影，推算正中气的时间，根据日月的运行来推算节气，直至一年的末尾，这样，整个天度的变化就能全部算出来了。

黄帝说：我已经了解天度了，还想了解气数是如何与天度相配合的。

岐伯说：天以六十日为一节，六节就是一年，地以九九之数配合天道，天有十干，代表十日，十干循环六次就是一个甲子，甲子循环六次就是一年，这是三百六十日的计算方法。

从古至今，一切生物都以天气为生命存在的本源，而这个本源就是天地阴阳的变化。地有九州，人有九窍，都是与天气相通的。天生化出五行，阴阳又依据盛衰消长各自分而为三。三气合成为天，三气合成为地，三气合成为人，天、地和人各分为三，三三合为九气，在地划分为九州，在人体分为九脏，即胃、大肠、小肠、膀胱四个"形脏"和肝、心、脾、肺、肾五个"神脏"，以与天度节气相通。

黄帝说：我已经懂得了六六与九九相通的道理，先生说把有余的气累积起来就产生了闰月，我想听您说说什么是气？请您启发我，解除我的困惑！

岐伯说：这是古代的帝王保密珍藏的理论，是先师教授给我的。

黄帝说：请将全部都说给我听吧。

岐伯说：五天为一候，三候为一个节气，六个节气为一个季节，四个季节为一年，一年四季各随其五行的配合而分别主宰当年的气候。五行按木、火、土、金、水的次序随时间的变化更迭推移，各有主宰时令的时候，一年结束后，再重新循环。一年四季中的二十四个节气递相承袭，如圆环般循环往复，而节气中的各候也是如此推移相袭的。因此说，如果不知道当年主客气加临之期、气的盛衰、虚实的起因等情况，就不能做个高明的医生。

黄帝说：五行递相承袭，循环往复，好像圆环一样没有终结，它的太过和不及的情况如何呢？

岐伯说：五行之气更迭主宰季节，各有胜克，因而有盛衰的变化，这是正常现象。

黄帝问：平气是怎样的呢？

岐伯说：平气就是既没有太过的情况，也没有不及的情况。

黄帝问：太过和不及的情况是怎样的呢？

岐伯说：经书中已有关于这方面内容的记载。

黄帝说：所胜是什么意思？

岐伯说：春胜长夏，长夏胜冬，冬胜夏，夏胜秋，秋胜春，这是五行之气以时相胜的情况。而人体的五脏就是根据这五行之气的属性来命名的。

黄帝说：它们之间的相胜情况，怎样才能知道呢？

岐伯说：首先要推算气候到来的时间，通常以立春为起始，向下推算。假如时令没到而气候先来到，就是太过，如果某气太过就会侵犯其原所不胜之气，欺辱其所胜之气，就叫气淫；时令已到可气候没到，就是不及，如果某气不及，那么其所胜之气将因无所制约而妄行，其所生之气则会因没有得到濡养而衰弱，其所不胜之气则会趁机加倍逼迫，这叫气迫。要想知道气候到来时间的早晚，就要根据时令的变化来推测。严格遵守时令的变化，就能准确预测气候到来的时间。假如弄错时令或者违背时令和气候之间的对应关系，而不能分辨五行之气到来的时间，当邪气内侵，病害危及于人的时候，即使是医术高明的医生也控制不了疾病了。

黄帝说：五行之气会出现不按次序更替的情况吗？

岐伯说：五行之气在四时中的分布不能没有规律。五行之气不按规律递相承袭，就是反常，反常就会变而为害。

黄帝说：出现反常变而为害会怎样呢？

岐伯说：会使人发生疾病。如果在某一时令出现的反常气候为当旺之气之所胜者，那么病情会较轻；反常气候为当旺之气之所不胜者，病情就会较重。如果同时再感受别的病邪，就会死亡。因此反常气候的出现，不在其所克制的某气当旺之时令，病就轻微，若恰在其所克制的某气当旺之时令发病，则病深重。

黄帝说：说得好！我听说因为天地之气相合而产生了万物，又因为天地之气变化多端，所以万物形态各异、名称不同。在万物生成过程中，天地的气运和阴阳变化，哪个作用大，哪个作用小，您能说说吗？

岐伯说：你问的真具体啊！天十分广阔，无法测度，地十分博大，很难计量，可是既然您这样伟大神灵的圣主发问，我就来谈谈其中的道理吧。自然界的草木呈现出五色，而五色的变化，是难以看尽的；草木生成五味，而五味的甘美，是品尝不完的。人们对五色五味各有偏好，而五色五味分别与五脏相通。天为人们提供五气，地为人们提供五味。五气从鼻进入人体，蓄藏在心肺之中，其气上升，能使人面部五色润泽，声音响亮。五味进入口中，藏于肠胃之中，经过消化和吸收，五味的精华灌注到五脏，滋养五脏之气，五脏之气调和就能维持机体的生化功能，津液随之生成，神气也就在此基础上自然产生了。

黄帝说：脏象是怎样的？

岐伯说：心是生命的根本，是精神意识存在的地方，其容华表现在面部，所充实并滋养的组织是血脉，为阳中的太阳，与夏气相通应。

肺是气的根本，是魄所蓄藏的地方，其容华表现在毫毛，所充实并滋养的组织是皮肤，为阳中的太阴，与秋气相通应。

肾主蛰伏，是闭藏精气的根本，是精气的存在之所，其容华表现在头发，所充实并滋养的组织是骨骼，为阴中之少阴，与冬气相通应。

肝是人体耐受疲劳的根本，是魂的寄居之地，其容华表现在爪甲，所充实并滋养的组织是筋，能生养血气，其味为酸，其色为苍青，为阳中之少阳，与春气相通应。

脾、胃、大肠、小肠、三焦、膀胱是水谷所藏的根本，为营气存留之所，因有着盛储食物的器具般的功用，所以被称为器。它们能吸纳饮食水谷的精华，排出糟粕，负责食物的转化、吸纳和排泄。其容华表现在口唇周围的白肉，所充实并滋养的组织是肌肉，其味为甘，其色为黄，属至阴一类，与土气相通应。

上述诸脏腑作用的发挥，都取决于胆气的升发。

如果人迎脉比平时大一倍，那么病在少阳；大两倍，病在太阳；大三倍，则病在阳明；大四倍以上，是阳气太盛，而无法与阴气相交通，这是格阳。

如果寸口脉比平时大一倍，那么病在厥阴；大两倍，病在少阴；大三倍，病在太阴；大四倍以上，是阴气太胜，不能与阳气相交通，这是关阴。

如果人迎脉和寸口脉都比平常大四倍以上，是阴气和阳气都极盛，不能相通，这是关格。如果关格之脉衰竭到不能通达天地精气的地步，就必死无疑。

五脏生成篇第十

【题解】

本篇运用五行学说，以五脏为中心讨论五脏与脉、皮、肉、筋、骨、毛发、爪甲相配属的关系。其中五色之脉，实为五脏之脉。所提"诊病之始，五决为纪，欲知其始，先建其母"的论点，颇具影响。

【原文】

心之合①脉也，其荣②色也，其主③肾也。肺之合皮也，其荣毛也，其主心也。肝之合筋也，其荣爪也，其主肺也。脾之合肉也，其荣唇也，其主肝也。肾之合骨也，其荣发也，其主脾也。

【注释】

①合：即配合。心、肝、脾、肺、肾五脏在内，脉、筋、肉、皮、骨五体在外，外内表里相合，所以叫心合脉、肺合皮等。

②荣、荣华，五脏精华表现于外的色泽。

③注：受制约的意思。以五行相克理论说明五脏之间有相互制约的作用。

【语译】

心脏与脉相配合，其荣华表现在面色，肾脏能制约心脏。

肺与皮肤相配合，其荣华表现在毫毛，心脏能制约肺脏。

肝脏与筋相配合，其荣华表现在爪甲，肺脏能制约肝脏。

脾脏与肉相配合，其荣华表现在口唇，肝脏能制约脾脏。

肾脏与骨相配合，其荣华表现在头发，脾脏能制约肾脏。

【原文】

是故多食咸，则脉凝泣①而变色；多食苦，则皮槁而毛拔；多食辛，则筋急而爪枯；多食酸，则肉胝胎②而唇揭③；多食甘，则骨痛而发落。此五味之所伤也。故心欲苦，肺欲辛，肝欲酸，脾欲甘，肾欲咸。此五味之所合也。

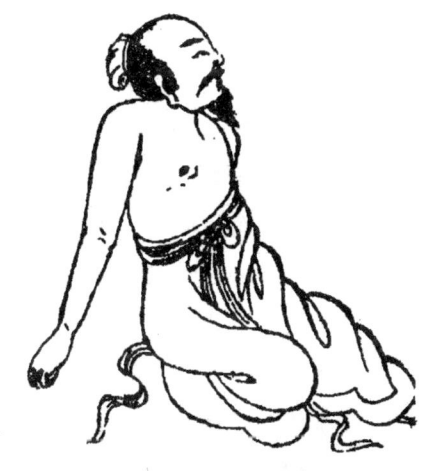

明代高濂《遵生八笺》陈希夷导引坐功图中的大寒十二月坐功图

【注释】

①脉凝泣：泣，音义同"涩"。脉凝泣，就是血脉流行不畅通。

②胝（zhī 知）皱（zhòu 咒）：胝，皮厚。皱，皱也。胝皱，即皮厚而皱缩。

③揭：掀起。

【语译】

因此过多进食咸味，会导致血脉凝滞，面色发生变化；过多进食苦味，会导致皮肤干燥，毫毛脱落；过多进食辛味，会导致筋脉拘急，爪甲干枯；过多进食酸味，会导致肌肉粗硬皱缩，口唇干裂掀起；过多进食甘味，会导致骨骼疼痛，头发脱落。这些损伤都是因为偏好五味而造成的。所以心喜好苦味，肺喜好辛味，肝喜好酸味，脾喜好甘味，肾喜好咸味，这是五味与五脏之气的相合关系。

【原文】

五脏之气，故色见青如草兹①者死，黄如枳实②者死，黑如炲③者死，赤如衃血④者死，白如枯骨者死，此五色之见死也。青如翠⑤羽者生，赤如鸡冠者生，黄如蟹腹者生，白如豕膏⑥者生，黑如乌羽者生，此五色之见生也。生于心，如以缟⑦裹朱；生于肺，如以缟裹红⑧。生于肝，如以缟裹绀⑨；生于脾，如以缟裹栝楼实⑩；生于肾，如以缟裹紫。此五藏所生之外荣也。

【注释】

①草兹：是指死草色，为青中带有枯黑之色。

②枳实：药名，色黑黄而不泽，为落叶灌木枳的果实。

③炲（tuí 台）：煤烟的尘灰，其色黑而带黄。

④衃（pī 丕）血：凝血。王冰："败恶凝聚之血，色赤黑也。"

⑤翠：即翠鸟，其羽毛呈青色。

⑥豕膏：猪的脂肪，其色白而光润。

⑦缟（gǎo 稿）：白色的生绢。

⑧缟裹红：是白里隐红的颜色。

⑨绀：是深青泛赤色的丝织品，其色青而含赤。

⑩栝楼实：药名，色黄，是一种属于葫芦科多年生的蔓草的果实。

【语译】

五脏之气会在面色上表现出来，如果面色为死草般的青色，干枯无光泽，是死症；面色为枳实般的黄色，是死症；面色为烟灰般的黑色，是死症；面色为凝血般的红色，是死症；面色为枯骨般的白色，是死症，这是据五脏反映在面部的五种气色来诊断死症的情况。如果面色为翠鸟羽毛般的青色，主生；面色为鸡冠般的红色，主生；面色为蟹腹般的黄色，主生；面色为猪脂般的白色，主生；面色为乌鸦羽毛般的黑色，主生，这是从五种面色来判断生气的情况。进一步说，心有生气，面色会像白绢包裹着朱砂一样；肺有生气，面色会像白绢包裹着红色的东西一样；肝有生气，面色会像白绢包裹着红青色的东西一样；脾有生气，面色会像白绢包裹着栝楼的果实一样；肾有生气，面色会像白绢包裹着紫色的东西一样。这些都是五脏气血充盈、荣华于外的征象。

【原文】

色味当①五藏：白当肺、辛，赤当心、苦，青当肝、酸，黄当脾、甘，黑当肾、咸。故白当皮，赤当脉，青当筋，黄当肉，黑当骨。

【注释】

①当：合宜，此指色味之主与五脏相合。

【语译】

五色、五味与五脏的相合关系是这样的：白色和辛味与肺相合，红色和苦味与心相合，青色和酸味与肝相合，黄色和甘味与脾相合，黑色和咸味与肾相合。因为五脏在外与五体相合，所以白色又与皮肤相合，红色又与脉相合，青色又与筋相合，黄色与肉相合，黑色与骨相合。

【原文】

诸脉者，皆属于目；诸髓者，皆属于脑；诸筋者，皆属于节①；诸血者，皆属于心；诸气者，皆属于肺。此四支八豀②之朝夕也。故人卧血归于肝，肝③受血而能视，足受血而能步，掌受血而能握，指受血而能摄④。卧出而风吹之，血凝于肤者为痹，凝于脉者为泣⑤，凝于足者为厥，此三者，血行而不得反其空⑥，故为痹厥也。人有大谷⑦十二分，小豀⑧三百五十四名，十二俞⑨，此皆卫气之所留止，邪气之所客也，针石缘⑩而去之。

诊病之始⑪，五决为纪⑫，欲知其始，先建其母⑬。所谓五决者，五脉也。

【注释】

①节：骨节。

②八豀：指两臂的肘、腕和两腿的踝、膝关节，计共八处，故称"八豀"。

③肝:《脾胃论》作"目",较妥。

④摄:以手取物称为"摄"。

⑤泣:音义同"涩"。

⑥空(kǒng 孔):同"孔"。即孔穴,为血气循行出入之所。

⑦大谷:肉之大会。

⑧小鞚:肉之小会。

⑨少十二俞:十二俞,即心俞、肝俞等十二个俞穴。"少十二俞"四字,上下文义不续,恐是后人旁注,误入正文。

⑩缘:作"因"字或"循"字解。

⑪始:是始终或始末的意思。

⑫五决为纪:决,判断。五决,是根据五脏之脉息来判断疾病。纪,纲领。王冰:"谓以五脏之脉为决生死之纲纪也。"

⑬先建其母:建,是建立或确立的意思。母,谓应时之旺气。先建其母,就是先确知应时之旺气,而后乃求邪正之气。

【语译】

人体的经脉都连属于目,精髓都连属于脑,筋都连属于骨节,血都连属于心,气都连属于肺,而气血又日夜在四肢八溪的部位往来运行。因此人睡觉时,血贮藏到肝脏,肝得到血而滋养眼睛,使眼睛能看见东西;胻得到血的充养,能行走;手掌得到血的充养,能握住东西;手指得到血的充养,能拿取物体。假如刚睡醒就外出感受风邪,血液的运行就会滞涩,凝滞在肌肤上,会引发痹证;凝滞在经脉上,会导致气血运行不畅;凝滞在脚部,会引发厥冷。造成这三种疾病的原因是气血运行不畅,不能正常返回到组织间隙的孔穴里。人体全身共有大谷十二处,小溪三百五十四处,这其中不包括十二脏腑各自的腧穴数。这些大谷和小溪都是卫气的停留之处,也是邪气谷易留居之所。治疗疾病时,可针刺这些部位,驱逐病邪。

诊断疾病的根本,要以五决为纲领。要想知道疾病是怎么发生的,必须先找到病根。五决就是五脏的经脉,据此诊断疾病,就能判断出疾病的位置。

【原文】

是以头痛巅疾,下虚上实,过①在足少阴、巨阳,甚则入肾。徇蒙招尤②,目冥耳聋,下实上虚,过在足少阳、厥阴,甚则入肝。腹满䐜胀,支鬲胠胁③,下厥上冒④,过在足太阴、阳明。咳嗽上气,厥⑤在胸中,过在手阳明、太阴。

心烦头痛⑥，病在鬲中，过在手巨阳、少阴。

【注释】

①过：过失。此指病变。马莳："过者，病也。"

②徇蒙招尤：徇，与"瞑"通，"瞑"与"眩"，古通用。蒙，通"矇"。徇蒙，即眩晕。招，掉摇。尤，是甚的意思。招尤，谓头振掉而不定。徇蒙招尤，是指头晕眼花，振掉不定。

③支鬲胠胁：支，支撑。鬲，通"膈"，指胸膈。胠胁，腋下为胠，胠下为胁，即胁肋部。

④下厥上冒：下厥，指气血逆上而四肢逆冷。上冒，指浊气不降而胸腹膜胀。马莳："气从下上，而上焦昏冒，其病在脾胃也。"

⑤厥：气逆。又《甲乙经》作"病"字。

⑥心烦头痛：此句疑误。按《甲乙经》云："胸中痛，支满，腰背相引而痛，过在手少阴、太阳也。"可参。

【语译】

所以头痛等巅顶部位的疾病，属于下虚上实的，病邪在足少阴和足太阳经，如果病情恶化，可深入转移于肾。头晕眼花，身体摇摆，耳聋，属下实上虚的，病邪在足少阳和足厥阴经，如果病情恶化，可深入转移于肝。腹部胀满，使胸膈阻塞，胁肋疼痛，下体厥冷，上体眩晕，属于下气上逆的，病邪在足太阴和足阳明经。咳嗽喘急，胸中气机逆乱的，病邪在手阳明和手太阴经。内心烦闷，头疼，胸膈不适的，病邪在手太阳和手少阴经。

【原文】

夫脉之小、大、滑、涩、浮、沉，可以指别；五藏之象，可以类推；五藏相音①，可以意识；五色微诊，可以目察。能合脉色，可以万全。

赤、脉之至也，喘②而坚，诊曰有积气在中，时害于食，名曰心痹③，得之外疾，思虑而心虚，故邪从之。白，脉之至也，喘而浮，上虚下实，惊，有积气在胸中，喘而虚，名曰肺痹，寒热，得

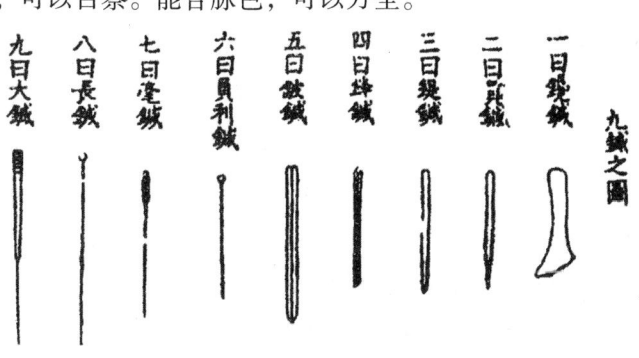

明代马莳《灵枢法证发微》中的九针图

之醉而使内也。青，脉之至也，长而左右弹，有积气在心下，支胠，名曰肝痹，得之寒湿，与疝同法，腰痛足清头痛。黄，脉之至也，大而虚，有积气在腹中，有厥气，名曰厥疝④，女子同法⑤，得之疾使四支，汗出当风。黑，脉之至也，上坚而大，有积气在小腹与阴，名曰肾痹，得之沐浴清水而卧。

【注释】

①相音：张介宾："相，形象也。音，五音也。相音，如阴阳二十五人篇所谓木形之人比于上角之类。如肝音角、心音徵、脾音宫，肺音商、肾音羽。"

②喘：张志聪："急疾也。"此处是形容脉象搏动急疾。

③痹：闭塞不通。

④厥疝：高世栻："腹中，脾部也，有厥气，乃土受木克，土气厥逆而不达也，土受木克，故不名曰脾痹，而名曰厥疝。疝，肝病也。"

⑤女子同法：张志聪："男女气血相同，受病亦属同法，故于中央土藏，而曰男女同法者，欲类推于四藏也。"高世栻："女子无疝，肝木乘脾之法，则同也。"

【语译】

脉象的小、大、滑、涩、浮、沉等，医生可以通过手指辨别；五脏功能显露在外的，可以通过相类事等物的比象来推求；五脏各自相应合的声音，可以凭意会鉴别；五色的细微变化，可以用眼睛观察。诊断疾病时，如果能把望色、切脉结合起来，就能万无一失。

面部呈现红色，脉象急促而坚实的，可诊断为邪气郁积在中脘，通常会妨碍饮食，此病名叫心痹。这种病是外邪侵犯所致的，因思虑过度致使心气衰弱，邪气趁机侵入。

面部呈现白色，脉象急促而浮大的，上虚下实，常常出现惊恐的症状，病气稽留在胸中，迫使肺气喘，而肺气原本就很衰弱，此病名叫肺痹。这种病是由于发寒热，并醉酒后行房事而引发的。

面部呈现青色，脉象长并左右弹击手指的，这是病邪稽留在心下，支撑两侧协肋，此病名叫肝痹。这种病通常由寒湿引起，与疝的发病机理相同，症状是腰疼、脚凉、头痛等。

面部呈现黄色，脉象上大而虚的，是病邪稽留在腹中，有逆气生成，此病名叫厥疝。女子身上也会出现此病，通常因四肢过劳，出汗后感受风邪所致。

面部呈现黑色，脉象下坚而大的，这是病邪稽留在小腹和前阴处，此病名叫肾痹。这种病发病的原因是凉水浴后睡觉受凉。

【原文】

凡相五色之奇脉①，面黄目青，面黄目赤，面黄目白，面黄目黑者，皆不死也。面青目赤，面赤目白，面青目黑，面黑目白，面赤目青，皆死也。

【注释】

①五色之奇脉：王冰："奇脉，谓与色不相偶合也。"又《甲乙经》无"之奇脉"三字，较妥。因这里只谈色而未谈脉，可从改。

【语译】

大凡诊察五色，面黄目青、面黄目红、面黄目白、面黄目黑的，都是不死的征象，因为面有黄色，表明土气尚存。如果出现面青目赤、面赤目白、面青目黑、面黑目白、面赤目青的现象，则都预示着死亡，因为面色没有黄色，表明土气已经败绝。

五藏别论篇第十一

【题解】

本篇说明了奇恒之腑与传化之腑在人体生理上的不同功能，并对诊脉取寸口的道理作出了解释，其中还提出了"拘于鬼神者，不可与言至德"的观点，显示出中医在很早就有反对迷信鬼神的思想。

【原文】

黄帝问曰：余闻方士①，或以脑髓为藏，或以肠胃为藏，或以为府。敢问更相反，皆自谓是。不知其道，愿闻其说。

岐伯对曰：脑、髓、骨、脉、胆、女子胞②，此六者，地气之所生也，皆藏于阴而象于地，故藏而不泻，名曰奇恒之府③。夫胃、大肠、小肠、三焦、膀胱，此五者，天气之所生也。其气象天，故泻而不藏，此受五藏浊气，名曰传化之府，此不能久留，输泻者也。魄门④亦为五藏使，水谷不得久藏。

所谓五藏者，藏精气而不泻也，故满而不能实⑤。六府者，传化物而不藏，故实而不能满也。所以然者，水谷入口，则胃实而肠虚；食下，则肠实而胃虚。故曰实而不满，满而不实也。

帝曰：气口⑥何以独为五藏主？岐伯曰：胃者，水谷之海，六府之大源也。五味入口，藏于胃，以养五藏气，气口亦太阴也。是以五藏六府之气味，皆出于胃，变见于气口，故五气入鼻，藏于心肺，心肺有病，而鼻为之不利也⑦。凡治病心察其下⑧，适其脉，观其志意，与其病也。拘于鬼神者，不可与言至德；恶于针石者，不可与言至巧；病不许治者，病必不治，治之无功矣。

【注释】

①方士：指通晓方术的人，在此指医生。

②女子胞：即子宫，又名胞宫。

③奇恒之府：张介宾注"奇，异也。恒，常也"。奇恒之府，即异于一般的腑。

④魄门：即肛门。魄与粕，古通用。肛门为排泄糟粕的门户，故名魄门。

⑤满而不能实：满，指精气盈满。实，指水谷充实。

⑥气口：又称寸口、脉口。指两手腕部桡骨头内侧动脉搏动的诊脉部位。

⑦故五气入鼻，……不利也：《素问绍识》："琦曰：此与上文义不属，有遗脱也。"备考。

⑧下：《太素》作"上下"。

【语译】

黄帝问：我听说方士之中，有人把脑和髓称为脏，有人把肠和胃称为脏，还有人把它们全都称为腑。他们的意见是相反的，却都说自己对。我不知道哪种说法是正确的，请您讲解一下这个问题。

岐伯说：脑、髓、骨、脉、胆、女子胞都是秉承地气而生成的，能贮藏精血，就好像厚实的大地能包藏万物一样。所以它们的主要功能是贮藏精气以濡养机体而不泄于体外，被称为奇恒之腑。

胃、大肠、小肠、三焦、膀胱是秉承天气所生成的，它们能像天一样运转不息，主要功能是外泻而不贮藏，它们受纳五脏的浊气，被称为传化之腑，因为浊气不能在人体内停留过久，需要及时传送和排泄。另外，肛门也能为五脏转输和排泄浊气，这样，饮食水谷的糟粕就不会长久停留在体内。

五脏的作用是使精气贮藏不外泻，因此它总是保持盛满，但这种满实不是像肠腑一样要以水谷来充实。六腑的作用是传导水谷的糟粕，而不是贮藏，因此它有时充满，但却不能持续满盛。之所以会这样，是因为食物入口后下移，先使胃充实，而肠中空虚；食物继续下移后，肠得到充实，而胃又空虚了。因此说，六腑是"实而不满"的，五脏是"满而不实"的。

黄帝问道：为什么单独切按气口脉就能诊断出五脏的疾病呢？

岐伯说：胃是贮藏饮食的器官，为水谷之海，是化生营养物质来充养六腑的源泉，饮食五味从口进入人体后，停留在胃中，经脾的运化输转，而滋养五脏之气。脾为太阴经，主运输布散津液，气口也是手太阴肺经所经过的地方，也属于太阴经脉，主朝百脉，所以五脏六腑的水谷精华，都来源于胃，而反映在气口上。而五气自鼻进入后，贮藏在心肺中，因此心肺有病时，鼻子就会出现不适的症状。因此治病时，一定要审察病者全身上下的变化，诊藉；病者的脉象是虚是实，观察病者的神志和精神状态，以把握治病时机。

对于那些拘泥于鬼神迷信的人，是不能与他谈论高深的医学理论的；对于那些厌恶针石治疗的人，也不能跟他们谈论针灸技术的巧妙；而那些得了病却不愿治疗的人，他们的病是无法治愈的，即便强迫他们进行治疗，也难以收到应有的疗效。

卷第四

异法方宜论篇第十二

【题解】

本篇说明各个地区由于自然环境、生活条件不同，影响了各地居民的体质。因而在病证、病因治疗等方面，就或多或少地存在差别。所以在治疗时，需要了解病情，因地制宜、因人制宜，同病异治，疗法相同。故曰"异法方宜"。

【原文】

黄帝问曰：医之治病也，一病而治各不同，皆愈，何也？岐伯对曰：地势^①使然也。

故东方之域^②，天地之所始生^③也，鱼盐之地，海滨傍水。其民食鱼而嗜咸，皆安其处，美其食。鱼者使人热中^④，盐者胜血^⑤，故其民皆黑色疏理^⑥，其病皆为痈疡，其治宜砭石^⑦。故砭石者，亦从东方来。

【注释】

①地势：地理形势。

②域：地区。此指一定范围内的区域。

③天地之所始生也：《类经》十二卷第九注："天地之气，自东而升，为阳生之始，故发生之气，始于东方，而在时则为春。"

④热中：指热积于中而言。因鱼性热，食多则易致热积于中，而外发痈疡。

⑤盐者胜血：盐味咸，咸走血，过食咸则血疑，故云盐者胜血。

⑥梳理：腠理疏松。

⑦砭石：古代的医疗工具，以石制成的尖石或石片，可用其刺治痈疽，以除脓血。砭，《说文》："以石刺病也。"

【语译】

黄帝问：为什么医生在治病时，对同一病症采用不同的治疗方法，却都能使病人痊愈呢？

岐伯说：这是因为地理环境不同，而治疗方法各有所宜的缘故啊。

比如东方地区，气候温暖如春，盛产鱼和盐。因为靠着海挨着水，所以生活在这里的人大多喜欢吃鱼和咸味食物，他们习惯居住在此地，因而也都以鱼盐为美食。但鱼性属火，吃多了会使人的体内积热，而过食盐。咸味能走血，使血液受损伤，所以当地居民大多皮肤黝黑，肌理粗疏，易患痈疡一类的疾病。治疗这类病，适合用砭石刺法。因此说，用砭石治病的方法，起源于东方。

【原文】

西方者，金玉之域，沙石之处，天地之所收引也①，其民陵居②而多风，水土刚强，其民不衣③而褐荐④，其民华食⑤而脂肥，故邪不能伤其形体，其病生于内⑥，其治宜毒药⑦。故毒药者，亦从西方来。

【注释】

①天地之所收引也：此言自然界秋天之象。秋天之气劲急，天地之气亦自西而降，故云天地之收引也。收，收敛。引，五常政大论王冰注："引，敛也。"

②陵居：指依丘陵而居。《尔雅》释地："大阜曰陵。"

③不衣：王冰注："不衣丝棉，故曰不衣。"

④褐荐（hè jiàn 贺箭）：褐，毛布，古时称粗布衣服或粗布也叫褐。荐，草席。

⑤华食：王冰注："华，谓鲜美，酥酪骨肉之类也。以食鲜美，故人体脂肥。"

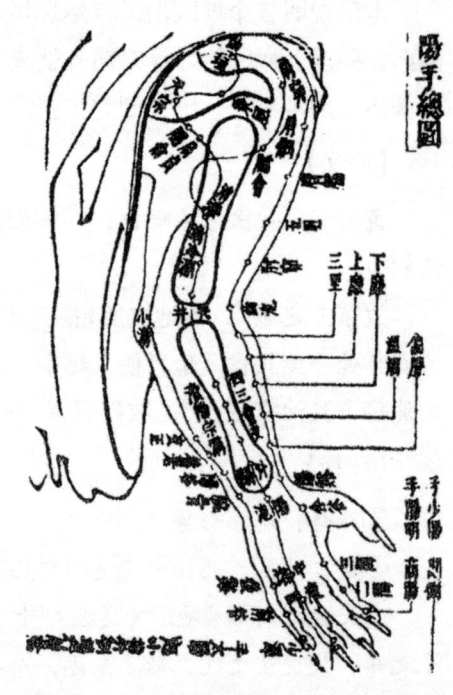

明代张介宾《类经图翼》中的阳手总图

⑥病生于内：指饮食、七情之病生于内。

⑦毒药：总括能除病之药物而言。王冰注："能攻其病，则谓之毒药。……药，谓草木虫鱼鸟兽之类，皆能除病者也。"

【语译】

西方地区，多山旷野，金玉丰富，沙石遍地，气候环境有如秋季之气，有肃杀收敛的特点。当地居民，依山而居，那里多风，水土之性又刚强。日常生活中，他们穿着毛布、睡着草席、很讲究吃鲜美食物，因而多身本肥胖。如此，外邪虽然很难侵袭他们，但由于饮食过偏食甘肥美味，因而他们多发内伤一类的疾病。这类病适宜用药物治疗。因此说，用药物治疗之法，起源于西方。

【原文】

北方者，天地所闭藏之域也，其地高陵居，风寒冰冽，其民乐野处而乳食①，脏寒生满病②，其治宜灸焫③。故灸焫者，亦从北方来。

【注释】

①其民乐野处而乳食：指经常在野外住宿而以牛羊乳为主食的游牧生活而言。高士宗注："居，常居也；处，暂处也。"

②脏寒生满病：指当地的气候，比较寒冷，而人们久居野外，故易因内脏受寒而生胀满一类疾病。王冰注："水寒冰冽，故生病于脏寒也。"

③灸焫（ruò 弱）：即今之灸法。王冰注："火艾烧灼谓之灸焫。"焫，烧也。

【语译】

北方地区，自然气候具有冬季闭藏之气的特点，这里地势较高，人们依山而住，常常生活在风寒凛冽的环境中。当地居民喜欢游牧，随时在旷野住宿，食用牛羊乳汁，因而内脏感受寒气时。容易患胀满一类的疾病。这类病适合用艾火灸烤的方法治疗。因此说，用艾火灸烤之法，起源于北方。

【原文】

南方者，天地之所开养①，阳之所盛处也，其地下，水土弱，雾露之所聚也，其民嗜酸而食胕②，故其民皆致③理而赤色，其病挛痹④，其治宜微针⑤。故九针⑥者，亦从南方来。

【注释】

①长养：南方法夏气，夏为万物生长繁茂的季节。此指南方地区的自然环境有如夏气，适宜万物生长。

②倄：同腐，在此指酵化食物。如豉、曲、酱之类。

③致：通缄，缄密。

④挛痹：挛，筋脉拘挛。痹，麻木不仁。此为湿热盛所致之证。

⑤微针：此处乃泛指九针而言。如《灵枢》九针十二原篇，黄帝问欲以微针通其经脉，岐伯答云始于一终于九焉。本篇下文亦云："故九针者，亦从南方来。"据此，"微针"乃泛指"九针"，与砭石相对而言。

⑥九针：《灵枢》九针十二原篇云："一曰镵针，二曰员针，三曰锃针，四曰锋针，五曰铍针，六曰员利针，七曰毫针，八曰长针，九曰大针"。

【语译】

南方地区，有如夏季自然界万物旺盛繁茂的气候，阳气隆盛，地势较低，水土之性薄弱，因此常有雾露聚集。当地居民喜好食用酸味和腐熟食物，因而多肌理紧密而发红，易患筋脉拘急、肢体麻木一类的疾病。这类病适合用微针针刺。因此说，用九针治病的方法，起源于南方。

【原文】

中央者，其地平以湿，天地所以生万物也众①，其民食杂②而不劳，故其病多痿厥寒热③，其治宜导引按蹻④。故导引按蹻者，亦从中央出⑤也。

故圣人杂合以治，各得其所宜，故治所以异而病皆愈者，得病之情⑥，知治之大体⑦也。

【注释】

①天地所以生万物也众：此言中央区域法土，其地势平坦，气候寒暖适宜，故物产较其它地区丰富。

②食杂：食物种类繁多。

③其病多痿厥寒热：高士宗注："不劳则四肢不强，故其病多痿厥。痿厥，痿痹厥逆也。食杂则阴阳乖错，故其病多寒热。寒热，阴阳偏胜也。"

④导引按蹻：王冰注："导引，谓摇筋骨，动支节。按，谓抑按皮肉。蹻，谓捷举手足。"

⑤出（chū 初）：自中而外为出。《集韵》："自内而外也。"高士宗注："四方会聚，故曰来。中央四布，故曰出。"

⑥得病之情：指能了解病情，如地区环境，生活习惯及体质等。

⑦知治之大体：指能掌握治病大法，作到因人因地制宜。体，法也。

【语译】

中央地区，地势平坦，气候湿润，物产富饶，因此当地人们的食物种类丰富，生活比较安逸，所以易患痿弱、厥逆、寒热等病，治疗这些病适宜用按摩导引的方法。因此说，按摩导引之法，起源于中央地区。

综上所述，医术高超的医生是能够综合运用诸种治病方法，并依据病者的实际病情，采用适当的疗法进行治疗的。因此说，治疗方法虽各有不同，最终却都能使病者痊愈，是因为医生熟悉病情并掌握了治疗大法。

移精变气论篇第十三

【题解】

本篇说明色诊、脉诊在诊断上的重要意义，同时提出问诊的重要性，"闭门塞牖，数问其情"描绘出问诊的细致程度。

【原文】

黄帝问曰：余闻上古之治病，惟其移精变气①，可祝由②而已，今世治病，毒药治其内，针石治其外，或愈或不愈，何也？岐伯对曰：往古人居禽兽之间，动作以避寒，阴居以避暑，内无眷慕之累，外无伸宦③之形，此恬惔之世，邪不能深入也。故毒药不能治其内，针石不能治其外，故可移精祝由而已。当今之世不然，忧患缘其内，苦形伤其外，又失四时之从，逆寒暑之宜，贼风数至，虚邪朝夕，内至五脏骨髓，外伤空窍肌肤，所以小病必甚，大病必死，故祝由不能已也。

帝曰：善！余欲临病人，观死生，决嫌疑，欲知其要，如日月光，可得闻乎？岐伯曰：色脉者，上帝之所贵也，先师之所传也。上古使僦贷季④，理色脉而通神明，合之金木水火土、四时、八风、六合⑤，不离其常，变化相移，以观其妙，以知其要。欲知其要，则色脉是矣。色以应日，脉以应月，常求其要，则其要也。夫色之变化，以应四时之脉，此上帝之所贵，以合于神明也，所以远死而近生。生道以长，命曰圣王。

中古之治病，至而治之，汤液⑥十日，以去八风五痹⑦之病，十日不已，治以草苏草荄之枝，本末为助⑧，标本已得，邪气乃服⑨。暮世之治病也则不然，治不本四时，不知日月，不审逆从，病形已成，乃欲微针治其外，汤液治其内，粗工凶凶⑩，以为可攻，故病未已，新病复起。

帝曰：愿闻要道。岐伯曰：治之要极，无失色脉，用之不惑，治之大则。逆从倒行，标本不得，亡神失国！去故就新，乃得真人⑪。帝曰：余闻其要于夫子矣，夫子言不离色脉，此余之所知也。岐伯曰：治之极于一。帝曰：何谓一？岐伯曰：一者因得之⑫。帝曰：奈何？岐伯曰：闭户塞牖，系之病者，数问其情，以从其意，得神者昌，失神者亡。帝曰：善。

【注释】

①移精变气：移，转移，变更。精，指精神意志。变，改变。即：运用某种方法，移易病人的精神，改变脏腑气机紊乱的状态，从而达到治疗的目的。

②祝由：是古代的一种治疗方法。医者根据疾病的客观表现，分析病情，对患者祝说病之由来，用以改变病人的精神状态。相似于今日的精神疗法。

③伸宦：伸，伸展，此处作追求解。宦，名利富贵。伸宦，即追求名利。

④僦（jiù 就）贷季：上古时代的名医，相传是岐伯世祖之师。

⑤八风、六合：八风，指东、南、西、北、东南、西南、西北、东北八方之风。六合，指东、南、西、北、上、下。

⑥汤液：古代用五谷制成的清酒之类。

⑦五痹：指皮痹、肉痹、筋痹、脉痹、骨痹五种痹症。

⑧治以草苏草荄（gāi 该）之枝，本末为助：马莳："苏者叶也，荄者根也，枝者茎也。荄为本，枝、叶为末，即后世之煎剂也。"

⑨标本已得，邪气乃服：病人为本，医工为标，医生的诊断与治疗和病人的病情变化相符合，则邪气散而病愈。

⑩粗工凶凶：指技术不高明的医生，工作粗枝大叶，不知详审病情。

⑪去故就新，乃得真人：丢弃旧知识，钻研新技术，就可以使自己的医疗水平达到真人的地步。

⑫因得之：因者，由也。因得之，指从问而得知病情。

【语译】

黄帝问：我听说古代治病，只需转移病人的精神，并改变病人气机的运行，用"祝由"的方法就能使病痊愈。而现在治病，内服药物，外施针石，还未必能治好，这是为什么呢？

岐伯说：古代人穴居野外，生活在飞禽走兽间，天气冷了，就活动身体来抵抗严寒，酷暑到了，就到阴凉之处避暑，内在的精神上没有眷恋思慕的情志牵挂，外在的形体上没有四处求官奔波劳累之苦，生活在安闲清净、不贪名、不夺利、精神内守的境界中，外邪因此很难侵入体内，所以不用内服药物，也不用外施针石。一旦发生疾病，只需转移病人的精神并改变其气机的运行，用"祝由"之法就能把病治好。

现在的人们则不一样了，在内遭受忧愁思虑的牵累，在外遭受疲惫劳役之苦，不能顺应四时时令的变化，又常常违背寒暑养生的原则，经常受虚邪贼风的侵犯，正气衰竭，外邪则趁机侵入，在内深入五脏骨髓，在外损伤孔窍肌肤，这样，病势轻的会发展成重病，病势重的会死亡，用祝由的方法就不能治愈了。

黄帝说：说得好！我想在为病人治病时，能察出病人的死生，明辨疾病的疑似，如果掌握了这个要领，心中就像有日月照耀一样明朗，你能把这种诊法说给我听吗？

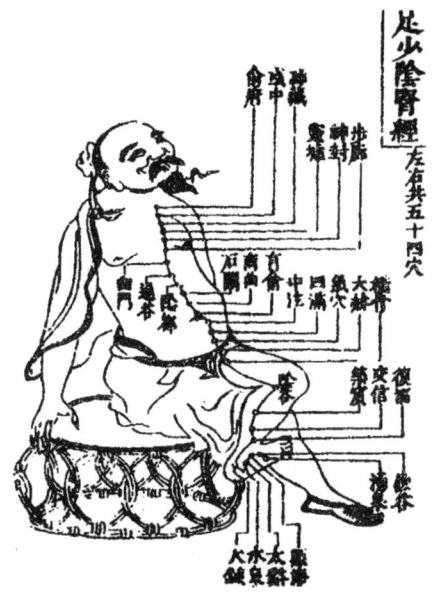

明代张介宾《类经图翼》经穴图之足少阴肾经

岐伯说：望色和切脉的方法，远古帝王十分看重，这是先师教授给我的。

上古时候有个叫僦贷季的名医，他探求望色和切脉之道，通晓阴阳变化的道理，并把色脉和金木水火土五行、四时、八风、六合相配合，应用这些自然现象的正常规律和异常变化来综合研究声色，观察它的奥妙，了解要领。而您想知道的要领，其实就是辨察面色和脉息。面部的气色有如太阳一样，有阴有晴，脉息则有如月亮一样，有盈有亏，能从四时阴阳的变化来掌握色、脉的变化，正是诊病的重要关键。

面部气色的变化是跟四时的脉象变化相应合的，这受到了上古帝王的高度重视，因为它是符合自然界规律的。如果能懂得这个道理，心领神会，就能运用无穷，知道如何使病人规避死亡达到安全，健康长寿。您若能做到这点，就会被人们奉为"圣王"。中古时期的医生，在疾病初发时就能及时治疗，首先服中药汤剂十天，驱逐"八风"、"五痹"之邪。假如十天后不能痊愈，再根据病情，配合使用草药，使其互相佐助。医生能掌握疾病的根本和表症，标本兼治，因此邪气被制服，疾病被治愈了。

可是后世的医生就不同了。他们诊治疾病时不能以四时的阴阳变化为依据，不懂阴阳变化与色、脉的关系，不能辨识病情的顺逆，等疾病已经形成时，才用微针从外部治疗，用汤液从内部治疗。这些医术粗浅、草率莽撞的医生，自以为这样做能够治愈疾病，可结果不但不能治愈旧疾，反倒因治疗失误而又添新病。

黄帝说：我想听听临证诊治的要领。

岐伯说：诊治疾病最重要的是不能在望色和切脉上出错，只有熟练掌握望色和切脉的技术，才不会被疾病的假象迷惑，这是诊断疾病的重要法则。医生如果不能掌握望色和切脉的方法，就不能正确诊断疾病的顺逆，在治疗时就有可能倒行逆施，使病者陷入危险。这就好像治国时施法不得当，则国家必亡！所以，现世的医生一定要尽快丢掉旧知识，研究望色和切脉的新学问，积极创新，只有这样才能赶超远古真人。

黄帝说：我从你那里听到了这些重要道理，你所说的诊断疾病的关键是注重色、脉，这个我已经明白了。

岐伯说：诊治疾病还有一个关键。

黄帝问：是什么呢？

岐伯说：这个关键就是问诊。

黄帝问：怎么去做呢？

岐伯说：选择环境安静的地方，关门闭户，耐心细致地询问病情，但一定不要让病人有任何疑虑，要使其畅所欲言，以了解详情。经过问诊后，还要参考病人的色、脉，若病人面色润泽，脉象平和，就是得神，则预后良好；若病人面色无华，脉逆四时，言语模糊，就是失神，则预后不良。

黄帝说：说得太好了！

汤液醪醴论篇第十四

【题解】

本篇对汤液醪醴的制造和应用作了说明。并对五脏伤竭的病因作了分析，指出了原则性的治疗方法。

【原文】

黄帝问曰：为五谷①汤液及醪醴②奈何？岐伯对曰：必以稻米，炊之稻薪，稻米者完，稻薪者坚。帝曰："何以然？岐伯曰：此得天地之和，高下之宜，故能至完；伐取得时，故能至坚也③。

【注释】

①五谷：金匮真言论以麦、黍、稷、稻、豆为五谷。

②醪醴（láolǐ 劳里）：醪，浊酒。醴，甜酒。

③此得天地之和……故能至坚也：张志聪注："夫天地有四时之阴阳，五方之异域，稻得春生夏长秋收冬藏之气，具天地阴阳之和者也，为中央之土谷，得五方高下之宜，故能至完，以养五脏。天地之政令，春生秋杀，稻薪至秋而刈，故伐取得时，金曰坚成，故能至坚也。"

【语译】

黄帝问：怎样用五谷制作汤液和醪醴？

岐伯说：一定要以稻米为原料，用稻杆作燃料，因为稻米的气味最完备，稻杆最坚实。

黄帝问：为什么这么说？

岐伯说：稻秉承天地四时的和平之气而生，生长的地点高低适宜，因此得气最完备；又因为它在秋季收割，所以稻杆性质坚韧。

【原文】

帝曰：上古圣人作汤液醪醴，为而不用何也？岐伯曰：自古圣人之作汤液醪醴者，以为备耳，夫上古作汤液，故为而弗服也。中古之世，道德稍衰，邪气时至，服之万金。帝曰：今之世不必已何也？岐伯曰：当今之世，必齐①毒药攻其中，镵石②针艾③治其外也。

【注释】

①齐（jì 计）：与剂通。调制的意思。

②镵（chán 馋）石：镵，古代的一种犁头。镵石，犁头状的砭石。

③艾：灸法用的艾柱、艾条，皆艾叶所制，故此"艾"字，乃指灸法而言。

【语译】

黄帝说：远古时期有高明的医生制作了汤液和醪醴，可做成之后却放在那里不使用，这是为什么呢？

岐伯说：自古医术高明的医生制作汤液和醪醴，是为了有备无患。上古太和之世，人们身心健康，很少患病，所以虽然制作了汤液，也只是放在那里备用而已。到了中古时代，养生之道稍稍衰落，人们的身心相对衰弱，所以外邪常常乘虚侵犯，使人生病，但是只要服用些汤液醪醴，病就能痊愈。

黄帝说：现在的人们有了病，虽然服用了汤液醪醴，病也未必能痊愈，这是为什么呢？

岐伯说：现在的人只要生病，就一定要内服药物，外施砭石、针灸，病才能治好。

【原文】

帝曰：形弊血尽而功不立^①者何？岐伯曰：神不使^②也。帝曰：何谓神不使？岐伯曰：针石，道也^③。精神不进，志意不治^④，故病不可愈。今精坏神去，荣卫不可复收。何者？嗜欲无穷，而忧患不止，精神溃坏，荣泣卫除^⑤，故神去之而病不愈也。

【注释】

①形弊血尽而功不立：此承接上文而言，指病虽经汤液醪醴及毒药针灸等法治疗。只是弄得形体败坏，血气竭尽，而病仍未愈。弊，坏也，败也。

②神不使：《类经》十二卷第十五注："凡治病之道，攻邪在乎针药，行药在乎神气，故治施于外，则神应于中。使之升则升，使之降则降，是其神之可使也。若以药剂治其内，而脏气不应，针艾治其外，而经气不应，此其神气已去，而无可使矣，虽竭力治之，终成虚废已尔，是即所谓不使也。"此指病势已很严重，病人的神气已经败坏，虽用药物针石治疗，但神气已不能发挥正常作用。使，用也。

③针石，道也：吴崐注："言用针石者，乃治病之道。道，犹法也。"

④精神不进，志意不治：在此有精神衰微，志意散乱不定之义。

⑤精气溃（chí 持）坏，荣泣（sè涩）卫除：即精气毁坏，营血涩少，卫气失去正常作用的意思。溃，驰同，毁坏也。《文记》河渠书："延道驰分离常流。"注："河道皆弛坏。"泣，同涩。

【语译】

黄帝问：当病情演化到形体衰败、气血衰绝的程度时，治疗就不会有效果，这是什么缘故？

岐伯说：原因是病人神气衰败，已不能发挥其应有的作用了。

黄帝问：神气不能发生其应有的作

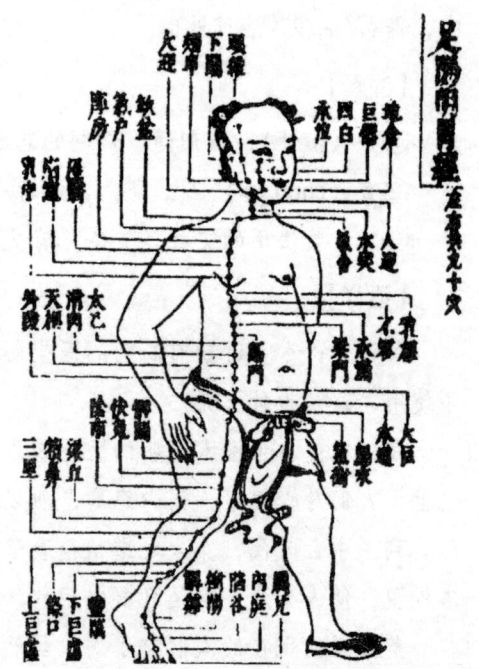

明代张介宾《类经图翼》经穴图之足阳阳胃经

用是什么意思？

岐伯说：针石只是一种治疗方法而已。当病人神气迷乱时，即便有好的治疗方法，如果神气不能发军应有的作用，病也不能治愈。何况疾病已严重到精神败坏、神气涣散，荣卫气血不能恢复的程度。病情为什么会发畏到如此严重的程度呢？主要还是因为不懂养生之道，欲望和嗜好无穷无尽，忧愁和思虑没有终止，致使一个人精气衰败，荣血枯绝，卫气作用消亡，所以神气丧失了应有的作用，对治疗措施已没有任何反应，疾病便不能痊愈。

【原文】

帝曰：夫病之始生也，极微极精①，必先入结于皮肤。今良工皆称曰病成，名曰逆，则针石不能治，良药不能及也。今良工皆得其法，守其数②，亲戚兄弟远近③音声日闻于耳，五色日见于目，而病不愈者，亦何暇不早乎？岐伯曰：病为本，工为标，标本不得④，邪气不服，此之谓也。

【注释】

①极微极精：此言疾病初起之时，非常精微。高士宗注："微，犹轻也；精，犹细也。"

②守其数：言医生应遵守治病的法度。吴崑注："数，度也。"

③远近：偏义复词，言其近也。

④标本不得：此指医生的诊断、治疗与病情不相符合。

【语译】

黄帝说：大凡疾病在刚刚发生时，都比较轻微，容易治疗，因为病邪侵犯人体，必先侵犯皮肤表层，这就是表证。可是现在经常会这样，病人找医生诊治，医生就会说疾病已形成，而且是逆证，预后不好，不管用针刺、砭石，还是服用汤药都不能治愈了。现在高明的医生都能掌握治疗疾病的方法，精于针刺和用药，跟病人如同亲人兄弟般亲近，每天都能听到病人声音的变化，看到病人五色的变化，可是却治不好病，这是因为治疗得不够早吗？

岐伯说：病的性质和病人本身是"本"，医生的治疗方法和药物是"标"，"本"和"标"不能很好配合，病邪就不能驱除，这就是道理所在。

【原文】

帝曰：其有不从毫毛而生，五脏阳以竭也，津液充郭①，其魄独居②，精孤于内，气耗于外③，形不可与衣相保④，此四极⑤急而动中，是气拒于内，而形施于外⑥，治之奈何？岐伯曰：平治于权衡⑦，去宛陈莝⑧，微动四极，温衣，缪刺其处，以复其形。开鬼门，洁净府⑨，精以时服，五阳已布，疏涤五脏，故精自生，形自盛，骨肉相保，巨气⑩乃平。帝曰：善。

【注释】

①津液充郭：在此指水气充满于肌肤。郭，廓通，《说文》："空也。"王冰注："津液者，水也。"

②魄独居：《类经》十二卷第十五注："魄者阴之属，形虽充而气则去，故其魄独居也。"此处之魄，系指阴精而言。现水液停潴，充溢于皮肤，而阳气已竭，故云其魄独居。此句之文义与下句"精孤于内"同。

③精孤于内，气耗于外：水液无气以化而停潴，是精中无气，故云精孤于内。证系阴盛阳虚，阴愈盛则阳愈虚，阳气虚少，故云气耗于外。

④形不可与衣相保：高士宗注："形体浮肿，不可与衣相为保合。"

⑤四极：即四肢。

⑥气拒于内，而形施于外：此言水肿病人，水寒之气格拒于内，形体因浮肿变易于外。施，易也。变易，改易之义。此与下文"以复其形"之"复"字，义正相对。

⑦平治于权衡：即在治疗水肿时，应衡量揆度病情，予以平治。权衡，称锤与称杆，在此有权量揆度之义。

⑧去宛陈莝（cuó 错）：除掉水气的郁积，要象斩草一样而渐去之。宛，通郁，郁积。陈，陈久。莝，斩草。《太素》卷十九知汤药作"去宛陈"。注云："宛陈，恶血聚也，有恶血聚刺去也。"

⑨开鬼门，洁净府：指发汗与利小便两个治法。鬼门，即汗孔；净府，即膀胱。王冰注："开鬼门，是启玄府遣气也。……洁净府，谓泻膀胱水去也。"

⑩巨气：马莳注："巨气，大气也，即正气也。"

【语译】

黄帝说：有的病不是因为邪气从皮毛侵入人体而生的，而是因为五脏阳气衰败，水气充满皮下，阴气旺盛至极，单独居留在体内，阳气在外部耗损更加严重，身体肿胀，原来的衣服都不能穿，四肢肿急而牏及内脏，这是阴气格拒于内，水气弛张于外，对于这样的病应该怎么治疗？岐伯说：要平复水气，应该权衡病情的轻重，驱除体内积水，并让病人轻微地活动四肢，使阳气逐渐宣行，穿衣要注重保暖，以帮助恢复体内阳气，驱散凝聚的阴气。也可以用缪刺法，针刺水肿的地方，泻去体内积水，使身体恢复原状。还可以用发汗和通利小便的方法，使汗孔打开，泻膀胱之水，使阴精归于平复，通过五脏阳气的运输和布散，来疏通郁积其中的水液。这样，精气自然会产生，形体也自然会充盛，骨骼和肌肉能保持常态，正气也就恢复正常了。

黄帝道：说得好。

玉版论要篇第十五

【题解】

本篇讨论揆度奇恒的运用方法，对色、脉正常和反常的变化现象，作了详细分析。

【原文】

黄帝问曰：余闻《揆度》①、《奇恒》①，所指不同②，用之奈何？岐伯对曰：《揆度》者，度病之浅深也。《奇恒》者，言奇病③也。请言道之至数④，《五色》、《脉变》、《揆度》、《奇恒》，道在于一⑤。神转不回，回则不转，乃失其机⑥！至数之要，迫近以微⑦。著之玉版⑧，命曰合玉机⑨。

【注释】

①揆（kuí 奎）度（duó 夺）、奇恒：揆度，是衡量和比较。奇，就是异常。恒，就是正常。

②所指不同：即所指内容不是单一的。张介宾："所指不同，有言疾病者，有言脉色者，有言藏府者，有言阴阳者。"

③奇病：就是异常的病。

④至数：至，极、最。数，理。《老子》："数，谓理数也。"至数，盖谓重要的理数（道理），在这里是指色脉。

⑤道在于一：一，指神。马莳："一者何也？以人之有神也。"意谓道理只有一个，即是神。

⑥神转不回，回则不转，乃失其机：王冰："血气者，神气也。《八正神明论》曰：'血气者，人之神，不可不谨养也。'夫血气应顺四时，递迁囚王，循环五气，无相夺伦，是则神转不回也。回，谓却行也。然血气随王，不合却行，却行则反常，反常则回而不转也，回而不转，乃失生气之机矣。"

⑦迫近以微：是指色脉的诊察，虽浅近，而微妙却关于神机。

⑧玉版：玉石做成的版。

⑨合玉机：王冰："玉机，篇名也。言以此回转之要旨，著之玉版，合同于《玉机论》文也。"

【语译】

黄帝问：我听说《揆度》和《奇恒》两部书中的诊病方法，所指各有不同，到底应该怎样综合运用呢？

岐伯说：《揆度》中记载的是估测疾病轻重的方法，《奇恒》中记载的是诊断那些不同寻常的疾病的方法。依我之见，诊察疾病的奥妙就是诊察色、脉（另有解释：《五色》、《脉变》）的变化，《揆度》和《奇恒》所包含的道理都是掌握五色与脉象变化之间的关系。

人体内的气血，是始终运行而不停滞逆转的，一旦停滞或逆转，就会丧失生机。这个道理至关重要，应该把它镌刻在玉版上，命名为《养生之机》（另有解释：以便与"玉机真脏论"相互参考应用）。

【原文】

容色①见上下左右，各在②其要。其色见浅者，汤液主治，十日已；其见深者，必齐③主治，二十一日已；其见太深者，醪酒主治，百日已；色夭面脱，不治，百日尽已。脉短气绝④，死；病温虚甚⑤，死。

【注释】

①容色：为面容之色泽。

②在：丹波元简："在，察也，见《尔雅·释诂》。"

③齐：作"剂"字讲，就是药剂。

④脉短气绝：脉气短而阳气虚脱。

⑤病温虚甚：是指温热病而正气大虚。

【语译】

面色的变化，在鼻子上下左右的不同部位表现出来，一定要辨察其主病的要领。面色浅的，表示病情较轻，可用五谷汤液调治，大概十天即可治愈；面色深的，表明病情较重，需要服用汤剂治疗，大概二十一天即能治好；面色更深的，表明病情更严重，必须用药酒治疗，而且大概一百天才能痊愈。如果面色枯槁无华，面庞清瘦，疾病则不能治愈，大约一百天后，人就会死。

此外，如果病人脉象短促，阳气虚绝，是死证；温热病而阴血枯竭，也是死证。

【原文】

色见上下左右，各在其要。上为逆①，下为从①；女子右为逆，左为从；男子左为逆，右为从②。易③，重阴④死，重阳④死。阴阳反他⑤，治在权衡相夺⑥，《奇恒》事也，《揆度》事也。

【注释】

①逆、从：逆，预后不良。从，预后良好。马莳："以色见于上，病势方炎，故为逆。色见于下，病势已衰，故为从。"

②女子右为逆，左为从；男子左为逆，右为从：此指女子为阴，右亦为阴，故色见于右侧为逆，见于左侧为顺；男子为阳，左亦为阳，故色见于左侧为逆，见于右侧为顺。

③易：是变更，指变更了常道。

④重阳、重阴：王冰："男子（病）色见于左，是曰重阳；女子（病）色见于右，是曰重阴。"

⑤阴阳反他：是阴阳相反。《阴阳应象大论》："阴阳反作。"

⑥权衡相夺：就是衡量病势的轻重，而决定采取适当的治疗。张介宾："谓度其轻重，而夺之使平。"

【语译】

面色的变化，在鼻子上下左右的不同部位表现出来，一定要辨察其主病的要领。病色向上移是逆，向下移是顺；在女子，病色出现在右边是逆，出现在左边是顺；在男子，病色出现在左边是逆，出现在右边是顺。假如病色由顺变为逆，在男子是重阳，在女子是重阴，这都是死亡的征象。

如果阴阳相反，应立即依据病情轻重，选择适合的治疗方法，使阴阳恢复协调，这就需要运用《揆度》、《奇恒》的诊病方法了。

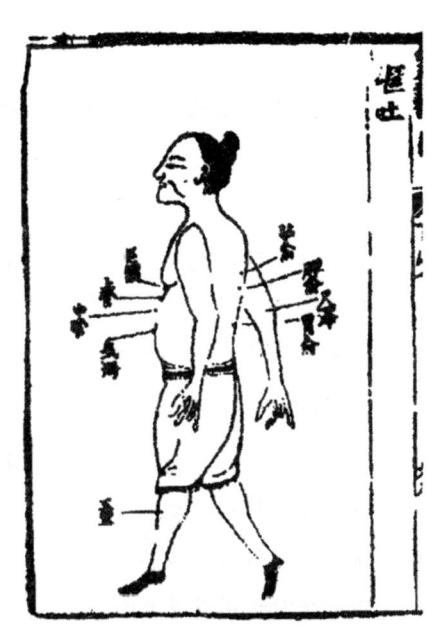

明万历刊本《杨敬斋针灸全书》针灸方图中的呕吐取穴图

【原文】

搏脉痹躄①，寒热之交。脉孤为消气②，

虚泄为夺血③。孤为逆，虚为从④。行《奇恒》之法，以太阴始⑤，行所不胜曰逆，逆则死；行所胜曰从，从则活⑥。八风四时之胜，终而复始⑦，逆行一过⑧，不复可数。论要毕矣。

【注释】

①搏脉痹（bì 闭）躄（bì 闭）：搏，搏击。搏脉，即脉搏击于指下。痹躄，病名，肢体痛重为痹；足跛不能行为躄。张介宾："痹，顽痹也。躄，音碧，足不能行也。"

②脉孤为消气：脉孤，指毫无冲和胃气之真脏脉。消气，指阳气耗损。高世栻："脉者血之先，脉孤则阳气内损，故为消气。孤，谓弦、钩、毛、石，少胃气也。"

③虚泄为夺血：虚泄，是脉虚而兼泄利。夺血，为伤夺了阴血。

④孤为逆，虚为从：高世栻："脉孤而无胃气，真元内脱，故为逆；虚泄而少血液，则血可渐生，故为从。"

⑤以太阴始：是指手太阴肺脉，就是寸口，可以诊得邪正盛衰及气血的虚实。王冰："以气口太阴之脉，定四时之正气。"

⑥行所不胜曰逆，逆则死；行所胜曰从，从则活：此指四时、脉象与五行的关系。行所不胜，即克我者，如春见秋脉，夏见冬脉，此为逆，故预后不良；行所胜，即我克者，如春见长夏脉，夏见秋脉，此为顺，故预后良好。

⑦八风四时之胜，终而复始：此指四时正常气候。吴崑："八风，八方之风。四时，春夏秋冬也。胜，各以所王之时而胜也。终而复始，主气不变也。言天之常候如此。"

⑧逆行一过：是指四时气候的失常，张介宾："设或气令失常，逆行一过，是为回则不转，而至数紊乱无复可以胜计矣。过，失也，喻言人之色脉，一有失调，则奇恒反作，变态百出。"

【语译】

脉象搏指有力，是邪气过盛，正气衰败，会使人发生痹症、躄症，或寒热之气交合之病。如果脉象孤绝，说明阳气耗散；如果脉象虚弱，而又兼有泄泻，表明阴血受到损伤。只要脉象孤绝，都是死亡的征象；脉象虚弱，疾病可以治愈。

在切脉时运用奇恒之法，应当从手太阴经的寸口脉上诊察，如果所见到的脉象，用四时、五行来分析，属于见于其所不胜的现象（比如春见秋脉，夏见冬脉），就是"逆"，则一定死亡；如果所见脉象是其所胜（如春见长夏脉，夏见秋脉），是"从"，预后良好。八风、四时之间的相互胜复，是循环无端，周而复始的，如果四时的气候不正常，就不能用常理来推断了。知道了这个，也就掌握了揆度奇恒诊法的全部要点了。

诊要经终论篇第十六

【题解】

本篇讨论诊视之要，在于经脉：春夏秋冬，各有所刺，其病乃已；刺逆四时，或重或死。也叙述了十二经脉终绝时的病证表现。

【原文】

黄帝问曰：诊要何如？岐伯对曰：正月、二月，天气始方，地气始发，人气在肝^①；三月、四月，天气正方，地气定发，人气在脾^②；五月、六月，天气盛，地气高，人气在头；七月、八月，阴气始杀，人气在肺；九月、十月，阴气始冰，地气始闭，人气在心^③；十一月、十二月，冰复，地气合，人气在肾。故春刺散俞^④及与分理，血出而止，甚者传气，间者环也^⑤。夏刺络俞，见血而止，尽气闭环^⑥，痛病必下。秋刺皮肤，循理，上下同法，神变而止。冬刺俞窍于分理，甚者直下，间者散下。

春夏秋冬，各有所刺，法其所在。春刺夏分，脉乱气微，入淫骨髓，病不能愈，令人不嗜食，又且少气；春刺秋分，筋挛，逆气环为咳嗽，病不愈，令人时惊，又且哭；春刺冬分，邪气著脏，令人胀，病不愈，又且欲言语。夏刺春分，病不愈，令人解堕^⑦；夏刺秋分，病不愈，令人心中欲无言^⑧，惕惕如人将捕之；夏刺冬分，病不愈，令人少气，时欲怒。秋刺春分，病不已，冬人惕然欲有所为，起而忘之；秋刺夏分，病不已，令人益嗜卧，又且善梦；秋刺冬分，病不已，令人洒洒时寒。冬刺春分，病不已，令人欲卧不能眠，眠而有见；冬刺夏分，病不愈，气上，发为诸痹；冬刺秋分，病不已，令人善渴。

凡刺胸腹者，必避五脏。中心者，环死^⑨；中脾者，五日死；中肾者，七日死；中肺者，五日死；中鬲者，皆为伤中，其病虽愈，不过一岁必死。刺避五脏者，知逆从也。所谓从者，鬲与脾肾之处，不知者反之。刺胸腹者，必以布憿^⑩著之，乃从单布上刺，刺之不愈，复刺。刺针必肃，刺肿摇针^⑪，经刺勿摇。此刺之道也。

帝曰：愿闻十二经脉之终奈何？岐伯曰：太阳之脉，其终也，戴眼，反折，瘈疭，其色白，绝汗^⑫乃出，出则死矣。少阳终者，耳聋，百节皆纵，目绝系^⑬，绝系一日半死；其死也，色先青，白乃死矣。阳明终者，口目动作，善惊，妄言，色黄，其上下经盛，不仁，则终矣。少阴终者，面黑，齿长[14]而垢，腹胀闭，上下不通而终矣。太阴终者，腹胀闭不得息，善噫，善呕，呕则逆，逆则面赤，不逆则上下不通，不通则面黑，皮毛焦而终矣。厥阴终者，中热嗌干，善溺，心烦，甚则舌卷，卵上缩[15]而终矣。此十二经之所败也。

【注释】

①正月、二月……人气在肝：天气，指自然界的阳气；方，敷布的意思。地气，指自然界的阴气；发，发泄的意思。人气，指人体脏腑经络之气。正月、二月，自然界的阳气开始敷布，阴气也随之发泄于外，天地始生，万物方兴，就人体而言，肝主春生，所以此时人体脏腑经络之气在肝。

②三月、四月……人气在脾：正方、定发，谓天地自然之气正在发生。王冰："天气正方，以阳气明盛也。地气定发，为万物华而欲实也。然季终土寄而王，土又生于丙，故人气在脾。""人气在脾"一句，不易理解，姑引王注，以供参考。

③九月、十月……人气在心：吴崐："去秋入冬，阴气始凝，地气始闭，阳气在中。人以心为中，故人气在心也。"

姚止庵："秋尽冬初，收敛归藏，天地之气，由阳返阴，人气之火，尽摄合而还于心，故云人气在心也。"本句"人气在心"义颇费解，此引吴、姚二家注释以供参考。

④散俞：指散在各经的一般经穴。

⑤甚者传气，间者环也：甚，指病重；间，指病轻；传气，指针刺时需候经气传布；环，周也，即经气在体内循环一周。《类经》二十卷第十九："传，布散也。环，周也。病甚者，针宜久留，故必待其传气。病稍间者，但候其气行一周于身，约二刻许，可止针也。"

⑥尽气闭环：尽气，尽去其邪气。闭环，指去针后以手按闭针孔，经气即可正

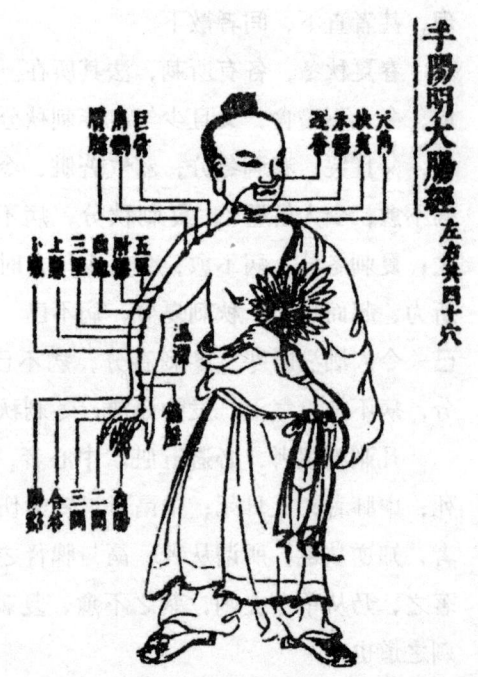

明代张介宾《类经图翼》经穴图之手阳明大肠经

常循环。

⑦解堕：同懈惰，即身体倦怠无力。

⑧令人心中欲无言：吴崐："肺主声，刺秋分而伤肺，故欲无言。"

⑨环死：环，旋也。环死，旋即发生死亡。

⑩憿（jiǎo 绞）：马莳："憿，当作膲。膲者，巾也。"

⑪摇针：针刺的一种手法，摇大针孔使邪气迅速外泄。

⑫绝汗：指病重而阳气欲脱时，汗出淋漓不止，如珠如油，多伴有呼吸喘促、肢冷、脉绝等阳气将绝的征象，故称"绝汗"。

⑬目𥆦（qióng 琼）绝系：目𥆦，两眼直视惊恐的样子。王冰："谓直视如惊貌。"系，指目系，即眼球内连于脑的脉络。目𥆦绝系，意谓目直视而目系属脑之气已绝。

⑭齿长：因肾精耗竭、牙龈干枯萎缩而牙齿似乎增长。张介宾："肾主骨，肾败则骨败，故齿根不固，长而垢也。"

⑮卵上缩：卵，指睾丸。因肝脉下络阴器，故厥阴气厥则睾丸上缩。

【语译】

黄帝问道：诊病的要领是什么？

岐伯说：要领就是天、地、人之间的关系。比如正月和二月，天气开始生发，地气也开始萌动，此时人体的肝气与之相应；三月和四月，天气明盛，地气也正发，此时人体的脾气与之相应；五月和六月，天气旺盛，地气上升。此时人体的头脑之气与之相应；七月和八月，阴气开始出现清肃的现象，此时人体的肺气与之相应；九月和十月，阴气逐渐旺盛，冰冻出现，地气也随之闭藏，此时人体中的心气与之相应；十一月和十二月，冰冻更重，阳气秘藏，地气闭密，此时人体中的肾气与之相应。

因为人体的五脏之气和天地的阴阳之气的升降相应，所以在春季应该针刺经脉散腧穴，深度要达到分肉腠理的部位，见血就止针，假如病情比较严重，留针的时间要长一些，等到经气传布以后再出针，病情较轻的也可以留针，但时间要短，等经气循行一周后，即可出针。

夏季针刺时，应该刺孙络的腧穴，见血就止针，泻尽邪气后，用手指按闭针孔，等经气循环一周后，病痛即可消除。

秋季针刺时应刺皮肤，顺着肌肤的纹理针刺，不论针刺上部还是下部，都用此法，针刺时要观察病人的神色，直到所转变后即可停止。

冬季针刺时应取深在筋骨间的腧穴，刺在深连筋骨的组织间隙中，病情严重的可以直刺并深入，病情较轻的可以向上下左右不同方向针刺，而且进针要缓慢。

春夏秋冬四个季节，针刺的方法各有不同，必须根据气所在的位置，来确定针刺的部位。

若在春季针刺了夏季应该针刺的部位，就会损伤心气，进而导致脉象紊乱，心气虚弱，致使邪气深入到骨髓之间，这样病就很难治好了，心火虚弱，火不能生土，还会使人出现饮食不下和少气的现象。

在春季针刺了秋季应该针刺的部位，就会损伤肺气，因春天的疾病发生在肝，所以会出现筋挛，而误刺会使病邪在肺部循行，进而引发咳嗽，这样不但不能治愈旧疾，还会因肝气受损，使人出现惊恐、哭泣的情况。

春季针刺了冬季应该针刺的部位，就会损伤肾气，以致邪气深入内脏，使人腹胀，这样不但不能治愈旧疾，还会因肝气受损，使人出现多欲言语的症状。

若在夏季针刺了春季应该针刺的部位，就会损伤肝气，不但不能治愈旧疾，还会使人倦怠无力。

夏季针刺了秋季应该针刺的部位，就会损伤肺气，不但不能治愈旧疾，反而会使人因肺气受损而少言语，肺属金，一旦受到损害，肾脏就会因得不到正常的充养而虚弱，使人出现惊恐、惕然不安，像被人逮捕的样子。

夏季针刺了冬季应该针刺的部位，就会损害肾气，不但不能治愈旧疾，反而会出现精不能转化为阳气而少气的症状。肾属水，肝属木，水不能滋养木，因此人会易怒。

若在秋季针刺了春季应该针刺的部位，会使肝气受损，不但不能治愈旧疾，反而会使人血气上逆，出现惕然不安、容易恐惧、健忘的症状。

秋季针刺了夏季应该针刺的部位，就会损伤心气，不但不能治愈旧疾，反而会使人嗜卧，精神倦怠，多梦。

秋季针刺了冬季应该针刺的部位，就会使肾气受损，不但不能治愈旧疾，反而会使人肾不闭藏，血气内散，时常发冷。

冬季针刺了春季应该针刺的部位，就会耗损肝气，不但不能治愈旧疾，还会因为肝虚魂不潜藏，而使人困乏却不能安稳地熟睡，即使入睡也会做怪异可怕的梦。

如果冬季针刺了夏季应该针刺的部位，会耗损心气，不但不能治愈旧疾，反而会使人脉气发泄，病邪侵入经脉，引发各种痹病。

冬季针刺秋季应该针刺的部位，会损伤肺气，不但不能治愈旧疾，反而会使人因肝脏化源津液的能力不足而常常口渴。

针刺胸腹的穴位时，千万不要刺伤五脏。如果刺中心脏，经气环行周身后就会死；如果刺中脾脏，五天后就会死；如果刺中肾脏，七天后就会死；如果刺中肺脏，五天后就会死；如果刺中膈膜，五脏都会受到损伤，虽然疾病看似减轻了，但超不过一年就会死。

针刺胸腹的穴位要避免刺伤五脏的关键，是要懂得下针的逆从。"从"就是要知道膈和脾肾等的位置，以避开；如果不知道它们的位置而不能避开，就会伤及五脏，这就是"逆"。针刺胸腹部位时，应该在这些部位覆盖布巾，从单布上进刺，以免针刺过深。假如刺后没有痊愈，可以再刺。

在针刺时，一定要肃静，以待其气；如果用针刺法治疗脓肿，可用摇大针孔的方法使脓血泻出；如果针刺经脉的疾病，则不要摇针。这是针刺的法则。

黄帝说：十二经气败绝的情况是什么样子的？希望听您讲说一下。

岐伯说：太阳经脉气败绝时，病人会两眼上视，目睛不能转动，身背反张，手足抽搐，面色苍白，出绝汗，绝汗一出，则很快会死亡。

少阳经脉气败绝时，病人会耳聋，全身骨节松懈，两眼直视，好像受到惊吓一样，一旦眼珠不为，一天半后就会死亡：病人临死前的征兆是面色先发青，然后转为白色。

阳明经脉气败绝时，病人口眼歪斜而瞤动，时常惊恐，胡言乱语，脸色发黄，如果其经脉上部下部所过之处，都呈现躁疾盛大之象，并逐渐发展到肌肉麻痹，则很快会死亡。

少阴经脉气败绝时，病人会面色发黑，牙齿好像变长并积满污垢，腹部胀满，上下之气阻隔不通，这就要死亡了。

太阴经脉气败绝时，病人会腹部胀满，呼吸不畅，时常嗳气并伴有呕吐现象，呕吐会使气上逆，气上逆会引起面色发红，如果气不上逆，则会出现上下之气阻隔不通的现象，导致面色发黑，而当皮毛干枯时就要死亡了。

厥阴经脉气败绝时，病人会胸中发热，咽喉干燥，小便频繁，心胸满闷，等到出现舌头卷曲，睾丸上缩的症状时，就要死亡了。

以上所述就是十二经脉之气败绝的症状。

卷第五

脉要精微论篇第十七

【题解】

本篇阐述了各种诊断方法，丰富多彩，而主要在于切脉、察色两个方面，其中提出不同脉象所表现的不同证状，尤为重要。

【原文】

黄帝问曰：诊法何如？岐伯对曰：诊法常以平旦①，阴气未动，阳气未散，饮食未进，经脉未盛，络脉调匀，气血未乱，故乃可诊有过之脉。切脉动静而视精明②，察五色，观五脏有余不足，六府③强弱，形之盛衰，以此参伍④，决死生之分。

夫脉者，血之府也⑤，长则气治⑥，短则气病⑦，数则烦心，大则病进，上盛则气高，下盛则气胀⑧，代则气衰⑨，细则气少，涩则心痛⑩，浑浑⑪革革⑫至如涌泉，病进而危；弊弊绵绵⑬其去如弦绝者死⑭。

【注释】

①诊法常以平旦：平旦，即清晨。《类经》五卷第一注："平旦者，阴阳之交也。阳主昼，阴主夜，阳主表，阴主里。凡人身营卫之气，一昼一夜五十周于身。昼则行于阳分，夜则行于阴分，迨至平旦，复皆会于寸口，……故诊法当于平旦初寤之时。"

②精明：指目之精光。《素问经注节解》注："盖人一身之精神，皆上注于目，视精明者，谓视目精之明暗，而知人之精气也。"

③六府：王冰、张介宾、张志聪等，均认为指脏腑之腑。《太素》作"五府"，杨上善注："五府谓头、背、腰、膝、髓五府者也。"刘衡如云："六府为下文所举：①脉者血之府；②头者精明之府；③背者胸中之府；④腰者肾之府；⑤膝者筋之府；⑥骨者髓之府。得强则生，失强则死。《吴注素问》云：'此五府而前文云六，误也。'皆忘尚有'脉者血之府'一段。"两义均通，今从后说。

④参伍：异同对比的意思。《类经》五卷第一注："夫参伍之义，以三相较谓之参，以伍相类谓之伍，盖彼此反观，异同互证，而必欲搜其隐微之谓。如《易》曰："参伍以变，错综其数，……即此谓也。"

⑤脉者，血之府也：经脉为血液会聚之处。王冰注："府，聚也。言血之多少，皆聚见于经脉之中也。"

⑥长则气治：长脉如循长竿，首尾端直，超过本位。长则气帅血行，气血和平，故气得治。

⑦短则气病：短脉首尾俱短，不及本位。短则不及，故为气病。

⑧上盛则气高，下盛则气胀：本文所谓上下，诸家说法不一，王冰、张介宾、张志聪认为上为寸，下为尺；吴崑以为"脉之升者为上"，"脉之降者为下"；马莳以为寸为上，关为下。《素问识》云："诸家以上下为寸尺之义，而《内经》有寸口之称，无分三部而为寸关尺之说，乃以《难经》以降之见读斯经，并不可从。此言上下者，指上部下部之诸脉。详见三部九候论。"今从此说。上部脉盛，乃气壅于上，故气上逆而喘呼；下部脉盛，乃气壅于下，故气滞而胀满。高，气上逆而喘。《类经》六卷第二十一注："气高者，喘满之谓。"

⑨代则气衰：《太素》卷十六杂诊注："久而一至为代。"王冰注："代脉者，动而中止，不能自还。"代则气不相续，故为气衰。

⑩涩则心痛：涩脉艰涩而不滑利，为气滞血少，不能养心，故心痛。

⑪浑浑：《广雅》释训："大也。"此指大脉而言，与上文"大则病进"义合。

⑫革革（jíjí 吉吉）：脉来急速状。革。《礼记》檀弓："若疾革。"

⑬弊弊绵绵：脉来隐约不显微细无力之状。弊，隐也。又弊弊，与瞥瞥音近，或为之假借，瞥瞥，大奇论："脉至如火薪然。"王冰注："瞥瞥不定其形。"《病源》卷四虚劳阴萎候云："诊其脉，瞥瞥如羹上肥，阳气微。"与此义近。绵绵，王冰注："言微微似有，而不甚应手也。"

⑭去如弦绝者死：形容脉象如弦断绝而不复至，为气血衰竭，生机已尽，故主死。王冰注："如弦绝者，言脉卒断如弦之绝去也。"又，王玉川云："脉去如弦绝者，当是《金匮要略》五脏风寒积聚篇所谓'肝死脏，浮之弱，按如索不来，或曲如蛇行者死'。"可参。

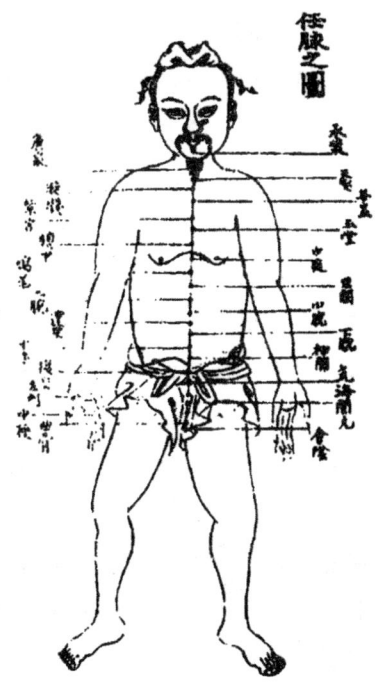

清·乾隆年闻佚名氏所绘《凌门传授铜人指穴》中的任脉之图

【语译】

黄帝问：诊脉的方法是怎样的？

岐伯说：诊脉一般以早晨为最佳，因为这时人还没有从事劳动，阴气没被扰动，阳气没有损减消散，尚未进食，经脉之气还不旺盛，络脉之气也非常均匀平静，气血没有受到扰乱，所以能诊察出有病的脉象。

在诊察脉搏动静变化时，还要观察眼睛的精明，以候神气，还要仔细观察面部五色的变化，以了解脏腑的强弱虚实和形体的盛衰情况，把这些综合在一起分析，以断定疾病的吉凶、转移和发展。

脉是血液汇集的地方。脉长表明气血调和；脉短表明气塞不通；脉数表明体内火热，体内有热邪则心烦躁；脉大表明邪气过盛，而且病情正在发展；上部的脉象充盛，表明病邪壅塞于胸，会出现呼吸急促的症状；下部的脉象充盛，表明病邪滞留于腹部，会出现胀满的症状；脉代表明元气虚弱；脉细说明正气衰竭；脉涩表明血少气滞，会出现心痛的症状。脉象来势躁大而迅疾，好像泉水上涌，表明病情正在发展，而且十分危险；脉象来势隐约而微弱，似有若无，去势如弓弦突然断绝一般，表明气血已经衰绝，已失去生机，这是死亡的征象。

【原文】

夫精明五色者，气之华也。赤欲如帛裹朱[①]，不欲如赭；白欲如鹅羽，不欲如盐；青欲如苍璧之泽[②]，不欲如蓝；黄欲如罗裹雄黄[③]，不欲如黄土；黑欲如重漆色，不欲如地苍[④]。五色精微象见矣[⑤]，其寿不久也。夫精明者，所以视万物，别白黑，审短长。以长为短，以白为黑，如是则精衰矣。

【注释】

①帛裹朱：形容白中透红，而又不显露于外，如帛包着朱砂一样。帛，丝织品；朱，朱砂。

②苍璧之泽：形容色泽青而明润如青玉。

③罗裹雄黄：形容黄色如丝包裹着雄黄，黄而明润。罗是丝织品，轻软而细密。

④地苍：形容色青黑晦暗而无光泽。《类经》六卷第三十注："地之苍黑，枯暗如尘。"

⑤五色精微象见矣：指五脏之真色显露于外，已无藏蓄，是一种凶兆。吴崐注："精微象见，言真元精微之气，化作色相，毕现于外更无藏蓄，是真气泄也，故寿不久。"又王玉川云："于鬯《香草窗续校书》云：'此精微二字侧而不平，

与他文言精微者独异。微。盖衰微之义。精微者，精衰也。下文云：以长为短，以白为黑，如是则精衰矣。彼明出精衰二字，精衰与精微正相照应，亦上下并文同义之例也。篇名题脉要精微，义本于此。脉要精微者，犹诊要经终也。经终者，谓十二经脉之终。精微二字义侧，犹经终二字义侧矣。'按下云'言而微'，微亦衰也。于鬯此说，颇有见地。"此说亦颇可参。

【语译】

眼睛的精亮明润和面部的色泽是内在五脏之气在外的表现。红色应该像白布包裹着朱砂一样，明润而不暴露，不该像赭石那样，红中带紫，暗无光泽；白色就该像鹅的羽毛那样洁白而有光润，不该像盐的颜色白而灰暗；青色应该像碧玉一样青而明润，不该像蓝色青中带有沉暗；黄色应该像罗绢包裹着雄黄一样，黄而明润，不该有如黄土般暗淡没有光华；黑色应该像重漆一样，乌黑发亮，不该像地苍般枯暗无光。如果五脏真色显露在外，则表明真气外脱，人的寿命也就不长了。

眼睛精亮明润才能察看万物、分辨黑白、审视长短。如果长短识辨不出、黑白分辨不清，就说明精气衰绝了。

【原文】

五脏者，中之守也①，中盛脏满，气胜伤恐②者，声如从室中言，是中气之湿也③。言而微，终日乃复言者，此夺气也。衣被不敛，言语善恶，不避亲疏者，此神明之乱也。仓廪不藏者，是门户不要也④。水泉不止⑤者，是膀胱不藏也。得守者生，失守者死。夫五脏者，身之强也⑥。头者精明之府⑦，头倾视深⑧，精神将夺矣。背者胸中之府⑨，背曲肩随，府将坏矣。腰者肾之府，转摇不能，肾将惫矣。膝者筋之府⑩，屈伸不能，行则偻附⑪，筋将惫矣。骨者髓之府⑫，不能久立，行则振掉，骨将惫矣。得强则生，失强则死。

岐伯曰：反四时者，有余为精，不足为消⑬。应太过，不足为精；应不足，有余为消⑭。阴阳不相应，病名曰关格⑮。

【注释】

①五脏者，中之守也：中，里也。脏为阴，属里，故曰中。守，职守。盖谓五脏主藏精神，各有一定职守。王冰注："身形之中，五神安守之所也。"《素问经注节解》注：腑为阳，属表，脏为阴。属里。惟属里故曰中。守者，注云五神安守之所，是矣。"

②气胜伤恐：王冰注："气胜，谓胜于呼吸而喘息变易也。夫腹中气盛，肺

脏充满，气胜息变，善伤于恐。"

③是中气之湿也：《太素》卷十六杂诊注："中气得湿，上冲胸嗌，故使声重如室中言也。"

④仓廪不藏者，是门户不要也：脾胃为仓廪之官，故仓廪实指脾胃。门户，指肛门。要，约束的意思。说明脾胃不能藏纳水谷精气，中气失守，可出现泄利不禁的病变。

⑤水泉不止：即小便不禁。《太素》卷十六杂诊注："水泉，小便也。"

⑥五脏者，身之强也：《太素》卷十六杂诊注："五脏藏神，藏神为身主，故是身之强也。"

⑦头者精明之府：人身精气，上会于头，神明上出于目，故头为精明之府。

⑧头倾视深：形容头低垂不能举，两目深陷凝视而无神的样子。

⑨背者胸中之府：背为脏俞所系，内悬五脏，故为五脏之府。胸中，此处指五脏。马莳注："胸在前，背在后，而背悬五脏，实为胸中之府。"

⑩膝者筋之府：此与筋会于阳陵之义同。膝为大筋会聚之处。《太素》卷十六杂诊注："身之大筋聚结于膝。"

⑪行则偻附：形容曲腰附物移步的样子。吴崐注："偻，曲其身也；附，不能自步，附物而行也。"

⑫骨者髓之府：髓藏于骨中，故骨为髓之府。

⑬反四时者，有余为精，不足为消：王冰注："夫反四时者，诸不足皆为血气消损。诸有余皆为邪气胜精也。"《类经》六卷第二十二注："此言四时阴阳脉之相反者，亦为关格也。禁服篇曰：'春夏人迎微大，秋冬寸口微大，如是者，命曰平人。'以人迎为阳脉而主春夏，寸口为阴脉而主秋冬也。若其反者，春夏气口当不足而反有余，秋冬人迎当不足而反有余，此邪气之有余，有余者反为精也。春夏人迎当有余而的台湾省足，秋冬寸口当有余而反不足，此血气之不足，不足者日为消也。"王玉川云："盖有余不足皆指脉言，有余指脉大，不足指脉小。消谓正气消沉，精谓邪甚。《吕氏春秋》勿躬云：'自蔽之精者也。'注云：'精，甚也。'王注'邪气胜精'之说，乃望文生义，不可从也。又，此篇所谓有余不足，是人迎寸口对比诊脉法，故下文云'阴阳不相应，病名曰关格。'《类经》注引《灵枢》禁服为说，与本篇原文相证，若合符节。"此说颇有道理，今从之。

⑭应太过，……有余为消：《类经》六卷第二十二注："如春夏人迎应太过，而寸口之应不足者，反有余而为精；秋冬寸口应太过，而人迎之应不足者，反有

余而为精，是不足者为精也。春夏寸口应不足，而人迎应有余者，反不足而为消；秋冬人迎应不足，而寸口应有余者，反不足而为消，是有余者为消也。应不足而有余者，邪之日胜；应有余而不足者，正必日消。"

⑮关格：此指阴阳气血不相顺从，而关格不通之病，非指上为呕吐下为大小便不通之关格病。王冰注："阴阳之气不相应合，不得相营，故曰关格也。"

【语译】

五脏的主要功能是藏精守内，它们在体内各有分工。若邪气在腹中旺盛，脏气壅满，气盛而喘，容易惊恐，语音重浊不清，好像在室内说话一样，这表明中气功能丧失，而有湿邪入侵。如果语音低弱，气不接续，语言不能相继，表明正气被劫夺。如果不知穿衣盖被，说话不分好坏，不能识辨亲疏远近，就表明神明错乱。如果脾胃不能受纳贮藏水谷精气，而致使泻泄不止，是中气失守，肛门不能约制的表现。小便失禁，是因为膀胱不能闭藏。总之，如果五脏的功能正常，各尽其职，人就能生；如果五脏之气不能固守于内，各失其职，人就会死。

五脏精气充足是身体健壮的根本。头是精明之府，如果头低垂，眼睛凹陷而没有神采，则表明精神即将败坏。背悬五脏，是胸中之府，如果出现后背弯曲，肩部下垂，表明胸中的脏气将要衰败。肾位于腰际，因此腰是肾之府，如果腰部不能运转扭动，是肾气要衰绝的征象。膝是筋汇集的地方，因此膝是筋之府，如果不能屈伸，走路时需要依附外物，就表明筋的功能要衰绝了。骨是髓之府，如果不能长久站立，走路时摇晃不稳，说明髓虚，骨的功能将要衰败。总之，如果五脏之气能由弱转强，即便生病也能痊愈；如果五脏之气不能恢复强健，则疾病不能治愈，人会死亡。

岐伯说：人的脏腑是应当与四时相应的。如果与四时相违背了，那么五脏的精气就会过盛，六腑的传化之物则会不足。如果相应太过，那么五脏的精气倒会不

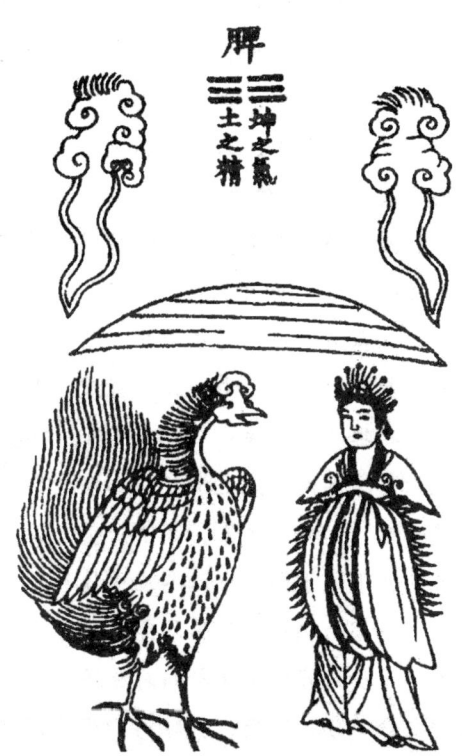

唐代胡习愔《黄庭内经五脏六腑图》之脾图死亡。

足；而如果相应不足，那么六腑的传化之物倒会有分。这都是阴阳不相应合，病名为关格。

【原文】

帝曰："脉其四时动奈何？知病之所在奈何？知病之所变奈何？知病乍在内奈何？知病乍在外奈何？请问此五者，可得闻乎？岐伯曰："请言其与天运转①也。万物之外，六合之内②，天地之变，阴阳之应，彼春之暖，为夏之暑，彼秋之忿，为冬之怒③，四变之动，脉与之上下④。以春应中规，夏应中矩，秋应中衡，冬应中权⑤。是故冬至四十五日，阳气微上，阴气微下；夏至四十五日，阴气微上，阳气微下。阴阳有时，与脉为期，期而相失，知脉所分，分之有期⑥，故知死时。微妙在脉，不可不察，察之有纪，从阴阳始⑦，始之有经，从五行生⑧，生之有度，四时为数，循数勿失，与天地如一⑨，得一之情，以知死生。是故声合五音⑩，色合五行⑪，脉合阴阳。

【注释】

①其与天运转：指人体气机的运动变化，应合于天气阴阳运转变化的情况。《太素》卷十四四时脉诊注："人身合天，故请言人身与天合气转运之道也。"

②万物之外，六合之内：泛指天地之间。六合，指四方上下。

③彼秋之忿，为冬之怒：由秋气之劲急，变为冬气之寒杀。《注解伤寒论》伤寒例云："秋忿为冬怒，从肃而至杀也。"忿、怒，在此以喻秋气与冬气。

④脉与之上下：脉随四时阴阳的变化而浮沉。马莳注："盖四时有变，而吾人之脉将随之而上下耳。上下者，浮沉也。"

⑤春应中规，夏应中矩，秋应中衡，冬应中权：此处之规、矩、权、衡是四季脉象的形容词。中，合的意思；规，为圆之器；矩，为方之器；衡，为称杆；权，称锤。王冰注："春脉较弱，轻虚而滑，如规之象，中外皆然，故以春应中规；夏脉洪大，兼之滑数，如矩之象，可正平之，故以夏应中矩；秋脉浮毛，轻涩而散，如称衡之象，高下必平，故以秋应中衡；冬脉如石，兼沉而滑，如称权之象，下远于衡，故以冬应中权也。"

⑥期而相失，知脉所分，分之有期：期而相失，指春规、夏矩、秋衡、冬权不合于度，其脉不能与四时相适应。知脉所分，指五脏之脉，各有所属，脉有四时之分。分之有期，指脉搏的变化随四时衰旺变化各有其一定的时间。《类经》五卷第九注："期而相失者，谓春规、夏矩、秋衡、冬权不合于度也。如脉所分者，谓五脏之脉，各有所属也。分之有期者，谓衰王各有其时也，知此者则知死

生之时也。"

⑦察之有纪，从阴阳始：指诊察脉象有一个纲纪，即先从辨别阴阳开始。

⑧始之有经，从五行生：诊脉之阴阳本始，有十二经脉，十二经脉与五行有密切的关系。《太素》卷十四四时脉诊注："阴阳本始，有十二经脉也，十二月经脉，从五行生也。……脉从五行生，木生二经，足厥阴、足少阳也。火生四经，手少阴、手太阳、手厥阴、手少阳也。土生二经，足太阴、足阳明也。金生二经，手太阴、手阳明也。水生二经，足少阴、足大（音义俱同太）阳也。此为五行生十二经脉。"

⑨循数勿失，与天地如一：遵循四时阴阳的变化规律，使人体的气机，不得与之相失，则人体的阴阳变化，自能与自然界协调统一。循，遵也。数，规律的意思。

⑩声合五音：指声和音可互相应合。声即呼、笑、歌、哭、呻五声；五音即角、徵、宫、商、羽。

⑪色合五行：指五色配五行。五色，青、黄、赤、白、黑。青为木色，黄为土色，白为金色，赤为火色，黑为水色。

【语译】

黄帝问：脉象是怎么随着四时的变化而变化的？怎样从脉象上得知疾病的所在？怎么从脉象上得知疾病的变化？怎么从脉象上得知疾病发生在内部？怎么从脉象上得知疾病发生在外部？能详细地给我讲解一下这五个问题吗？

岐伯说：让我讲讲人体的阴阳升降和天体运转相适应的道理吧。万物之外，六合之内，天地间的一切变化都与阴阳四时的变化相合。比如，从春天的温暖发展到夏天的酷热，从秋天的劲急发展到冬天的肃杀，人体的脉象也随着这四时气候的转变而发生上下浮沉的变化。春天人体的脉象有如圆规画出的圆般圆滑；夏天的脉象有如方形的矩一样盛大；秋天的脉象像秤杆那样轻浮，冬天的脉象像秤锤那样沉下。

四时的阴阳变化也是这样的，从冬至到立春的四十五天，阳气微升，阴气微下；从夏至到立秋的四十五天，阴气微升，阳气微下。四时阴阳的升降变化是有固定规律的，人体脉象的变化也应该与之一致，如果脉象的变化和四时的阴阳变化不一致，就是有病，根据脉象的异常变化就能分辨疾病发生在哪个脏器，再根据脏气的盛衰和四时阴阳变化的时期，就能够诊断出疾病的发生和死亡时间。四时阴阳变化的微妙都会表现在脉象上，一定要仔细诊察。诊脉要有一定的原则，即首先辨别阴阳，因为人体十二经脉应五行而有生生之机，所以以五行生克的规律来观测脉象的虚实盛衰，并以四时阴阳的变化为准度。根据脉象虚实，而各施补法泻法，补泻不可用错，才能使人体的阴阳与天地的阴阳相应。掌握了人和天地阴阳相应的道理，就能判断疾病的预后和生死。

因此五声与五音相应合；五色与五行相应合；脉象与四时阴阳相应合。

【原文】

是知阴盛则梦涉大水恐惧；阳盛则梦大火燔灼；阴阳俱盛则梦相杀毁伤；上盛则梦飞；下盛则梦堕；甚饱则梦予；甚饥则梦取；肝气盛则梦怒[1]；肺气盛则梦哭[2]；短虫[3]多则梦聚众；长虫[4]多则梦相击毁伤。

【注释】

[1]肝气盛则梦怒：肝之志为怒，故肝气盛则梦怒。

[2]肺气盛则梦哭：肺之志为悲，故肺气盛则梦悲哀而哭。

[3]短虫：即蛲虫等体短之寄生虫。

[4]长虫：即蛔虫等体长之寄生虫。

【语译】

阴气过盛，会梦见涉渡大水而惊恐；阳气过盛，会梦见大火烧灼；阴阳之气都盛，会梦见互相厮杀而毁坏受伤；气盛于上部，会梦见飞升；气盛于下部，会梦见下坠；吃得太饱，会梦见送东西给人；饥饿时会梦见索取东西；肝气过盛，会梦中发怒，肺气过盛，会梦中哀伤哭泣；腹中蛲虫过多，会梦见众人齐聚；腹内长虫过多，会梦见相互搏杀而受损。

【原文】

是故持脉有道，虚静为保[1]。春日浮，如鱼之游在波；夏日在肤，泛泛乎[2]万物有余；秋日下肤，蛰虫将去；冬日在骨，蛰虫周密，君子居室。故曰：知内者按而纪之，知外者终而始之[3]。此六者，持脉之大法。

【注释】

[1]虚静为保：诊脉时一定要虚心静气心无杂念，精神集中，才能保证诊察准确。

[2]泛泛乎：形容浮盛而满溢的样子。吴崑注："泛泛然充满于指。"

[3]知内者按而纪之，知外者终而始之：要知道内部脏气的情况，可按脉以分辨其脏腑虚实之病。要知道体表经气的情况，可从经脉循行的经络上加以诊察。

《类经》五卷第九注："内言脏气，脏象有位，故可按而纪之；外言经气，经脉有序，故可终而始之。"

【语译】

因此诊脉有一定的要诀，只有平心静气，才不会诊断失误。春季的脉上浮在外，有如鱼游波中；夏季的脉在皮肤中，洪大旺盛，充满指下，如同夏季万物繁荣茂盛的样子；秋季的脉见微沉，似在皮肤之下，就好像蛰虫要入穴潜伏一般；冬季的脉沉伏在骨，就好像冬眠的虫子密藏不出，人们也深居在密室一样。所以说体内五脏的情况，可以从脉象上分辨出来，但必须重按才能得到要领；而外部经脉之气的情况，通过在经脉循行的经络上诊察而知其终始。以上这春、夏、秋、冬、内、外六方面，就是诊脉的重要法则。

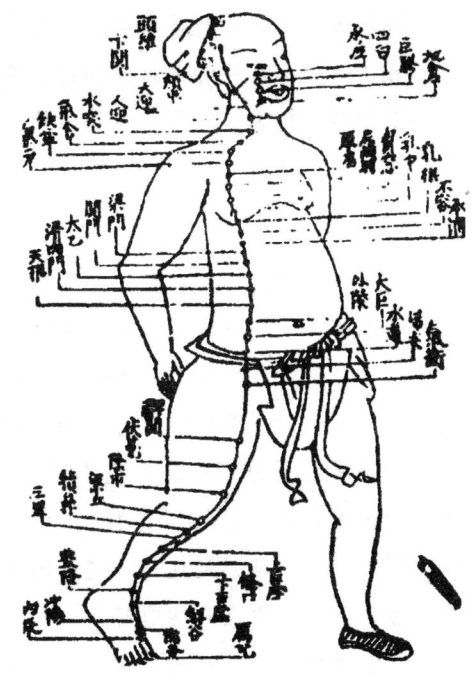

明代高武《针灸聚英》经穴图中的胃经图

【原文】

心脉搏坚而长①，当病舌卷不能言；其耎而散者，当消渴自已②。肺脉搏坚而长，当病唾血；其耎而散者，当病灌汗③，至令不复散发也④。肝脉搏坚而长，色不青，当病坠若搏，因血在胁下，令人喘逆；其耎而散色泽⑤者，当病溢饮，溢饮者，渴暴多饮，而易入肌皮肠胃之外也。胃脉搏坚而长，其色赤，当病折髀⑥；其冥而散者，当病食痹⑦。脾脉搏坚而长，其色黄，当病少气；其耎而散，色不泽者，当病足骭行肿，若水状也。肾脉搏坚而长，其色黄而赤者，当病折腰；其耎而散者，当病少血，至令不复也。

【注释】

①搏坚而长：脉象搏击指下，坚劲有力而长。

②消渴自已：《太素》卷十五五脏脉诊注："消渴以有胃气，故自已。"

③灌汗：形容汗出如水浇灌。《素问经注节解》注："灌汗者，汗出浸淫，有如浇灌。"

④不复散发也：吴崑注："不能更任发散也。"姑从此义。

⑤色泽：即颜色鲜泽的意思。形容水肿病浮肿，面目颜色鲜泽。

⑥折髀：形容股骨部疼痛如折。髀，即股骨部。

⑦食痹：病名。指食后不能消化，闷痛气逆，必吐出乃止的一种疾病。《太素》卷十五五脏脉诊注："胃虚不消水谷，故食积胃中，为痹而痛。"

【语译】

心脉如果搏击有力而长，是心经邪气过盛的表现，火盛气浮，会出现舌头卷曲而不能言语的疾状；如果脉象柔软而散乱，则是消渴病，等胃气恢复后，疾病就会痊愈。肺脉如果搏击有力而长，是火邪侵犯肺部，症状是痰中带血；如果脉象柔软而散乱，说明肺脉不足，会汗出不止，这时不能用发汗疏散的方法治疗。肝脉如果搏击有力而长，面色不青，此病不是发自内部，而是因跌坠或搏击所致，血淤积在肋下，妨碍了肺气的升降，使人气逆，喘息；如果脉象柔软而散乱，面有光泽，就是溢饮病，这是因为口渴暴饮，水液不能排除体外，而进入肌肉皮肤之间、肠胃之外所引起的。胃脉如果搏击有力而长，面色发红，会出现大腿疼痛，像折断了一样的情况；如果脉象柔软而散乱，则说明胃气不足，这是食痹病。脾脉如果搏击有力而长，面色发黄，是脾气不运，症状是少气无力；如果脉象柔软而散乱，面色没有光泽，是脾虚，不能运化水湿，使足胫浮肿，好像水肿病的样子。肾脉如果搏击有力而长，面色黄里透红，说明心脾之邪过盛而侵犯肾，使肾受损，病症是腰疼痛严重，好像折断了一样；如果脉象柔软而散乱，则表明为精血虚少之病，身体再难康复。

【原文】

帝曰：诊得心脉而急，此为何病？病形何如？岐伯曰：病名心疝①，少腹当有形也。帝曰：何以言之？岐伯曰：心为牡脏②，小肠为之使③，故曰少腹当有形也。帝曰：诊得胃脉，病形何如？岐伯曰：胃脉实则胀，虚则泄。帝曰：病成而变何谓？岐伯曰：风成为寒热④，瘅成为消中⑤，厥成为巅疾⑥，久风为飧泄，脉风成为疠⑦，病之变化，不可胜数。帝曰：诸痈肿筋挛骨痛，此皆安生？岐伯曰：此寒气之肿⑧，八风之变也。帝曰：治之奈何？岐伯曰：比四时之病，以其胜治之愈也⑨。

【注释】

①心疝：病名。疝有痛意。此处当指小肠疝气而言。《圣济总录》卷九十四心疝云："夫脏病必传于腑，今心不受邪，病传于腑，故小肠受之，为疝而痛，少腹当有形也。世之医者，以疝为寒湿之疾，不知心气之厥，亦能为疝。心疝

者，当兼心气以治之。"

②心为牡脏：牡属阳性。心属火而居膈上，所以叫牡脏。

③小肠为之使：心与小肠相表里，所以称小肠为心之使。

④风成为寒热：一指风邪致病，多为恶寒发热的寒热病；一指虚劳寒热之病。《素问识》云："寒热，盖虚劳寒热之谓。即后世所称风劳。"两义皆通。

⑤瘅成为消中：瘅是热的意思。积热之久，热燥津伤，就会发展为善食而易饥的中消病。

⑥厥成为巅疾：巅，在此同癫，《太素》作"癫"可证，即癫痫病。气逆上而不已，就会形成上实下虚的癫痫病。吴崐注："巅痫同，古通用。气逆上而不已，则上实而下虚，故令忽然癫仆，今世所谓五痫是也。"

⑦脉风成为疠：疠即疠风。风毒伤人血脉会成为疠风病。风论云："风寒客于脉而不去，名曰疠风。"《太素》卷十六杂诊注："贼风入膝不泄成极变为疠，亦之谓大疾，眉落鼻柱等坏之也。"

⑧寒气之肿：寒气之聚结。肿，钟也，《释名》释疾病："寒热气所钟聚也。"

⑨以其胜治之愈也：即根据五行生克的规律，以其胜制之气味治之就会痊愈。张志聪注："以胜治之者，以五行气味之胜治之而愈也。如寒淫于内，治以甘热。如东方生风，风生木，木生酸，辛胜酸之类。"

【语译】

黄帝问：诊脉时，如果心脉劲急，是什么病？病症是什么？

岐伯说：这是心疝病，此病会在少腹部位出现症状。

黄帝问：这是为什么呢？

岐伯说：心属阳脏，和小肠互为表里，脏病下移传给腑，位于小腹部的小肠受其影响而引起疝痛，所以少腹部会出现症状。

黄帝说：如果诊察到胃脉异常，会出现什么症状？

岐伯说：胃脉实，表明邪气有余，会出现腹胀满病；胃脉虚，则表明胃气不足，会出现泄泻病。

黄帝问：疾病是如何形成并发展变化的呢？

岐伯说：感受风邪，会出现寒热病；热邪滞留过久，可演化为消中病；体内之气逆上不止，会发展成癫痫病；风气通于肝，感受风邪时间长了，木邪欺土，可出现飧泄病；风邪侵入血脉，长久停留就会引发疠风病。疾病的发展变化是千变万化，无法说尽的。

黄帝问：各种痈肿、筋挛、骨痛等疾病是怎样发生的？

岐伯说：这些都是寒邪和八风之邪侵袭人体后而引发的疾病。

黄帝问：如何治疗这些病？

岐伯说：这些疾病是四时偏胜之邪气所引起的，因此用五行相胜的道理治疗即可治愈。

【原文】

帝曰：有故病五脏发动①，因伤脉色，各何以知其久暴至之病乎？岐伯曰：悉乎哉问也！征②其脉小色不夺③者，新病也；征其脉不夺其色夺者，此久病也；征其脉与五色俱夺者，此久病也；征其脉与五色俱不夺者，新病也。肝与肾脉并至，其色苍赤，当病毁伤，不见血，已见血；湿若中水也。

【注释】

①有故病五脏发动：故病，指宿疾，五脏发动，指触感新邪。《类经》六卷第三十六注："有故病，旧有宿病也。五脏发动，触感而发也。"

②征：验，或审的意思。

③夺：有"失"或"衰"的意思。

【语译】

黄帝问：从五脏发动的旧病和感受邪气而生发的新病，都会使脉色发生变化，如何分辨它们呢？

岐伯说：您问得真详细！只需察诊脉象和观察气色就能分辨出来：如果脉小而面色正常，就是新病；如果脉正常而面色反常，就是旧病；如果脉象和气色都有异常，也属旧病；如果脉象和面色都正常，就是新病。如果肝脉和肾脉出现沉弦的现象，面色苍赤，应该是毁伤淤血所致，经脉滞涩，血气凝结，不论外部有没有血，形体一定会肿胀，症状如同因湿邪所引起的水肿。

【原文】

尺内①两傍，则季胁也，尺外②以候肾，尺里③以候腹。中附上④，左⑤外以候肝，内以候鬲；右外以候胃，内以候脾。上附上，右外以候肺，内以候胸中；左外以候心，内以候膻中。前以候前，后以候后⑥。上竟上者⑦，胸喉中事也；下竟下者，少腹腰股膝胫足中事也。

【注释】

①尺内：指尺泽部的内侧。尺，此指尺泽部，属于诊尺肤的部位。《太素》

卷十五五脏脉诊注："从关至尺泽为尺也。"

②尺外：指尺泽部外侧。

③尺里：当指尺泽部的中间处。《太素》卷十五五脏脉诊注："自尺内两中间。"

④中附上、上附上：将尺肤《自肘关节至腕关节的皮肤）部分为三段，则靠掌部者为上段，靠肘部者为下段，中间者为中段。中附上，当指中段。上附上，当指上段。

⑤左、右：指左右手。下左、右同。

⑥前以候前，后以候后：指尺肤部的前面，即臂内阴经之分，以候胸腹部的病；尺肤部的后面，即臂后阳经之分，以候背部的病。《太素》卷十五五脏脉诊注："当此尺里跗前以候胸腹之前，跗后以候背后。"

⑦上竟上者，下竟下者：上竟上者，当指尺肤部上段直达鱼际处；下竟下者，当指尺肤部下段直达肘横纹处。王冰注："上竟上，至鱼际也；下竟下，谓尽尺之动脉处也。"

【语译】

按压尺部的脉两旁可反映胸胁的病变，轻按尺部可知肾脏的病变，重按可知腹部的病变。就尺部的中段来说，轻按其左可反映肝脏的病变，重按可反映膈部的病变；轻按其右可反映胃的病变，重按可反映脾脏的病变。就尺部的上段来说，轻按其右可反映肺的病变，重按可反映胸中的病变；轻按其左可反映心脏的病变，重按可反映膻中的病变。从臂内阴经之分，可反映胸腹的病变；从臂外阳经之分，可反映背部的病变。从尺部的上段到鱼际的，立置，可反映胸部和喉部的病变；从尺部的下段到肘横纹的位置，可诊断少腹、腰、股、膝、胫、足等处的病变。

【原文】

粗大①者，阴不足阳有余，为热中也。来疾去徐，上实下虚，为厥巅疾；来徐去

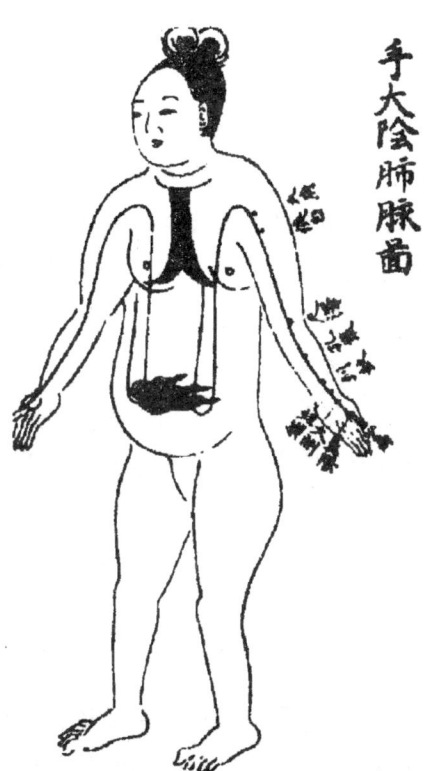

《产经》十脉图中的手太阴肺脉图

疾，上虚下实，为恶风②也。故中恶风者，阳气受也。有脉俱沉细数者，少阴厥③也；沉细数散者，寒热也；浮而散者，为眴仆④。诸浮不躁者皆在阳，则为热；其有躁者在手，诸细而沉者皆在阴，则为骨痛；其有静者在足。数动一代者，病在阳之脉也，泄及便脓血。诸过者切之，涩者阳气有余也，滑者阴气有余也。阳气有余为身热无汗，阴气有余为多汗身寒，阴阳有余则无汗而寒。

【注释】

①粗大：指洪大脉，王冰注："谓脉洪大也。"乃阳热有余之脉。

②恶风：即疠风病。高士宗注："恶风，疠风也。"

③少阴厥：指少阴肾气逆之阳厥病。

④眴仆：头眩而仆倒一类的疾病。王冰注："头弦而仆倒也。"

【语译】

脉象盛大，说明阴精不足，阳气有余，属热中之病。脉象来时急促，去时缓慢，说明上部实而下部虚，气逆乱上冲，容易出现癫仆一类的疾病。脉象来时迟缓，去时急促，说明上部虚而下部实，容易出现疠风一类的疾病。之所以会患这种病，是因为阳气虚弱，失去保卫能力，并感受了邪气。

两手脉都沉细而数，是少阴经经气逆乱的疾病；如果脉象沉细数而散乱，是阴血耗损，容易出现阳盛阴虚的虚劳寒热病。脉浮而散乱，易发眩晕仆倒的疾病。如果脉象浮而不躁急，表示病邪在阳分，会出现发热症状，疾病在足三阳经；如果脉象浮而躁急，疾病在手三阳经。如果脉象细而沉，表明病邪在阴分，多出现骨节疼痛的症状，疾病在手三阴经；假如脉象细沉而静，疾病在足三阴经。如果脉搏跳动几次就会停歇一次，说明邪气滞留在阳分，会出现泄利或大便脓血的疾病。

诊察到各种有病的脉象而切按时，如果脉涩，表明阳气有余；脉滑，表明阴气有余。阳气有余会身热无汗；阴气有余，就多汗身冷；阴气阳气都有余，就会无汗发冷。

平人气象论篇第十八

【题解】

本篇说明平人的脉息至数与其变化，及各种疾病的脉象和诊察方法。其中阐述脉从四时之理，指出四时五脏的平脉、病脉、死脉。归结到底，总以胃气为本。

【原文】

黄帝问曰：平人何如？岐伯对曰：人一呼脉再动，一吸脉亦再动，呼吸定息^①脉五动，闰以太息^②，命曰平人。平人者，不病也。常以不病调病人，医不病，故为病人平息以调之为法。人一呼脉一动，一吸脉一动，曰少气。人一呼脉三动，一吸脉三动而躁，尺热^③曰病温；尺不热脉滑曰病风；脉涩曰痹。人一呼脉四动以上曰死^④；脉绝不至曰死；乍疏乍数曰死。

【注释】

①呼吸定息：张介宾："出气曰呼，入气曰吸。一呼一吸，总名一息。呼吸定息，谓一息既尽，而换息未起之际也。"

②闰以太息：张介宾："闰，余也，犹闰月之谓。言平人常息之外，间有一息甚长者，是谓闰以太息。"

③尺热：尺肤热，即腕关节至肘关节之间皮肤上发热。

④人一呼脉四动以上曰死：一呼脉四动以上，是一息八至以上，《难经》谓之"夺精"，是精气衰夺的意思，故曰死。

【语译】

黄帝问：正常人的脉象是怎样的？

岐伯说：人呼一次气，脉跳动两次，吸一次气，脉也跳动两次，一呼一吸为一息，而呼气和吸气中间，脉搏又跳动一次，这样一息脉搏共跳动五次，这就是"平人"的脉象。平人就是健康无病之人，通常以正常人的呼吸为标准，诊测病人的呼吸数和脉搏跳动数，如果医生无病，就可以用自己的呼吸来计算病人的脉搏跳动次数，这是诊脉之法。人呼一次气，脉跳动一次，吸一次气，脉也只跳动一次，这是气虚的现象。人呼一次气，脉跳动三次，吸一次气，脉也跳动三次并躁急，尺肤发热，就是得了温病；如果尺肤不热，脉滑，就是得了风病；如果脉涩，就是得了痹病。入一呼一吸时，如果脉搏跳动八次以上，表明精气衰夺，是死脉；如果脉搏中断，绝而不来，也是夕三脉；如果脉搏节律不匀，散乱无序，时慢时快，则说明气血紊乱，亦是死脉。

【原文】

平人之常气禀于胃，胃者平人之常气也；人无胃气曰逆，逆者死。春胃^①微弦曰平，弦多胃少曰肝病，但弦无胃曰死；胃而有毛曰秋病，毛甚曰今病。藏真^②散^③于肝，肝藏筋膜之气也。夏胃微钩^④曰平，钩多胃少曰心病，但钩无胃曰死；胃而有石曰冬病，石甚曰今病。藏真通于心，心藏血脉之气也。长夏胃微耎弱曰平，弱多胃少曰脾病，但代无胃曰死；耎弱有石曰冬病，弱甚曰今病。藏真濡于脾，脾藏肌肉之气也。秋胃微毛⑤曰平，毛多胃少曰肺病，但毛无胃曰死；毛而有弦曰春病，弦甚曰今病。藏真高于肺，以行荣卫阴阳也。冬胃微石⑥曰平，石多胃少曰肾病，但石无胃曰死；石而有钩曰夏病，钩甚曰今病。脏真下于肾，肾脏骨髓之气也。

【注释】

①胃：指脉中的胃气。《玉机真藏论》："脉弱以滑，是有胃气。"《终始篇》："邪气来也，紧而疾；谷气来也，徐而和。"是皆胃气之谓。脉有胃气，是有柔和的现象。

②藏真：指五脏所藏的真气。姚止庵："五藏既以胃气为本，是胃者五藏之真气也，故曰藏真。无病之人，胃本和平，其气随五藏而转。是故入于肝，则遂其散发之机，于是肝得和平之气以养其筋膜而无劲急之患。"

③散：吴崐："肝气喜散。春时肝木用事，故五藏天真之气，皆散于肝。"

④钩：王冰："前曲后居，如操带钩也。"即脉洪大有来盛去衰的现象。

⑤毛：王冰："秋脉也。谓如物之浮，如风吹毛也。"即脉来轻虚以浮，指端的感觉有如按在毛上。

⑥石：马莳："冬时肾脉必主于石，如石之沉于水也。"即脉来如石沉水。

【语译】

人的正常脉气来源于胃，胃气是平人脉息的正常之气，人的脉息中如果没有胃气，就是逆象，出现逆象就会死亡。

春季的脉象，如果弦中带有冲和的胃气，为平脉；弦多而冲和的胃气少，说明肝脏有病；只见弦脉而全无冲和的胃气，就是死脉；脉中虽有胃气，却兼见毛脉之象，是春见秋脉，可预知到了秋天就会生病，如果毛脉之象明显，则金克木，会立即发病。春季肝气旺盛，五脏的真气输散于肝，以养筋膜，因此说肝藏滋养筋膜之气。

夏季的脉象，如果钩中带有冲和的胃气，为平脉；钩多而冲和的胃气少，缺少和缓之象，说明心脏有病；只见钩脉而全无冲和的胃气，就是死脉；脉中虽有胃气，却兼见石脉之象，是夏见冬脉，可预知到了冬天就要发病；如果石脉之象明显，则水克火，会立即发病。夏季心气旺盛，五脏的真气输通于心，心主血脉，因此说心藏充养全身血脉之气。

长夏季节的脉象，如果弱中有冲和的胃气，为平脉；弱多而冲和的胃气少。说明脾脏有病；只见代脉而全无冲和的胃气，就是死脉；弱脉中兼见石脉之象，是长夏见冬脉，可预知预到了冬天就要发病；如果弱脉之象很明显，会立即生病。长夏季节脾气旺盛，五脏的真气濡养于脾，脾主肌肉，因此脾藏滋养肌肉之气。秋季的脉象，如果毛中带有冲和的胃气，为平脉；毛多而冲和的胃气少，表明肺脏有病；只见毛脉而全无冲和的胃气，就是死脉；毛脉中兼见弦脉之象，就是金气衰败，木反侮金，可预知到了春天就要发病；如果弦脉之象明显，会立即发病。秋季肺气旺盛，五脏的真气上交于肺，因为百脉朝会于

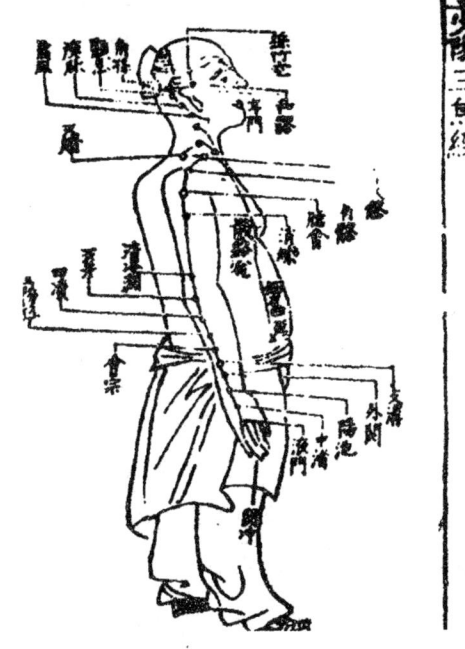

明代高武《针灸聚英》经穴图中的手少阳三焦经图

肺，营行脉中，卫行脉外，因此说肺藏主运行荣卫阴阳之气。

冬季的脉象，如果石中带有冲和的胃气，为平脉；石多而冲和的胃气少，表明肾脏有病；只见石脉而全无冲和的胃气，就是死脉；石脉中兼见钩脉之象，是水气衰败，火反侮水，可预知到了夏季就要发病；如果钩脉之象明显，会立即发病。冬季肾气旺盛，而居于人体的下焦，五脏真气下藏于肾，肾能滋养骨，因此说肾藏充养骨髓之气。

【原文】

胃之大络，名曰虚里①。贯鬲络肺，出于左乳下，其动应衣②，脉宗气③也。盛喘数绝者，则病在中；结而横④，有积矣；绝不至曰死。乳之下，其动应衣，宗气泄也。

【注释】

①虚里：《沈氏经络全书》："乳根穴分也。"在左乳下，心尖搏动处。

②其动应衣：《甲乙经》作"其动应手"，为是，可从改。

③宗气：王冰："宗，尊也，主也，谓十二经络之尊主也。"即水谷所生之精气，加上肺吸入自然之清气，积于胸中，为脉之所宗，故称"宗气"。

④结而横：结，脉象。吴崐："脉来迟，时一止，曰结。横，横格于指下也。"指虚里脉气横斜，动应指下。

【语译】

胃经的大络，名叫虚里，其络从胃贯穿膈肌向上联络于肺，脉出于左乳之下，搏动时手可以感觉得到，它是受到聚积在胸中的宗气鼓动而搏动的。假如虚里脉搏动急促，并时有停歇，说明中气不守，病变在膻中；如果脉来迟缓有歇止兼见长而竖直位置横移的，表明有积滞；如果脉跳动断绝而不再来，则是死脉。如果虚里搏动亢进，啕前的上衣也随之颤动，这是宗气不能藏蓄而外泄的表现。

【原文】

欲知寸口①太过与不及。寸口之脉中手②短者，曰头痛。寸口脉中手长者，曰足胫痛。寸口脉中手促上击者，曰肩背痛。寸口脉沉而坚者，曰病在中。寸口脉浮而盛者，曰病在外。寸口脉沉而弱，曰寒热及疝瘕、少腹痛。寸口脉沉而横，曰胁下有积，腹中有横积痛。寸口脉沉而喘，曰寒热。脉盛滑坚者，曰病在外。脉小实而坚者，病在内。脉小弱以涩，谓之久病。脉滑浮而疾者，谓之新病。脉急者，曰疝瘕少腹痛。脉滑曰风。脉涩曰痹。缓而滑曰热中。盛而紧曰胀。脉从阴阳，病易已；脉逆阴阳，病难已。脉得四时之顺，曰病无他；脉反四时及不间藏③，曰难已。臂多青脉，曰脱血。尺脉缓涩，谓之解㑊④安卧。脉盛，谓之脱血。尺涩脉滑，谓之多汗。尺寒脉细，谓之后泄。脉尺麤常热者，谓之热中。肝见庚辛死，心见壬癸死，脾见甲乙死，肺见丙丁死，肾见戊己死，是谓真脏见皆死。

【注释】

①寸口：亦称脉口或气口。在这里是概括寸、关、尺三部而言的。

②中手：指脉息应指而言。

③不间藏：张介宾："间藏者，传其所生也。"如肝不传脾而传心，心不传肺而传脾，其气相生，虽病亦微。不间藏，指相克而传。如心病传肺，肺病传肝，肝病传脾，脾病传肾或肾病传心等。故曰难已。

④解㑊：高世栻："解、懈同。㑊，音亦。"张志聪："懈惰也。"即懈怠懒动。

【语译】

切脉要懂得寸口脉太过和不及的情况。寸口脉象应指而短，会出现头痛症状；寸口脉应指而长，会出现足胫疼痛的症状；寸口应指急疾有力，上搏指下，会出现肩背疼痛的症状；寸口脉沉而坚实，疾病在内部；寸口脉轻浮而洪大，疾病在外部；寸口脉沉而微弱，会出现寒热、疝瘕聚集少腹痛等病；寸口脉沉而横居，表明胁下或腹中有积块而疼痛；寸口脉沉而急促，会出现寒热病。

脉象盛滑而坚的，病邪在外部；脉象小实而坚的，病邪在内部。脉象小弱而涩滞的，是久病；脉象滑浮而急促的，是新病。脉象劲急的，会出现疝瘕聚集少腹痛。脉象滑利的，是风病；脉象涩滞的，是痹病；脉象迟缓而滑利的，表明热邪在脾脏，是热中病；脉象盛大而坚的，是寒气痞满，会出现腹胀。

如果脉象和病证的阴阳属性一致，比如阳病在阳脉，阴病在阴脉，疾病就容易治愈；如果脉象和疾病的阴阳属性相反，比如阳病在阴脉，阴病在阳脉，疾病就很难治愈。脉象和四时阴阳相应，是顺，比如春弦、夏钩、秋毛、冬石，即便发病，也无危险；如果脉象和四时阴阳相反及不间脏而传变，疾病就很难治愈。

臂上有多处青筋显露的，是血少脉空，失血造成的。尺肤和缓而脉象艰涩，是气血不足的表现，多出现疲惫倦怠、卧床不起的情况。尺肤发热而脉象洪大，说明火旺盛于内，会造成脱血。尺肤涩滞而脉象滑利，表明阳气有余，因此有多汗的症状。尺肤寒而脉象细的，表明阴寒之气过盛，因此多发泄泻。脉象粗大，尺肤常热，是阳盛于内的表现，多发热中病。

若肝的真脏脉出现，到庚辛日就会死亡；心的真脏脉出现，到壬癸日就会死亡；脾的真脏脉出现，到甲乙日就会死亡；肺的真脏脉出现，到丙丁日就会死亡；肾的真脏脉出现，到戊已日就会死亡。也就是说，只要真脏脉出现，均会死亡。

【原文】

颈脉①动喘疾咳，曰水。目裹②微肿，如卧蚕起之状③，曰水。溺黄赤，安卧者，黄疸。已食如饥者，胃疸④。面肿曰风。足胫肿曰水。目黄者曰黄疸。妇人手少阴脉动甚者，妊子也。

脉有逆从四时，未有藏形⑤，春夏而脉瘦⑥，秋冬而脉浮大，命曰逆四时也。风热而脉静，泄而脱血脉实，病在中脉虚，病在外脉涩坚者，皆难治，命曰反四时也。

人以水谷为本，故人绝水谷则死，脉无胃气亦死。所谓无胃气者，但得真藏脉，不得胃气也。所谓脉不得胃气者，肝不弦，肾不石也。太阳⑦脉至，洪大以长；少阳脉至，乍数乍疏，乍短乍长；阳明脉至，浮大而短。

①颈脉：王冰："谓耳下及结喉旁人迎脉者也。"就是颈动脉，古人称为"人迎脉"。

②目裹：即上下眼胞。

③卧蚕起之状：蚕眠之后必脱皮，脱皮之后其皮色润泽有光。

④胃疸：病名，系黄疸之一种。因其食已如饥，故称"胃疸"。

⑤未有藏形：马莳："未有正藏之脉相形，而他藏之脉反见。"

⑥春夏而脉瘦，瘦小也。新校正："按《玉机真藏论》作'沉涩'。"

⑦太阳、少阳、阳明：少阳主正月、二月，阳明主三月、四月，太阳主五月、六月。

【语译】

颈部之脉搏动过盛，并且气喘急促伴有咳嗽的，是水肿病。眼睑浮肿如卧蚕的，也是水肿病。小便色黄而红，且喜卧的是黄疸病。进食后很快有饥饿感的，是胃疸病。风为阴邪，下先受之，面部浮肿，便是由风邪造成的风水病。水湿为阴邪，下先受之，足胫浮肿，便是由水湿引起的水肿病。眼睛发黄的，是黄疸病。女子手少阴心脉搏动明显，是怀孕的征象。

脉象有与四时有相应的，也有不相应的，假如在应当出现某脏脉的季节没有出现该脏脉，如春夏季没有弦、洪的脉象，却出现沉、涩的脉象；秋冬季没有毛、石脉象，却出现浮大的脉象，就是与四时相反。

风热属阳邪，脉象应该浮大，却反而沉静的；泄利脱血之病，使津液和血受损，脉象应该虚而细，却反而实大的；疾病在里，脉象应该有力，正气尚且旺盛，能够抵抗病邪，却反而出现脉虚之象的；疾病在外，脉象应浮大而滑利，因为病邪仍在体表，现在却出现坚涩之象的，这些脉象相反的疾病，都极难治愈，叫"反四时"。

人的生命依靠水谷的营养，因此一旦断绝了水谷，就会死亡；胃气化生于水谷，如果脉象中没有胃气，人也会死。没有胃气的脉，是指只见真脏脉，而无和缓的胃气脉。脉不得胃气，是指肝脉见不到微弦脉，肾脉见不到微石脉等。

太阳主时的五月和六月，脉象洪大而长；少阳主时的正月和二月，脉象不稳，时快时慢，时短时长；阳明主时的三月和四月，脉象浮大而短。

【原文】

夫平心脉来，累累如连珠，如循琅玕①，曰心平，夏以胃气为本；病心脉来，喘喘②连属，其中微曲，曰心病；死心脉来，前曲后居③，如操带钩，曰心死。

平肺脉来，厌厌聂聂④，如落榆荚⑤，曰肺平，秋以胃气为本；病肺脉来，不上不下，如循鸡羽⑥，曰肺病；死肺脉来，如物之浮，如风吹毛，曰肺死。

平肝脉来，耎弱招招⑦，如揭长竿末梢，曰肝平，春以胃气为本；死肝脉来，盈实而滑，如循长竿，曰肝病；病肝脉来，急益劲，如新张弓弦，曰肝死。

平脾脉来，和柔相离，如鸡践地⑧，曰脾平，长夏以胃气为本；病脾脉来，实而盈数，如鸡举足⑨，曰脾病；死脾脉来，锐坚如乌之喙⑩，如鸟之距⑪，如屋之漏⑫，如水之流⑬，曰脾死。

平肾脉来，喘喘累累如钩，按之而坚，曰肾平，冬以胃气为本；病肾脉来，如引葛⑭，按之益坚，曰肾病；死肾脉来，发如夺索⑮，辟辟如弹石⑯，曰肾死。

【注释】

①琅（láng）玕（gān）：张介宾："《说文》曰：琅玕似珠。言其盛满滑利，即微钩之义也。"即似珠和美玉，有柔滑之意。

②喘喘：马莳："其来如喘，又喘而连属，且中手而偃曲，有钩多胃少之义。"形容脉来如喘气急促的样子。

③前曲后居：是形容心脉失却冲和之气，但钩无胃之象。张介宾："前曲者，谓轻取则坚强而不柔。后居者，谓重取则实牢而不动。"

④厌厌聂聂：吴崐："翩翻之状，浮薄而流利也。"

⑤如落榆荚：马莳："有轻虚以浮之意。"形容脉象的轻浮和缓。

⑥如循鸡羽：吴崐："如循鸡羽，涩而难也。"

⑦招招：马莳："招招者，迢迢也。迢迢然长竿末梢，最为软弱，揭之则似弦而甚和。"形容脉象的柔弱和软：

⑧如鸡践地：张介宾："从容轻缓也。此即充和之气。"形容如鸡足踏地，和缓徐行的脉象。

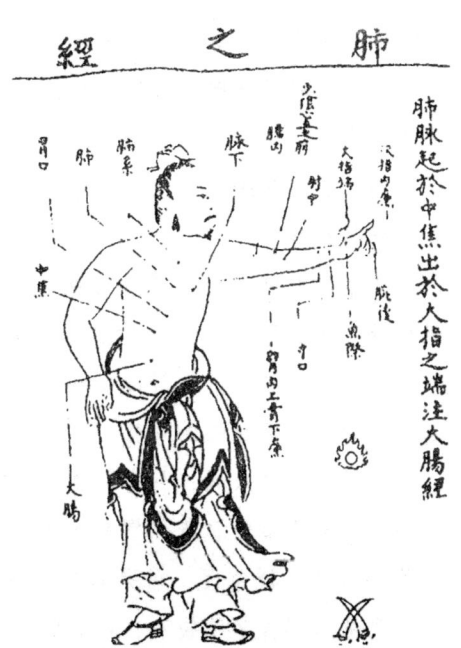

明抄本《普济方》经脉图中的肺脉走向图

⑨如鸡举足：汪机："践地，是鸡不惊而徐行也。举足，被惊时疾行也。况实数与轻缓相反，彼此对看，尤见明白。"形容脉象疾而不缓。

⑩如乌之喙（huì 汇）：张介宾："喙音诲，作'嘴'字讲。"如乌之喙，是坚曲的意思。

⑪如鸟之距：张介宾："距，权与切，鸡足钩距也。"言如鸟距有钩的意思。

⑫如屋之漏：王冰："屋漏，谓时动复住。"形容脉象如屋漏水，点滴无伦次。

⑬如水之流：张介宾："去而不返也"。如水流去而不返的意思。

⑭如引葛：高世栻："如引葛藤之上延，散而且蔓，不若钩之有本矣。"形容脉象的坚搏牵连。

⑮发如夺索：吴崑："两人争夺其索，引长而坚劲也。"即长而坚劲的意思。

⑯辟辟如弹石：高世栻："辟辟，来去不伦也。如弹石，圆硬不软也。此但石无胃，故曰肾死。"形容脉象的坚实。

【语译】

正常的心脉来时，像一颗颗连续不断滚动的圆珠一样，往来圆滑，又像触摸到琅玕玉石一样温润，这叫心脏的平脉。夏季的脉象以胃气为本，应当柔和而微钩。假如心脉来时急促，急数相连，带有微曲之象，就是病脉。如果心脉来时前面弯曲后面端直，如同触摸皮带上的钩子一样坚实，毫无柔和之象，就是死脉。

正常的肺脉来时，轻浮虚软，如同榆叶飘落，这是肺的平脉。秋季的脉象以胃气为根本，应当和缓而微毛。肺脉不上不下，滞涩得好像触摸在鸡毛上一样，就是病脉。肺脉来时，像物体漂浮在水上，又像风吹动羽毛，轻浮无根，飘忽不定，就是死脉。

正常的肝脉来时，柔和而弦长，如同举起长竿的末端一样，柔长而具有弹性，这是肝的平脉。春季的脉象以胃气为根本，应当柔软而微弦。如果肝脉坚硬、充实而滑利，好像触摸长竿一样，坚硬绵长，就是病脉。如果肝脉来时，弦急而紧急，好像新张的弓弦一样绷急而强硬，就是死脉。

正常的脾脉来时，从容轻缓、节律均匀，如同鸡足踏地徐行一样，这是脾的平脉。长夏季节的脉象以胃气为根本，应当舒缓。脾脉来时，坚实充盈而急数，好像鸡举足一样急促，就是病脉。脾脉来时，锐坚而无柔和之气，如同乌鸦的嘴、鸟的爪那样坚硬锐利，或者跳动中时有歇止，毫无规律，好像房屋漏水，点滴不规则，或者像流水一样一去不返，都是死脉。

正常的肾脉来时，沉石圆滑连续不断，并兼有曲回之象，按压坚实有根，好像心之钩脉，这是肾的平脉。冬季的脉象以胃气为根本，应当柔和而微石。如果肾脉如同牵引葛藤一样，越按越硬，就是病脉。如果肾脉好像从两侧抢夺的绳索一样，绵长而急促，或者如用手指弹石头一般坚硬，就是死脉。

卷第六

玉机真脏论篇第十九

【题解】

本篇主要讨论了四时五脏的不同脉象和真脏脉。其次论述了五脏疾病传变规律，提出了五实五虚的概念。

【原文】

黄帝问曰：春脉如弦，何如而弦？岐伯对曰：春脉者肝也，东方木也，万物之所以始生也，故其气来，耎弱轻虚而滑，端直以长，故曰弦，反此者病。帝曰：何如而反？岐伯曰：其气来实而强，此谓太过，病在外；其气来不实而微，此谓不及，病在中。帝曰：春脉太过与不及，其病皆何如？岐伯曰：太过则令人善怒，忽忽①眩冒而巅疾②；其不及则令人胸痛引背，下则两胁胠③满。

【注释】

①忽忽：精神不定，失意貌。司马迁报任少卿书："居则忽忽若有所亡。"

②巅疾：在此指癫痫一类病，非指头病。《太素》卷十四四时脉形、《脉经》卷三第四、《千金》卷十一第一均作"癫"，可证。

③胠：指胁上腋下的部位。

【语译】

黄帝问道：春季脉象如弦，那什么样算是弦呢？

岐伯说：春季脉象通于肝脏，属东方之木，具有万物生长的气象。由于脉气来时濡润柔弱，轻虚滑利，正直而长，所以叫弦脉。如果脉象与此不符，就是病脉。

黄帝问：什么样算是不符呢？

岐伯说：脉象搏指有力，这叫做太过，表明疾病在外部；如果虚弱不实，就是不及，表明疾病在内部。

黄帝问：春季脉象太过和不及会引发哪些疾病？

岐伯说：春脉太过会使人记忆力减退，精神恍惚，头昏眼晕，并引发巅顶疾病；春脉不及会使人胸部疼痛，并牵涉背部疼痛，向下则引起两侧胁肋部位胀满。

【原文】

帝曰：善。夏脉如钩，何如而钩？岐伯曰：夏脉者心也，南方火也，万物之所以盛长也，故其气来盛去衰，故曰钩，反此者病。帝曰：何如而反？岐伯曰：其气来盛去亦盛，此谓太过，病在外；其气来不盛去反盛，此谓不及，病在中。帝曰：夏脉太过与不及，其病皆何如？岐伯曰：太过则令人身热而肤痛，为浸淫[1]；其不及则令人烦心，上见咳唾，下为气泄[2]。

【注释】

①浸淫：有二说。一解为逐渐蔓延的意思。王冰注："浸淫流布于形分。"《素问识》："宋玉风赋，夫风生于地，起于青蘋之末，浸淫溪谷。《汉书》五王传师古注：浸淫，犹渐染也。当从王义。"又，张志聪注："浸淫，肤受之疮，火热盛也。"指火盛所致肤疮而言。据《金匮》卷上第十八证之，则汉代以前早有以"浸淫"为疮名者，且动词"为"字之后，应指具体病或证名，故当以后说为是。

②气泄：即转矢气。吴崐注："后阴气失也。"

【语译】

黄帝道：说得太好了！夏季的脉象如钩，那什么样算是钩呢？

岐伯说：夏季脉象通于心脏，属南方之火，具有万物盛长的气象。由于脉气来时充实旺盛，去时轻微，好像钩的形状，所以叫钩脉。如果脉象与此不符，就是病脉。

黄帝问：什么样算是不符呢？

岐伯说：脉气来时充盛，去时也充

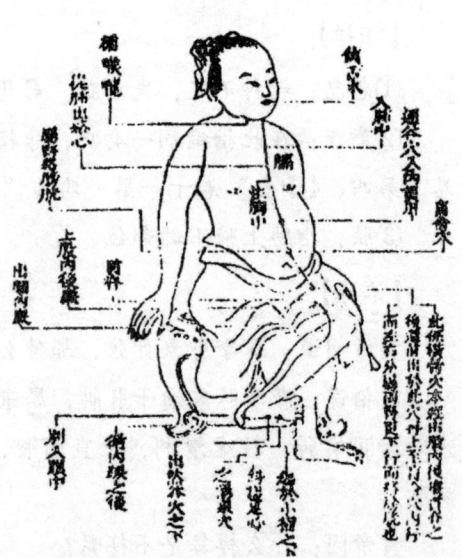

肾经循行图

《刺灸心法要诀》中的肾经循行图

盛，这叫太过，是病邪在外部的反映；如果脉气来时不盛，去时却充盈有余，就叫不及，是病邪在内部的反映。

黄帝问：夏象太过和不及会引发哪些疾病？

岐伯说：夏脉太过会使人身体发热，皮肤疼痛，引发浸淫疮；夏脉不及会使人心烦焦躁，在上出现咳吐涎唾的症状，在下出现泄泻之症。

【原文】

帝曰：善。秋脉如浮，何如而浮？岐伯曰：秋脉者肺也，西方金也，万物之所以收成也，故其气来，轻虚以浮，来急去散，故曰浮，反此者病。帝曰：何如而反？岐伯曰：其气来，毛而中央坚，两傍虚，此谓太过，病在外；其气来，毛而微，此谓不及，病在中。帝曰：秋脉太过与不及，其病皆何如？岐伯曰：太过则令人逆气而背痛，愠愠然[1]；其不及则令人喘，呼吸少气而咳，上气见血，下闻病音[2]。

【注释】

[1]愠愠然：气郁而不舒畅的意思。马莳注："不舒畅也。"

[2]下闻病音：谓喘息喉间有声音。《太素》卷十四四时脉形注："下闻胸中喘呼气声也。"

【语译】

黄帝道：说得好！秋季脉象如浮，那什么样算是浮呢？

岐伯说：秋季脉象通干肺脏，属西方之金，具有万物收成的气象。由于脉气来时轻浮虚弱，来时急促去时散乱，所以叫浮脉。如果脉象与此不符，就是病脉。

黄帝问：什么样算是不符呢？

岐伯说：脉气来时虚浮柔软，中间坚实，两旁空虚，就是太过，这是疾病在外部的反映；脉气来时浮软而微弱，就叫不及，是疾病在内部的反映。

黄帝问：秋季脉象的太过和不及会引发哪些疾病呢？

岐伯说：秋脉太过会导致气上逆，引发背部疼痛，郁闷不舒；秋脉不及，会使人喘呼咳嗽，在上会出现气逆咯血，在下会听到胸喉间有喘呼的声音。

【原文】

帝曰：善。冬脉如营[1]，何如而营？岐伯曰：冬脉者肾也，北方水也，万物之所以合藏也，故其气来沉以搏，故曰营，反此者病。帝曰：何如而反？岐伯曰：其气来如弹石者，此谓太过，病在外；其去如数②者，此谓不及，病在中。帝曰：冬脉太过与不及，其病皆何如？岐伯曰：太过则令人解㑊，脊脉痛而少气不欲言；其不及则令人心悬如病饥③，䏚④中清，脊中痛，少腹满，小便变赤黄。帝曰：善。

【注释】

①冬脉如营：指冬天出现的沉石脉象。《太素》卷十四四时脉形注："营，聚也。万物收藏归根，气亦得深搏骨，沉聚内营，故曰如营也。"吴崐注："营，营垒之营，兵之守者也。冬至闭藏，脉来沉石，如营兵之守也。"

②其去如数：指其脉去快速，好似数脉。数主热，而此处主虚，故用如数形容，以示区别。《类经》五卷第十注："其去如数者，动止疾促，营之不及也，盖数本属热，而此真阴亏损之脉，亦必紧数，然愈虚则愈数，原非阳强实热之数，故云如数，则辨析之意深矣"。

③心悬如病饥：指心空虚而怯，如有饥饿感。

④䏚（miǎo 秒）：指季胁下空软之处而言。

【语译】

黄帝道：说得对！冬季的脉象如营，那什么样算是营呢？

岐伯说：冬季脉象通于肾脏，属北方之水，具有万物闭藏的气象。由于脉气来时沉而有力，所以叫营脉。如果脉象与此不符，就是病脉。

黄帝问：什么样算是不符呢？

岐伯说：脉来时如同弹击石头一样坚硬，这是太过，表明疾病在外部；如果脉去虚弱，就是不及，表明疾病在内部。

黄帝问：冬脉的太过和不及会引发哪些疾病？

岐伯说：冬脉太过会使人精神不振，身体疲乏，脊骨作痛，呼吸短促，不愿言语；冬脉不及会使人的心像饥饿时一样感到空悬，两胁肋下空软的部位清冷，脊骨疼痛，少腹部胀满，小便也出现异常。

黄帝说：说得对！

【原文】

帝曰：四时之序，逆从之变异也，然脾脉独何主？岐伯曰：脾脉者土也，孤脏以灌四傍者也①。帝曰：然则脾善恶，可得见之乎？岐伯曰：善者不可得见，恶者可见②。帝曰：恶者何如可见？岐伯曰：其来如水之流者，此谓太过，病在外；如鸟之喙者，此谓不及，病在中。帝曰：夫子言脾为孤脏，中央土以灌四傍，其太过与不及，其病皆何如？岐伯曰：太过则令人四肢不举；其不及，则令人九窍不通，名曰重强③。帝瞿然④而起，再拜而稽首⑤曰：善。吾得脉之大要，天下至数。《五色》、《脉变》、《揆度》、《奇恒》，道在于一。神转不回，回则不转，乃失其机。至数之要，迫近以微，著之玉版，藏之藏府⑥，每旦读之，名曰玉机⑦。

【注释】

①孤脏以灌四傍者也：《类经》五卷第十注："脾属土，土为万物之本，故运行水谷，化津液以灌溉于肝心肺肾之四脏者也。土无定位，分王四季，故称为孤脏。"本文所谓孤脏，指土在四方无定位，而应于四维（亦称四隅），在人则脾居中央，以养其余四脏。

②善者不可得见，恶者可见：正常的脾脉，体现于四季之脉象（弦、钩、毛、石）中有柔软和缓之象，而不能单独出现，故曰"善者不可见"。若脾之病脉，则可单独出现，故曰："恶者可见"。《太素》卷十四四时脉形注："善，谓平和不病之脉也。弦、钩、浮、营四脉见时，皆为脾胃之气滋灌俱见，故四脏脉常得和平。然则脾脉以他为善，自更无善也，故曰：善者不可见也。恶者，病脉也，脾受邪气脉见关中，诊之得知，故曰：可见也。"

③重强：《太素》卷十四四时脉形注："不行气于身，故身重而强也。"王冰注："重，谓脏气重迭。强，谓气不和顺。"吴崐注："言邪胜也。"《类经》五卷第十注："不柔和貌，沉重拘强也。"诸说不一，姑从王冰注。

④瞿然：惊悟貌。《礼记》檀弓云："曾子闻之瞿然。"郑注："惊变也。"

⑤稽首：古时一种跪拜礼，叩头到地，是九拜中最恭敬者。《周礼》春官·大祝贾公彦疏："一曰稽首，其稽，稽留之字。头至地多时，则为稽首也。"

⑥藏之藏府：《类经》五卷第十注："藏之藏府，以志不忘。"按：藏府，指府库而言，如《汉书》文三王传："及死，藏府余黄金四十万余斤。"本文似当属此义，《太素》作"藏之于府"可证。

⑦名曰玉机：《类经》五卷第十注："以璇玑玉衡，可窥天道，而此篇神理，可窥人道。故以并言，而实则珍重之辞也。"

【语译】

黄帝问：春夏秋冬四季的变化，是导致脉象逆顺变化的根源。但这当中没有说到脾脉，不知脾脉究竟与哪个时令相通呢？

岐伯说：脾脉属土，居于中央，是孤脏，具有灌溉滋养肝、心、肺、肾四脏的功能。

黄帝问：从脾脉上能看出正常和异常变化吗？

岐伯说：正常的脾脉看不到，只有有病的脾脉才能看到。

黄帝道：脾的病脉是怎样的？

岐伯说：脾脉来时像如流水一样散乱，是太过，表明疾病在外部；脾脉来时像鸟的嘴一样尖锐坚硬，是不及，表明疾病在中部。

黄帝问：您说脾是孤脏，位于中央，属土，灌溉肝、心、肺、肾四脏，其太过和不及会引发什么疾病？

岐伯说：脾脉太过会使人四肢不能举动，不及会导致九窍塞塞不通，这种病症叫重强。

黄帝惊悟，霍然而起，恭敬地拜了两拜，说：讲得太好了！我掌握诊脉的要领了，这是天下十分重要的道理。《五色》、《脉变》、《揆度》、《奇恒》等书（另有解释：脉和色的变化规律以及天地阴阳至数和五脏神气互传的道理），都阐述了相同的道理。神气的运转按照一定的顺序向前，就可以保持生机；违背顺序，倒退向后，就会失掉生机。这个道理，迫近天常，又十分微妙，应该把它刻在玉版上，藏在枢要内府，每天早晨诵读，就把它称作《玉机》吧。

【原文】

五脏受气于其所生[①]，传之于其所胜[②]，气舍于其所生[③]，死于其所不胜[④]。病之且死，必先传行至其所不胜，病乃死。此言气之逆行也，故死。肝受气于心，传之于脾，气舍于肾，至肺而死。心受气于脾，传之于肺，气舍于肝，至肾而死。脾受气于肺，传之于肾，气舍于心，至心而死。肺受气于肾，传之于肝，气舍于脾，至心而死肾受气于肝，传之于心，气舍于肺，至脾而死，此皆逆死也。一日一夜五分之[⑤]，此所以占死生之早暮也。

【注释】

①受气于其所生：即受病邪之气于自己

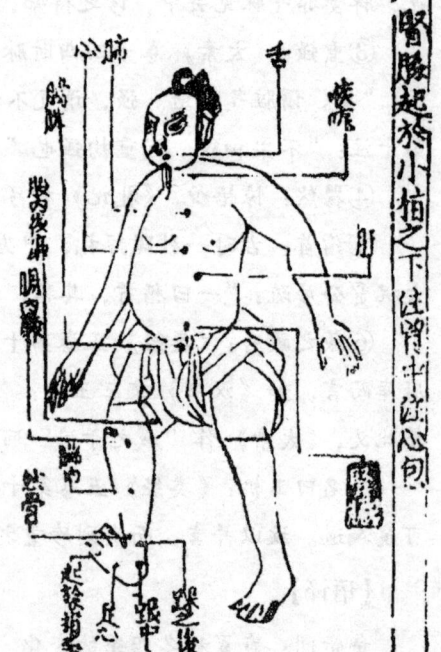

金代《子午流注针经》经脉图中的肾脉走向图

所生之脏。如肝受气于心。气，指病气。

②传之于其所胜：即传给自己所克之脏。如肝病传之于脾。

③气舍于其所生：即病气留止于生我之脏。如肝病气舍于肾。

④死于其所不胜：即病气最后传到克我之脏而死。如肝病传至肺而死。

⑤一日一夜五分之：就是将一日一夜的时间，划分为五个阶段。以配合五脏。如平旦属肝，日中属心，薄暮属肺，夜半属肾，午后属脾。张志聪注："昧旦主甲乙，昼主丙丁，日昃主戊己，暮主庚辛，夜主壬癸。"

【语译】

五脏的疾病，从它的所生之脏，传给它的所克之脏，病邪留止在生已之脏，死于已所不克之脏。当疾病严重到将死的程度时，一定先传给克已之脏，病人才会死。这是病气的逆行传变，所以会致人死亡。

比如，肝脏接受从心脏传来的病气，又传给脾脏，病气留止在肾脏，传到肺脏后会致死。心脏接受从脾脏传来的病气，传给肺脏，留止在肝脏，传到肾脏后会致死。脾脏接受从肺脏传来的病气，传给肾脏，留止在心脏，传到肝脏后会致死。肺脏接受来自肾脏的病气，传给肝脏，病气留止在脾脏，传到心脏后会致死。肾脏接受来自肝脏的病气，将其传给心脏，病气留止在肺脏，传到脾脏后会致死。以上这些都是病气的逆行传变，所以会致死。如果把一个昼夜划分成五个阶段，分别与五脏相配，就能推测出死亡的时间。

【原文】

黄帝曰：五脏相通，移皆有次，五脏有病，则各传其所胜。不治，法三月若六月，若三日若六日①，传五脏而当死。是顺传所胜之次。故曰：别于阳者，知病从来；别于阴者，知死生之期②。言知至其所困而死。

是故风者百病之长也③，今风寒客于人，使人毫毛毕直，皮肤闭而为热，当是之时，可汗而发也；或痹不仁肿痛，当是之时，可汤熨及火灸刺而去之。弗治，病入舍于肺，名曰肺痹④，发咳上气。弗治，肺即传而行之肝，病名曰肝痹⑤，一名曰厥，胁痛出食，当是之时，可按若刺耳。弗治，肝传之脾，病名曰脾风⑥，发瘅，腹中热，烦心出黄⑦，当此之时，可按可药可浴。弗治，脾传之肾，病名曰疝瘕，少腹冤热⑧而痛，出白⑨，一名曰蛊⑩，当此之时，可按可药。弗治，肾传之心，病筋脉相引而急，病名曰瘈⑪，当此之时，可灸可药。弗治，满十日，法当死。肾因传之心，心即复反传而行之肺，发寒热，法当三岁死，此病之次也。然其卒发者，不必治于传，或其传化有不以次，不以次入者，忧恐悲喜怒，令不得以其次，故令人有大病矣。因而喜大虚则肾气乘矣，怒则肝气乘矣，悲则肺气乘矣，恐则脾气乘矣，忧则心气乘矣，此其道也。故病有五，五五二十五变⑫，及其传化。传，乘之名也。

【注释】

①法三月若六月，若三日若六日：此指患病之后传变的过程，有快慢的不同。慢者或三个月就传遍五脏，或六个月传遍五脏；快者或三天或六天就能传遍五脏。

②别于阳者，……知死生之期：《类经》四卷第二十四注："阳者言表，谓外候也。阴者言里，谓胜气也。凡邪中于身，必证形于外，察其外证，即可知病在何经。故别于阳者，知病从来。病伤脏气，必败真阴，察其根本，即可知危在何日。故别于阴者，知死生之期。此以袁里言阴阳也。"

③风者百病之长也：风邪为百病之先导，百病之生，常先因于风气，故为百病之长。《太素》卷二十八痹论注："百病因风而生，故为长也。以因于风，变为万病，非唯一途，故风气以为病长也。"王冰注："言先百病而有之。"又，李今庸云："这里'长'作'始'字解。为'百病之始'的'风'字，当作'气'字解，指'六气'。"此说可参。

④肺痹、肝痹：参见痹论、四时刺逆从论。

⑤脾风：王冰注："肝气应风，木胜乘土，土受风气，故曰脾风，盖为风气通肝而为名也。"

⑥出黄：王冰注："出黄色于便泻之所也"。吴崑、张介宾均指为黄瘅身黄。张志聪指为小便黄。《素问识》云："下文有'出白'之语，志注似是。"今从后说。

⑦冤热：热极而烦闷的意思。

⑧出白：王冰注："溲出白液也。"吴崑注："淫浊也。"

⑨蛊：在此为病名，指病深日久，形体消瘦，精神萎靡，如虫之食物内损故名。吴崑注："虫蚀阴血之名，虫蚀阴血，令人多惑，而志不定，名曰蛊惑。故女惑男，亦谓之蛊，言其害深入于阴也。此名曰蛊，其亦病邪深入，令人丧志之称乎。"《素问识》云："《左传》昭元年，医和曰：疾不可为也，是谓近女室，疾如蛊，非鬼非食，惑以丧志。……赵孟曰：何为蛊？对曰：淫溺惑乱之所生也。"根据经文"少腹冤热而痛，出白"等症，本文所谓之蛊病，似亦是淫溺惑乱之所生。

⑩瘛：指筋脉拘急、相引一类的病。吴崑注："心主血脉，心病则血燥，血燥则筋脉相引而急，手足拘挛，病名曰瘛。"

⑪故病有五，五五二十五变：五脏皆有自病，故曰"五病"，每脏之病，若未能及时治愈，又可传变于其他四脏，所以每脏之病，都有五变，合为二十五变。

【语译】

黄帝说：五脏是相互通连的，病气的转移，都有一定的次序。如果五脏有病，病气会各自传行于其所克之脏；如果不能把握治病时机，长则三个月、六个月，短则三天、六天，病气传遍五脏就会死亡，这是病气相克的顺传次序。所以说，能辨识三阳，就能知道疾病来自哪里；能辨识三阴，就能知道各脏之病死亡的时间，也就是说，各脏将病气传至其所不胜之脏时，就会死亡。

风邪是引起各种疾病的罪魁祸首，因此被称为百病之长。风寒邪气侵入人体后，会使人毫毛竖起，皮肤闭而发热，这时可用发汗的方法疏散治疗；如果风寒之邪侵入经络，引发肌肉麻痹或肿痛等病时，可用热水熨或拔火罐、艾灸以及针刺等方法，散除邪气。如果不及早治疗，病气会深入肺部，引发肺痹，出现咳嗽上气的症状；如果再不及早治疗，病气从肺传至肝，就会引发肝痹，亦名肝厥，出现胁肋疼痛、吐食的症状，此病可用按摩或针刺的方法治疗；如果再不治疗，病气从肝传至脾，就会引发脾风，出现黄疸、腹中热、心烦、小便色黄等症状，此时可采用按摩、药物或药汤热浴等方法治疗；如果还不治疗，病气从脾传至肾，就会引发瘕病，出现少腹部郁热疼痛、小便色白而混浊的症状，该病也叫蛊病，此时可采用按摩或药物的方法治疗；如果还不治疗，病气从肾传至心，就会引发筋脉牵引拘挛的瘛病，此时可用艾灸或药物疗法治疗；如果仍不治疗，十天后，就会死亡。如果病气从肾传行至心，心反将病传给肺，就会引发寒热症，该病发生后三天就会死，这是疾病传变的一般次序。

如果是突然发生的疾病，就不用依据上面的相传次序去治疗；而有的疾病也不一定是完全依照以上次序传变的，比如忧、恐、悲、喜、怒这五种情志就会使病气不按着这个次第传变，而突然发病。

比如因为过喜而伤心，心气虚弱则肾气会乘虚侵袭心；大怒伤肝，则肺气会乘虚侵袭肝；过悲伤脾，则肝气会乘虚侵袭脾；过恐伤肾，则脾气会乘虚侵袭肾；过忧伤肺，则心气会乘虚侵袭肺。这是五种情志过激所引起的疾病，这类病邪都不依次序传变。因此，虽然五脏只会发生五种疾病，但是通过传变，就有五五二十五种病变。传化，就是乘虚侵犯的意思。

【原文】

大骨枯槁，大肉陷下①，胸中气满，喘息不便，其气动形②，期六月死，真脏脉见，乃予之期日。大骨枯槁，大肉陷下，胸中气满，喘息不便，内痛引肩项③，期一月死，真脏见，乃予之期日。大骨枯槁，大肉陷下，胸中气满，喘息不便，内痛引肩项，身热脱肉破䐃④，真脏见，十日之内死。大骨枯槁，大肉陷下，肩髓内消⑤，动作益衰，真脏未见，期一岁死，见其真脏，乃予之期日。大骨枯槁，大肉陷下，胸中气满，腹内痛，心中不便，肩项身热，破䐃脱肉，目眶陷，真脏见，目不见人，立死，其见人者，至其所不胜之时则死。

【注释】

①大骨枯槁，大肉陷下：大骨，指肩、脊、腰、膝之骨。大骨枯槁指因重病骨软弱无力，不能支持身体。大肉，指尺肤、臀部以及腿部等处肌肉。大肉陷下，指因重病全身肌肉消瘦枯削。《类经》六卷第二十七注："大骨大肉，皆以通身而言，如肩脊腰膝，皆大骨也；尺肤臀肉，皆大肉也。肩垂项倾，腰重膝败者，大骨之枯槁也，尺肤既削，臀部必枯，大肉之陷下也。肾主骨，骨枯则肾败矣。脾主肉，肉陷则脾败矣。"

②其气动形：形容喘息气急，张口抬肩的样子。《太素》卷十四真脏脉形注："喘息气急，肩膺皆动，故曰动形也。"

③内痛引肩项：指胸内疼痛，牵引肩项亦不适或疼痛。内痛，一指心内疼痛。《太素》卷十四真脏脉形注："内痛，谓是心内痛也。心府手太阳脉从肩络心，故内痛引肩项也。"

④脱肉破䐃：形容全身肌肉消瘦，大肉已脱，而肘、膝、胯等处高起之肌

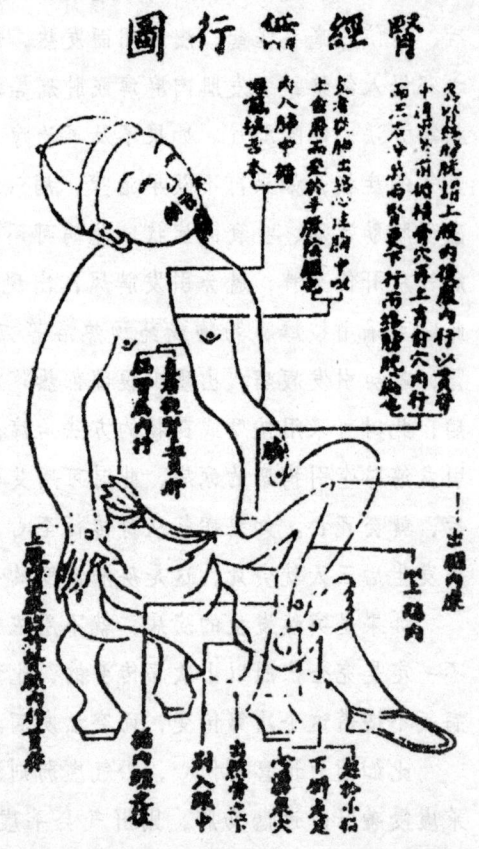

清代陈惠畴《经脉图考》经脉图中的肾经循行图

肉，因卧床日久而溃破。䐃，王冰注："䐃，谓肘膝后肉如块者。"

⑤肩髓内消：有两种解释：一指缺盆深陷，如王冰："肩髓内消，谓缺盆深也。"一指项骨倾，如张志聪："肩髓者，大椎之骨髓，上会于脑，是以项骨倾者，死不治也。"今从张注。

【语译】

全身大骨骼软弱，臂腿部的肌肉瘦消，胸中满闷，呼吸不畅，呼吸时身体随之颤动，这样六个月后就会死亡。若出现肺的真脏脉，即可推测出死亡的日期。

全身大骨骼软弱，臂腿部的肌肉瘦消，胸中满闷，呼吸不畅，胸中作痛，牵引肩项疼痛，这样一个月后就会死亡。若出现脾的真脏脉，即可推测出死亡的日期。

全身大骨骼软弱，臂腿部的肌肉瘦消，胸中满闷，呼吸不畅，胸中作痛，牵引肩项疼痛，周身发热，肌肉消瘦、破溃，若出现肝的真脏脉，则十个月内就会死亡。

全身大骨骼软弱，臂腿部的肌肉瘦消，两肩下垂不能抬起，骨髓消损，动作衰疲无力，如果没有出现肾的真脏脉，则一年后会死亡，如果出现肾的真脏脉，即可推测出死亡的日期。

全身大骨骼软弱，臂腿部的肌肉瘦消，胸中满闷，腹中疼痛，心中气郁不舒，肩项身上都发热，肌肉破溃，眼眶凹陷，这样如果出现肝的真脏脉，精气衰绝，眼睛看不见人，就会立即死亡；如果眼睛还能看见人，是精气尚未枯竭，等病气传至肝脏所不胜之脏的时候，就会死亡。

【原文】

急虚身中卒至①，五脏绝闭，脉道不通，气不往来，譬于堕溺，不可为期。其脉绝不来，若人一息五六至，其形肉不脱，真脏虽不见，犹死也。

【注释】

①急虚身中卒至：指正气突然暴绝，客邪陡然中于人，或客邪卒然至于内脏而发生的病变。吴崑注："急虚，暴绝也；中，邪气深入之名；卒至，卒然而至，不得预知之也。"

【语译】

假如正气暴虚，外邪陡然侵入人体，五脏之气紊乱，全身脉道阻塞，气不能往来，就如同从高处坠下或落水淹没一样，这样的突然发病，是不能预知死亡的具体时间的。如果其脉息断绝而不再来，或者跳动异常急促，一呼气时脉跳五六次，虽然形体没有衰败、真脏脉没有出现，也是要死亡的。

【原文】

真肝脉至，中外急，如循刀刃责责然①，如按琴瑟弦，色青白不泽，毛折，乃死②。真心脉至，坚而搏，如循薏苡子③累累然，色赤黑不泽，毛折，乃死。真肺脉至，大而虚，如以毛羽中人肤④，色白赤不泽，毛折，乃死。真肾脉至，搏而绝，如指弹石辟辟然，色黑黄不泽，毛折，乃死。真脾脉至，弱而乍数乍疏，色黄青不泽，毛折，乃死。诸真脏脉见者，皆死不治也。

黄帝曰：见真脏曰死，何也？岐伯曰：五脏者皆禀气于胃，胃者五脏之本也。脏气者；不能自致于手太阴，必因于胃气，乃至于手太阴也⑤。故五脏各以其时，自为而至于手太阴也⑥。故邪气胜者，精气衰也，故病甚者，胃气不能与之俱至于手太阴，故真脏之气独见，独见者病胜脏也，故曰死。帝曰：善。

【注释】

①责责然：锐利而可畏的样子。马蒔注："可畏也。"

②毛折，乃死：毛发断折，则气血败绝，故主死。《类经》六卷第二十七注："五脏率以毛折死者，皮毛得血气而充，毛折则精气败矣，故皆死。"

③如循薏苡子：形容脉象短实而坚，如以手摸薏苡珠子一样。薏苡子，形如珠子而稍长，俗呼为薏苡珠子。

④如以毛羽中人肤：形容肺脉之浮虚无力，好象羽毛着人皮肤一样的轻虚。

⑤脏气者，……乃至于手太阴也：《类经》六卷第二十七注："谷气入于胃以传于肺，五脏六腑皆以受气，故脏气必因于胃气，乃得至于手太阴，而脉则见于气口。此所以五脏之脉，必赖胃气以为之主也。"

⑥五脏各以其时，自为而至于手太阴也：张志聪注："五脏之气，必因于胃气乃至于手太阴也，又非为微和之为胃气也，即五脏之弦钩毛石，各以其时自为其象而至于手太阴者，皆胃气之所资生。"

【语译】

肝脏的真脏脉来时，内外急劲如循着刀刃震震作响，如按压琴弦一样坚硬端直，面色青白，毫无光泽，毫毛干枯，意味着就要死亡了。心脏的真脏脉来时，坚实硬朗，搏手有力，好像触摸到薏苡子那样短而丰实，面色红黑而不润泽，毫毛干枯，意味着就要死亡了。肺脏的真脏脉来时，盛大而虚空，如同用羽毛触碰人的皮肤一样轻虚，面色白红而不润泽，毫毛干枯，意味着就要死亡了。肾脏的真脏脉来时，搏手似有若无，好像用手弹击石头一样坚硬，面色黑黄而不润泽，毫毛干枯，意味着就要死亡了。脾脏的真脏脉来时，虚弱无力，且忽快忽慢，节律不均匀，面色黄青而不润泽，毫毛干枯，意味着就要死亡了。总之，只要五脏的真脏脉出现，都是无法救治的死症。

黄帝问：为什么出现真脏脉就要死亡呢？

岐伯说：五脏之气，都依靠胃腑水谷的精气来营养，所以胃是五脏之本。五脏之气不能自行到达手太阴寸口，必须依靠胃气的输注才能到达。因而五脏之气才能在其各自所主的时候，以不同的脉象出现于手太阴寸口。假如邪气过盛，胃气必然衰绝。因此疾病严重时，胃气就不能和五脏之气一起到达手太阴，使得真脏脉单独出现在寸口，而真脏脉单独出现表明邪气过盛，脏气受损，所以说人会死亡。

黄帝说：说得太好了！

三部九候论篇第二十

【题解】

本篇讨论了三部九候的诊脉及各种脉象的病证、刺法和死期。其中"必先知经脉，而后知病脉"，"必先审问其所始病，与今之所方病，而后各切循其脉"等原则对脉学有着深刻的指导意义。

【原文】

黄帝问曰：余闻九针于夫子，众多博大，不可胜数。余愿闻要道，以属①子孙，传之后世，著之骨髓，藏之肝肺②，歃血③而受，不敢妄泄，令合天道，必有终始，上应天光星辰历纪④，下副四时五行，贵贱更立，冬阴夏阳，以人应之奈何？愿闻其方。岐伯对曰：妙乎哉问也！此天地之至数。

帝曰：愿闻天地之至数，合于人形血气，通决死生，为之奈何？岐伯曰：天地之至数，始于一，终于九焉。一者天，二者地，三者人；因而三之，三三者九，以应九野。故人有三部，部有三候，以决死生，以处百病，以调虚实，而除邪疾。

帝曰：何谓三部？岐伯曰：有下部，有中部，有上部；部各有三候，三候者，有天，有地，有人也。必指而导之，乃以为真。上部天，两额之动脉；上部地，两颊之动脉；上部人，耳前之动脉。中部天，手太阴也；中部地，手阳明也；中部人，手少阴也。下部天，足厥阴也；下部地，足少阴也；下部人，足太阴也。故下部之天以候肝，地以候肾，人以候脾胃之气。帝曰：中部之候奈何？岐伯曰：亦有天，亦有地，亦有人。天以候肺，地以候胸中之气，人以候心。帝曰：上部以何候之？岐伯曰：亦有天，亦有地，亦有人。天以候头角之气，地以候口齿之气，人以候耳目之气。三部者，各有天，各有地，各有人；三而成天，三而成地，三而成人，三而三之，合则为九。九分为九野，九野为九脏；故神脏五⑤，形脏四⑥，合为九脏。五脏已败，其色必夭，夭必死矣。

帝曰：以候奈何？岐伯曰：必先度其形之肥瘦，以调其气之虚实，实则泻之，虚则补之。必先去其血脉，而后调之，无问其病，以平为期。

帝曰：决死生奈何？岐伯曰：形盛脉细，少气不足以息者危；形瘦脉大，胸中多气者死。形气相得者生；参伍不调⑦者病；三部九候皆相失者死；上下左右之脉相应如参舂⑧者，病甚；上下左右相失不可数者死；中部之候虽独调，与众脏相失者死；中部之候相减者死；目内陷者死。

帝曰：何以知病之所在？岐伯曰：察九候独小者病；独大者病，独疾者病，独迟者病，独热者病，独寒者病，独陷下者病。以左手足上去踝五寸按之，右手当踝而弹之，其应过五寸以上，蠕蠕然⑨者，不病；其应疾，中手浑浑然⑩者病；中手徐徐然⑪者病；其应上不能至五寸，弹之不应者死。是以脱肉身不去⑫者死。中部乍疏乍数者死。其脉代而钩者，病在络脉。九候之相应也，上下若一，不得相失。一候后则病，二候后则病甚，三候后则病危。所谓后者，应不俱⑬也。察其腑脏，以知死生之期，必先知经脉，然后知病脉，真脏脉见者，胜死。足太阳气绝者，其足不可屈伸，死必戴眼⑭。

帝曰：冬阴夏阳奈何？岐伯曰：九候之脉，皆沉细悬绝者为阴，主冬，故以夜半死⑮盛躁喘数者为阳，主夏，故以日中死⑮。是故寒热病者，以平旦死⑮；热中及热病者，以日中死⑮；病风者，以日夕死⑮；病水者，以夜半死⑮；其脉乍疏乍数，乍迟乍疾者，日乘四季死⑮；形肉已脱，九候虽调，犹死；七诊⑯虽见，九候皆从者，不死。所言不死者，风气之病及经月之病⑰，似七诊之病而非也，故言不死。若有七诊之病，其脉候亦者死矣，必发哕噫。

必审问其所始病，与今之所方病，而后各切循其脉，视其经络浮沉，以上下逆从循之。其脉疾者不病，其脉迟者病，脉不往来者死，皮肤著者死。

帝曰：其可治者奈何？岐伯曰：经病者治其经，孙络病者治其孙络血，血病身有痛者治其经络。其病在奇邪⑱，奇邪之脉则缪刺⑲之。留瘦不移⑳，节而刺之。上实下虚，切而从之，索其结络脉，刺出其血，以见通之。瞳子高㉑者，太阳不足。戴眼者，太阳已绝。此决死生之要，不可不察也。手指及手外踝上五指留针㉒。

【注释】

①属：同嘱，嘱咐的意思。

②著之骨髓，藏之肝肺：形容深刻领会，铭记在心的意思。

③歃（shà 刹）血：古时盟誓，以血涂口旁，叫做歃血。亦有饮血而誓者，也称歃血。要求盟者严守誓约，决不违背。

④天光星辰历纪：天光，日月星光。纪，标志。星辰历纪，指一年之中日月星辰运行在天体各有其规律和标志。

⑤神脏五：藏五脏之神气的脏叫神脏，有五个，即：肝藏魂，心藏神，肺藏魄，脾藏意，肾藏志。

⑥形脏四：藏有形之物的内脏叫形脏，有四个，即：胃、大肠、小肠、膀胱。

⑦参伍不调：指脉搏参差不齐，三五不调的意思。

⑧参舂（chōng 冲）：脉来数大鼓指，如以舂杵捣谷，上下参差不齐。

⑨蠕（rǔ 儒）蠕然：蠕，虫行貌。意谓象虫行那样微动。

⑩浑浑然：动而太过。

⑪徐徐然：形容震动缓慢的样子。

⑫身不去：身体不能行动。去，行也。

⑬应不俱：指脉象应指不能与其它部位一同到来。

⑭戴眼：目睛上视而不转动。

⑮平旦死，日中死，日夕死，夜半死，日乘四季死：这是将一日一夜的时间用四时阴阳五行的理论进行归纳和说理的一种方法。寒热交作之病，死于平旦（阴阳交会之时，象征春）；阳极无阴的盛躁喘数之脉及热中、热病，死于日中（阳气最盛之时，象征夏）；肝经风病死于日（夕象征秋，金克木）；阴极无阳的沉细悬绝之脉及病水死于夜半（阴气最盛之时，象征冬）；脾居中央，属土，寄旺于四季，日乘四季是指辰、戌、丑、未四时，脉乍疏、乍数、乍疾、乍迟，是土气败，故死于日乘

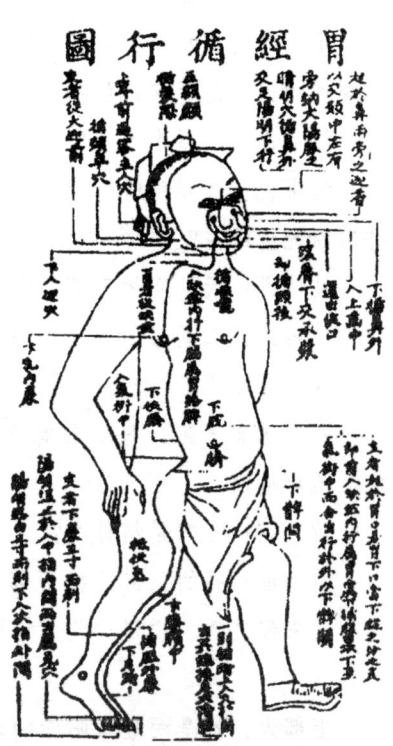

清代陈惠畴《经脉图考》经络图中的胃经循行图

四季。

⑯七诊：有二说：一指脉沉细悬绝、脉盛躁喘数、寒热病、热中及热病、风病、病水、形肉已脱，如《太素》杨注。一指独大、独小、独疾、独迟、独热、独寒、独陷下为七诊，如王冰注。今从前说。

⑰经月之病：指月经病。

⑱奇邪：邪客于大络，而不入于经的叫奇邪。

⑲缪刺：病在左而刺右，病在右而刺左的针刺法。

⑳留瘦不移：病邪久留不动，人的形体消瘦。

㉑瞳子高：指两目微有上视，但不象戴眼那样定直不动。

㉒手指及手外踝上五指留针：本句与上文意不通，疑错简，语译删之。

【语译】

黄帝问：我听您讲述了九候的道理后，认为极其丰富深广，难以尽述。我想了解其中的主要道理，以嘱咐子孙，传于后世，使他们深刻领会，铭记在心，并遵守誓言，永不妄泄。怎么使这些道理和天体运行的规律相应，终始不息，上与日月星辰的运转相应，下与四时五行阴阳盛衰的变化相应，人是怎样适应这些自然规律的呢？想听您讲解一下这其中的道理。

岐伯说：问得太好了！这是天地间最为深奥的道理。

黄帝说：我愿意听听天地间最重要的道理，它是怎样与人的形体气血相通，并决断死生的呢？

岐伯说：天地间的至理，可用数字表示，即开始于一，终止于九。一奇数为阳，代表天，二偶数为阴，代表地，人生在天地之间，所以用三来代表；天、地、人相合而为三，三三为九，代表九州分野之数。

所以脉有三部，每部各有三候，可以凭此决断死生，处理百病，以调治虚实，治疗疾病。

黄帝问：三部是指什么？

岐伯说：脉的三部是指下部、中部、上部。每部各有三候，而三候是以天、地、人来代表的。学习这些一定要有老师当面指导，如此才能够掌握部候的准确位置。

上部天，就是两额太阳脉的动脉；上部地，是两侧颊部大迎穴的动脉；上部人，是耳前耳门穴的动脉。中部天，是两手太阴经气口、经渠穴处的动脉；中部地，是两手阳明经合谷穴处的动脉；中部人，即两手少阴经神门穴处动脉；下部天，是足厥阴经五里穴或太冲穴处动脉；下部地，是足少阴经太溪穴处动脉；下部人，是足太阴经箕门穴处动脉。

因此，通过下部之天可以诊察肝脏的疾病，通过下部之地可以诊察肾脏的次病，通过下部之人可以诊察脾胃的疾病。

黄帝问：中部之候是怎样的？

岐伯说：中部也有天、地、人三候。中部之天可以诊察肺脏的疾病，中部之地可以诊察胸中的疾病，中部之人可诊察心脏的疾病。

黄帝问：上部之候是怎样的？

岐伯说：上部也有天、地、人三候。上部之天可以诊察头角之病，上部之地可以诊察口齿之病，上部之人可诊察耳目之病。

总之，三部之中各有天、地、人。三候为天，三候为地，三候为人。三三相乘，合为九候。脉的九候，以应和地上的九野；地上的九野，以应和人体的九脏。因此，人有肝、肺、心、脾、肾五神脏和膀胱、胃、大肠、小肠四形脏，共九脏。如果五脏败坏，一定会神色枯憔，而神色枯憔是病情加重的征象，是死症。

黄帝问：诊察的方法是什么？

岐伯说：必须先估量病人身形的胖瘦情况，来调理其气的虚实，气实就用泻法泻其有余，气虚就用补法补其不足。但一定要先去除血脉中的淤滞，然后再调气，无论治疗什么病，都要以达到气血平和为准则。

黄帝问：如何测断死生？

岐伯说：如果病人形体强盛，脉象却细弱，且气短、呼吸不畅，就很危险；如果形体瘦小，脉象却盛大，且胸中喘满多气，就会死亡。一般来说，形体和脉象相和的人，比较健康；脉象错杂不相协调的人，就会生病；三部九候的脉象都失其常度的人，就会死亡。如果上下左右之脉相应，却如在石臼里捣谷一般参差不齐，则病情严重；如果上下之脉不相应，而且息数错乱不数，就是死症；如果中部之脉虽然独自调和，却与其他众脏之脉不相办调，就会死亡；中部之脉较上下两部偏少的，就会死亡；眼睛凹陷，表明正气衰绝，也会死亡。

黄帝问：怎样才能知道病变所在呢？

岐伯说：通过诊察九候脉的异常变化，就能知道病变所在的位置。九候之中，有一部不论独小、独大、独疾、独迟，还是独热、独寒、独陷下，都说明有病。

用左手按在病人足内踝五寸处，用右手指在病人足内踝上轻弹，如果左手当即感觉到振动，并且振动的范围超过五寸，就是正常现象；如果振动迅疾而大，应手快速而散乱不清，就是病象；如果振动微弱，应手缓慢，也是病象；如果振动不能达到五寸，用力弹动也毫无反应，就是死亡的征象。所以，肌肉充实，而脉搏不能去来的，是死症。中部之脉时快时慢，节律失调的，是气脉败乱的征象，也是死症。如果脉见代象并兼有钩象，来盛去衰的，表明病在络脉。

九候之脉，应该相互协调，上下如一，不能参差不齐。如果九候中有一候不协调，就是病象；二候不协调，则病情严重；三候不协调，则病情十分危险。不协调，是指九候间的脉动不相适应。诊察病邪所在的脏腑，能够测知死生的日期。临症诊察，必须先知道正常之脉，然后才能知道有病之脉。如果见到真脏脉脉象，而病邪又胜的，就会死亡。足太阳经脉气败绝，两足不能屈伸的，死时的征象是眼睛上视而不能转动。黄帝说：冬阴夏阳怎么讲？岐伯说：九候的脉象都是沉细悬绝的，属阴，与冬季相应，常常在阴气极盛的半夜时分死亡；脉象都是盛疾搏数的，属阳，与夏季相应，常常在阳气旺盛的中午死亡。寒热交作的病，会在阴阳交合的黎明时死亡；热中病和热病，会在阳气最旺盛的中午死亡；由风邪引发的疾病，会在阳气衰败的傍晚死亡；水肿病，会在阴气旺盛的半夜死亡。脉象时疏时数，时慢时快，是脾气绝于内，会在辰、戌、丑、未时，也就是一天中的平旦、日中、日夕、夜半，日乘四季的时候死亡。

如果病人形体肌肉消瘦，虽然九候脉象协调，也会死亡；如果七诊之脉出现，而九候也都顺应四时，就不一定会死。所说的不死的病，指风病和经脉间的轻病，虽然见了类似七诊的病脉，实际上却与七诊的病脉并不相同，因此说不是死症。如果七诊之脉出现，而脉候也见败坏之象，就是死亡的征象，临死时会有呃逆等症状。

所以治病时，必须向病人详细询问发病时的症状和当前症状，然后按各部分，切脉，诊察经络的浮冗和上下逆顺。如果脉象来时流利，则没有疾病；如果脉象来时徐迟，则有疾病；脉断绝不来，是死亡的征象；如果肌肉脱消，皮肤干枯贴在筋骨上，也是死亡的征象。

黄帝问：怎样治疗那些可以治愈的疾病呢？

岐伯说：病在经的，针刺其经；病在孙络的，刺其孙络使之出血；病在血分而身体有疼痛症状的，应治疗疾病所在的经和络。如果病气停留在大络，要遵循右病刺左、左病刺右的缪刺之法治疗。如果久病体弱，邪气长久停留而不转移，应该刺四肢八溪之间和骨节交会的地方。如果上实下虚，应该切按气脉，诊察气脉络郁结之处，刺出淤积的血，以通血气。如果眼睛上翻，是太阳经气不足所致。眼睛上翻而又不能转动，说明太阳经气已经衰绝。这是预测死生的主要道理，不能不仔细研究。

卷第七

经脉别论篇第二十一

【题解】

本篇主要讨论经脉在饮食生化输布过程中的作用，从而阐明独诊寸口以决死生的原理。其中还叙述了六经气逆所发生的证状和治法。

【原文】

黄帝问曰：人之居处、动静、勇怯，脉亦为之变乎？岐伯对曰："凡人之惊恐恚劳动静，皆为变也。是以夜行则喘出于肾，淫气①病肺；有所堕恐，喘出于肝，淫气害脾；有所惊恐，喘出于肺，淫气伤心；度水跌仆，喘出于肾与骨，当是之时，勇者气行则已，怯者则着而为病也。故曰：诊病之道，观人勇怯、骨肉、皮肤，能知其情，以为诊法也。

故饮食饱者，汗出于胃；惊而夺精，汗出于心②；持重远行，汗出于肾；疾走恐惧，汗出于肝；摇体劳苦，汗出于脾。故春秋冬夏，四时阴阳，生病起于过用，此为常也。

食气入胃，散精于肝，淫③气于筋。食气入胃，浊气④归心，淫精于脉；脉气流经，经气归于肺，肺朝百脉，输精于皮毛；毛脉合精，行气于府；府精神明，留于四脏，气归于权衡；权衡以平，气口成寸，以决死生。饮入于胃，游溢精气，上输于脾，脾气散精，上归于肺，通调水道，下输膀胱；水精四布，五经并行，合于四时五脏阴阳，揆度以为常也。

太阳脏独至⑤，厥喘虚气逆，是阴不足阳有余也，表里⑥当俱泻，取之下俞⑦。阳明脏独至，是阳气重并也，当泻阳补阴，取之下俞。少阳脏独至，是厥气也，跷前卒大⑧，取之下俞。少阳独至者，一阳之过也。太阴脏搏者，用心省真，五脉气少，胃气不平，三阴也，宜治其下俞，补阳泻阴。二阴独啸，少阴厥也⑨，阳并于上，四脉争张，气归于肾，宜治其经络，泻阳补阴。一阴至，厥阴之治也，真虚痛心⑩，厥气留薄，发为白汗⑪，调食和药，治在下俞。

帝曰：太阳脏何象？岐伯曰：象三阳而浮也。帝曰：少阳脏何象？岐伯曰：象一阳也。一阳脏者，滑而不实也。帝曰：阳明脏何象？岐伯曰：象大浮也。太阴脏搏，言伏鼓⑫也；二阴搏至，肾沉不浮也。

《素问》语义经典释译

①淫气：有余而足以使人致病的气。淫，过度，不正常。

②惊而夺精，汗出于心：心主血藏神，汗为血中津液所化生，称为心液。惊恐使精神受到刺激，心神浮越，心液外泄而为汗。

③淫：浸淫滋养的意思。

④浊气：指水谷精微中稠厚的部分。

⑤太阳脏独至：指太阳经脉偏盛，而其气独至。脏，此处指经脉。

⑥表里：指表里两经，此处指太阳和少阴两经。

⑦下俞：足经的俞穴。此处指足太阳经的俞穴束骨和足少阴经的俞穴太溪。

⑧䐃前卒大：阳脉。卒，通猝。阳脉之前为足少阳经分布的部位，今突然肿大，是少阳气盛的表现。

⑨二阴独啸，少阴厥也：原作"一阳独啸，少阳厥也"，据新校正改。

⑩真虚痏（yuān 渊）心：真气大虚，心中痛不适。

⑪白汗：即大汗出。

⑫伏鼓：形容脉象沉伏而鼓动有力。

【语译】

黄帝问：人的居住环境、活动程度、勇敢和胆怯各有不同，经脉血气也随之变化吗？

岐伯说：人的恐惧、激愤、疲劳、活动或安静等状态，都会影响经脉血气，并使其发生变化。所以，夜晚远行疲劳就会使肾气受到扰动，使之不能内藏而外泄，则气喘出于肾，如果肾气外泄逆乱严重，就会侵袭肺脏。因坠堕而受到惊吓，就会扰动肝气，则气喘出于肝，如果肝气过乱严重，还会伤害脾脏。由惊恐而引起的气喘，是因为惊恐使得神气越乱而扰动了肺气，如果扰乱严重还会损伤心脏。由涉水或跌仆引起的肺喘，是跌仆损伤了骨，肾主管骨，水湿之气与肾相通，肾和骨都受到扰动而造成的。在这种情况下，身体强壮勇猛的人，因为平时血气通畅，所以不会出现什么病变；而身体虚弱胆小的人，因为平时气血运行就不够通畅，所以此后更会阻滞不行，进而引发病变。

所以说：诊察之法，就是观察病人的勇怯、骨骼、肌肉、皮肤的状态，从而掌握病情，这就是诊病的重要原则。

饮食过饱，会造成胃部津液外泄而出汗。遭受惊吓，精神散乱，会使心气受损，心液外泄而出汗。负重远行，会损伤骨，而肾主管骨，因此会使肾脏津液外泄而出汗。快跑而惊恐时，会损伤筋膜和魂，而肝主管筋膜和魂，因此会使肝气受损，导致津液外泄而出汗。过度劳累，会损伤四肢肌肉，而脾主管四肢肌肉，因此会使津液外泄而出汗。在春夏秋冬四季的阴阳变化中，人所患的疾病就是由饮食过饱、劳累过度以及情绪波动过度造成的，此为常见的情况。

饮食进入胃里，经过消化吸收，其所化生的精微输注于肝，肝用以充养筋膜。饮食进入胃中，所生化的谷气输注于心，心用以充养血脉。脉气流行在经络里，而上归于肺，肺在会合百脉以后，就把精气输送到皮毛。脉与精气相合，流注到六腑当中，六腑的津液又流注于心肝脾肾。但精气的输布，还是要归于肺，而肺脏的情况，是从气口的脉象上表现出来的，而疾病的可治与否，就是根据这个来判断的。

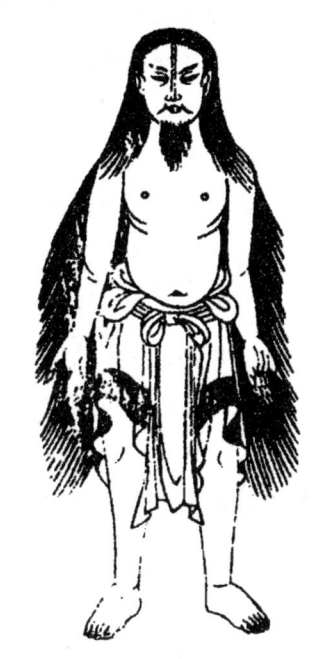

宋代《对济总录》中的四花穴灸法图（之一）

水液进入胃里，放散精气，上行输送到脾；脾散布精华，又向上输送到肺；肺具有疏通和调节体内水液的作用，通过这种作用，肺把水液向下输送到膀胱。这样，气化水行，散布于周身皮毛中，流行于五脏经脉里，符合于四时五脏阴阳动静的变化，就是经脉的正常现象。

太阳经脉独盛，出现喘息、虚气上逆等症状，说明阴虚阳盛，表里两条经脉都应该用泻法治疗，应取足太阳经的束骨穴和足少阴经的太溪穴。阳明经脉独盛，说明太阴不足，阳邪重复结在阳明，应该用泻阳补阴的方法治疗，泻阳明经的陷谷穴，补太阴经的太白穴。少阳经脉独盛，说明厥气上逆，阳跷脉前的少阳脉会突然盛大，应取足少阳经的临泣穴治疗。少阳经脉独盛，说明少阳之气过盛。

太阴经脉搏动有力，就要认真诊察是否有真脏脉出现，如果五脏的脉气都很少，胃气不能平和，就说明是足太阴脾过于亢盛所造成的，治疗时应采用补阳泻阴的方法，补足阳明经的陷谷穴，泻足太阴经的太白穴。

二阴经脉独盛，这是少阴热厥，虚阳并越于上，心肝脾肺的脉气争张的缘故。四脏之脉失去协调，是由于病气在肾，应治疗与其相应的表里经络，泻足太阳经的经穴昆仑穴、络穴飞扬穴，补足少阴经的经穴复溜穴、络穴大钟穴。

一阴经脉独盛，是厥阴经脉所主，会出现真气虚弱、心酸痛、厥气留止与正气相搏、经常自汗等症状，这时应注意调节饮食，再配以药物治疗，并用针刺法取足厥阴经的太冲穴，泻除病邪。

黄帝问：太阳经的脉象是什么样的？

岐伯说：太阳经的脉象好像三阳之气一样浮盛在外，所以脉浮。

黄帝问：少阳经的脉象是什么样的？

岐伯说：少阳经的脉象好像一阳初生，滑利而不充实。

黄帝说：阳明经的脉象是什么样的？

岐伯说：阳明经的脉象盛大而浮。太阴经的脉象虽然沉伏但搏指有力，少阴经的脉象是沉而不浮的。

藏气法时论篇第二十二

【题解】

本篇根据五行生克规律，从生理、病理等方面论述了五脏之气与四时的关系，并指出了五脏虚实的一般症候及其针刺疗法。

【原文】

黄帝问曰："合人形以法四时五行而治①，何如而从？何如而逆？得失之意，愿闻其事。岐伯对曰：五行者，金、木、水、火、土也，更贵更贱②，以知死生，以决成败，而定五藏之气，间甚③之时，死生之期也。

【注释】

①法四时五行而治：张志聪："法于四时五行，而为救治之法。"意思是说，按照四时五行生克的规律，而制定治疗原则。

②更贵更贱：指五行衰旺变化。旺时为贵，衰时为贱。高出栻："贵者，木旺于春，火旺于夏。贱者，木败于秋，火灭于冬。更贵更贱者，生化迭乘，寒暑往来也。"

③间甚：指疾病的轻重。病减轻为间，病加重为甚。

【语译】

黄帝问：结合人体五脏之气的具体情况，以四时五行的生克制化规律来治疗疾病，怎样是从，怎样是逆呢？我想知道治疗方法中的从逆和得失的情况。

岐伯说：五行就是金、木、水、火、土，它们能配合四时气候，彼此之间又有盛衰胜克的变化，根据这些变化就能预测疾病的轻重，分析治疗效果的好坏，从而断定五脏之气的盛衰、疾病的险夷以及死生的时间。

【原文】

帝曰：愿卒①闻之。岐伯曰：肝主春，足厥阴、少阳主治，其日甲乙②；肝苦③急，急食甘以缓之。心主夏，手少阴、太阳主治，其日丙丁；心苦缓，急食酸以收之。脾主长夏，足太阴、阳明主治，其日戊己；脾苦湿，急食苦以燥之④。肺主秋，手太阴、阳明主治，其日庚辛；肺苦气上逆，急食苦以泄之。肾主冬，足少阴、太阳主治，其日壬癸；肾苦燥，急食辛以润之。开腠理，致津液，通气也⑤。

【注释】

①卒：马莳："卒，尽也。"

②其日甲乙：甲乙丙丁戊己庚辛壬癸，称为"十干"，古人用来纪日、纪月、纪年。甲乙属木，木分阴阳，甲为阳木，乙为阴木，阳木内应足少阳胆经，阴木内属足厥阴肝经，故胆旺于甲日，肝旺于乙日，故曰"其日甲乙"。余脏类推。

③苦：患也，困也，也就是难以忍受的意思。

④急食苦以燥之：丹波元坚："五藏中宜食苦者有二，而无一宜食咸者，且末段列五藏色味，正与此段相发，而有'脾色黄宜食咸'句，然则此'苦'字为咸字之误明矣。"按此说可参。

⑤开腠理，致津液，通气也：滑寿："此一句九字，疑原是注文。"

【语译】

黄帝说：我希望听您详细地说一说。

岐伯说：肝主春木之气，肝与胆互为表里，春天以足厥阴肝经和足少阳胆经两条经脉为主治。天干中的甲乙属木，足少阳胆经为甲木，足厥阴肝经为乙木，所以肝和胆在甲乙日最旺盛。肝对应五志中的怒，大怒则气急，而甘味能缓解气急，因此应进食甘味来缓解它。

心主夏火之气，心和小肠互为表里，夏天以手少阴经和手太阳小肠经为主治。天干中的丙丁属火，手少阴心经为丁火，手太阳小肠经为丙火，所以心和小肠在丙丁日最旺盛。心对应五志中的喜，过喜会导致心气缓散，应进食酸味来收敛它。

　　脾主长夏土之气，脾和胃互为表里，长夏以足太阴脾经和足阳明胃经为主治。天干中的戊己属土，足太阴脾经为己土，足阳明胃经为戊土，所以脾和胃在戊己日最旺盛。脾容易发生恶湿，湿盛会损伤脾，而苦味可以燥湿，因此应进食苦味来燥湿健脾。

　　肺主秋金之气，肺和大肠互为表里，秋天以手太阴肺和手阳明大肠为主治；庚辛属金，手太阴肺经为辛金，手阳明大肠经为庚金，因此肺和大肠在庚辛日旺；肺主管气，有清肃的特性，如果气上逆就会引发肺病，而苦味能泄降上逆之气，因此应该进食苦味来宣泄它。

　　肾主冬水之气，肾和膀胱互为表里，冬天以足少阴肾经和足太阳膀胱经为主治；壬癸属水，足少阴肾经为癸水，足太阳膀胱经为壬水，所以肾和膀胱在壬癸日最旺盛；肾是水脏，喜湿润而恶燥，应进食辛味来润泽它。这样才能开发腠理，输布津液，疏通五脏之气。

【原文】

　　病在肝，愈于夏；夏不愈，甚于秋；秋不死，持①于冬，起于春，禁当风②。肝病者，愈在丙丁；丙丁不愈，加于庚辛；庚辛不死，持于壬癸，起于甲乙。肝病者，平旦慧③，下晡④甚，夜半⑤静。肝欲散，急食辛以散之，用辛补之，酸泻之⑥。

【注释】

　　①持：汪机："犹言无加无减而平定也。"所以相持，是病情无甚加减，而稳定一个时期的意思。

　　②禁当风：就是禁止吹风。

　　③慧：就是明了清爽。

　　④下晡：午后申、酉两个时辰为晡，下晡为这两个时辰末，将要进入下一个时辰（戌时）的时候。

　　⑤夜半：指水旺于子的时候。

　　⑥用辛补之，酸写之：吴崐："顺其性为补，反其性为泻。肝木喜辛散，而恶酸收，故辛为补，而酸为泻也。"丹波元简："此节专就五藏之本性而言补泻，不拘五行相克之常理也，下文心之咸亦同。"

【语译】

　　病在肝脏，在夏天容易治愈；如果夏天未能痊愈，到了秋天病情就会加重；

如果秋天没有死亡，到了冬天病情就会处于平稳状态；如果坚持到第二年春天，肝病逢春木本气，就会有所好转。但因为风气易侵犯肝，所以肝脏有病的人要避免遭受风邪侵袭。

肝脏有病的人，在丙丁日容易治愈；如果在丙丁日未能痊愈，到了庚辛日病情就会加重；如果在庚辛日没有死亡，到了壬癸日病情就会处于平稳状态，到了甲乙日病情就会有所好转。

肝脏有病的人，清晨（属寅卯）时会感觉神清气爽，傍晚（属申酉）时病情会加重，到了半夜（属亥子）就会平稳下来。

肝病需疏泄调达，因此治疗时应用辛味药来疏散它。需要补的，当用酸味药来补；需要泻的，当用辛味药来泻。

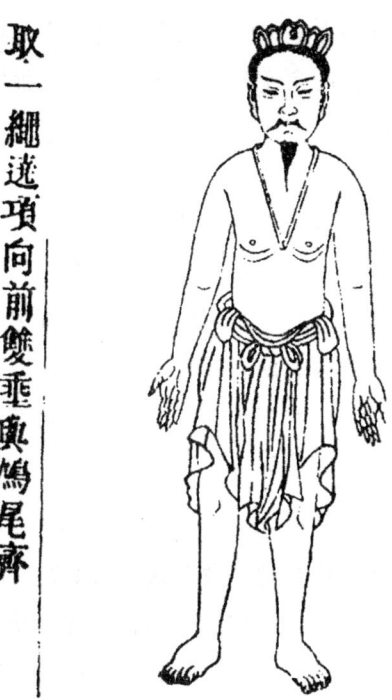

取一繩遶項向前雙垂與鳩尾齊

宋代《圣济总录》中的四花穴灸法图（之二）

【原文】

病在心，愈在长夏；长夏不愈，甚于冬；冬不死，持于春，起于夏，禁温食热衣。心病者，愈在戊己；戊己不愈，加于壬癸；壬癸不死，持于甲乙，起于丙丁。心病者，日中①慧，夜半甚，平旦②静。心欲耎，急食咸以耎之③，用咸补之，甘泻之④。

【注释】

①日中：午时，为火旺之时。

②平旦：木旺于寅卯的时候。

③心欲耎，急食咸以耎之：耎同软。张介宾："心火太过则为燥越，故宜食咸以耎之，盖咸从水化，能相济也。"

④用咸补之，甘写之：吴崑："心火喜软而恶缓，故咸为补，甘为泻也。"意思是说，火性烈，甘则反其性而缓之，故泻心用甘；火欲软，咸则顺其性而软之，故补心用咸。

【语译】

病在心脏，在长夏容易治愈；如果长夏未能痊愈，到了冬天病情就会加重；

如果在冬季没有死亡，到了第二年春天病情就会处于平稳状态；如果坚持到了夏天，心病逢夏火本气，就会有所好转。但要注意，心脏有病的人不要食用温热食物，也不能穿得太厚。

心脏有病的人，在戊己日容易治愈；如果在戊己日未能痊愈，到了壬癸日病情就会加重；如果在壬癸日没有死亡，到了甲乙日病情就会处于平稳状态，到了丙丁日病情就会有所好转。

心脏有病的人，中午（属巳午）时会感觉神清气爽，半夜时病情会加重，到了清晨就会平稳下来。

心病需缓软，因此治疗时应用咸味药来柔软它。需要补的，当用咸味药来补；需要泻的，当用甘味药来泻。

【原文】

病在脾，愈在秋；秋不愈，甚于春；春不死，持于夏，起于长夏，禁温食饱食、湿地濡衣。脾病者，愈在庚辛；庚辛不愈，加于甲乙；甲乙不死，持于丙丁，起于戊己。脾病者，日昳^①慧，日出^②甚，下晡静。脾欲缓，急食甘以缓之，用苦写之，甘补之^③。

【注释】

①日昳（dié 蝶）：未时，在中午之后，为脾旺之时。

②日出：新校正："按《甲乙经》'日出'作'平旦'，虽日出与平旦时等，……盖日出于冬夏之期有早晚，不苦平旦之为得也。"

③用苦写之，甘补之：脾喜燥恶湿，苦性燥，故脾以苦为泻；脾欲缓，甘则顺其性而缓之，故补脾用甘。

【语译】

病在脾脏，在秋天容易治愈；如果到了秋天未能痊愈，到了第二年春天病情就会加重；如果在春天没有死亡，到了夏天病情就会处于平稳状态；如果坚持到了长夏季节，脾病逢长夏土本气，就会有所好转。但要注意，脾脏有病的人不要食用温热食物，进食不要过饱，居住环境不要潮湿，也不要穿潮湿的衣服。

脾脏有病的人，在庚辛日容易治愈；如果在庚辛日未能痊愈，到了甲乙日病情就会加重；如果在甲乙日没有死亡，到了丙丁日病情就会处于平稳状态，到了戊己日病情就会有所好转。

脾脏有病的人，午后时会感觉精神明慧，日出时病情会加重，到了傍晚就会平稳下来。

脾病需缓和，因此治疗时应用甘味来缓和它，需要泻的，当用苦味药来泻；需要补的，当用甘味药来补。

【原文】

病在肺，愈在冬；冬不愈，甚于夏；夏不死，持于长夏，起于秋，禁寒饮食寒衣。肺病者，愈在壬癸；壬癸不愈，加于丙丁；丙丁不死，持于戊己，起于庚辛。肺病者，下晡慧，日中甚，夜半静①。肺欲收，急食酸以收之，用酸补之，辛泻之②。

【注释】

①夜半静：丹波元简："据前后文例，当是云'日昳静'。"

②用酸补之，辛泻之：金性敛，辛反其性而散，故为泻。金欲收，酸则顺其性而收，故补肺用酸。

【语译】

病在肺脏，在冬季比较容易治愈；如果到了冬天未能痊愈，到了第二年夏天病情就会加重；如果在夏天没有死亡，到了长夏季节病情就会处于平稳状态；如果坚持到了秋天，肺病逢秋金本气，就会有所好转。但要注意，肺脏有病的人不要进食寒冷食物，也不要穿得太单薄。

肺脏有病的人，在壬癸日容易治愈；如果在壬癸日未能痊愈，到了丙丁日病情就会加重；如果在丙丁日没有死亡，到了戊己日病情就会处于平稳状态，到了庚辛日病情就会有所好转。

肺脏有病的人，傍晚时会感觉精神明慧，中午时病情会加重，到了半夜就会平稳下来。

肺病需收敛，因此治疗时应用酸味药来收敛它。需要补的，当用酸味药来补；需要泻的，当用辛味药来泻。

【原文】

病在肾，愈在春；春不愈，甚于长夏；长夏不死，持于秋，起于冬，禁犯焠焕热食①温炙衣②。肾病者，愈在甲乙；甲乙不愈，甚于戊己；戊己不死，持于庚辛，起于壬癸。肾病者，夜半慧，四季甚③，下晡静。肾欲坚，急食苦以坚之，用苦补之，咸泻之④。

【注释】

①焠（cù 促）焕（āi 哀）热食：指炙烧过热的食物。焠，烧也。焕，热

甚也。

②温炙衣：指经火烘烤过的衣服。高世栻："温炙衣，火焙之衣也。"

③四季甚：王冰："土旺则甚。"这里指辰、戌、丑、未四个时辰，以作一日中的四季。

④用苦补之，咸泻之：王冰："苦补取其坚也，咸泻取其软也。"水性凝，咸则反其性而软，故为泻。水欲坚，苦则顺其性而坚，故补肾用苦。

【语译】

病在肾脏，在春天容易治愈；如果春天未能痊愈，到了长夏季节病情就会加重；如果在长夏季节没有死亡，到了秋天病情就会处于稳定状态；如果坚持到了冬天，肾病逢冬水本气，病情就会有所好转。但要注意，肾脏有病的人不要进食火烤、油炸或过热的食物，也不要穿用火烘烤过的衣服。

肾脏有病的人，甲乙日容易治愈；如果在甲乙日未能痊愈，到了戊己日病情就会加重；如果在戊己日没有死亡，到了庚辛日病情就会处于稳定状态，到了壬癸日病情就会有所好转。

肾脏有病的人，半夜时会感觉精神明慧，在一天中的辰、戌、丑、未四个时间病情会加重，傍晚时就会平稳下来。

治疗肾病需坚固肾气，因此应当用苦味药来坚固它。需要补的，当用苦味药来补；需要泻的，当用咸味药来泻。

【原文】

夫邪气之客于身也，以胜相加①，至其所生而愈②，至其所不胜而甚③，至于所生而持④，自得其位而起⑤。必先定五藏之脉⑥，乃可言间甚之时，死生之期也。

【注释】

①以胜相加：就是以强凌弱。加：侵侮之意。如风胜则脾病（木克土）。余脏类推。

②至其所生而愈：至其所生的时日而愈，如肝病愈于夏、愈于丙丁，为木生火。其他各脏以此类推。

③至其所不胜而甚：至被克的时日而病加重，如肝病甚于秋，加于庚辛，为金克木。其他各脏以此类推。

④至于所生而持：至生己的时日而病情相对稳定，如肝病持于冬、持于壬癸，为水能生木。其他各脏以此类推。

⑤自得其位而起：就得到本脏当旺的时日，如肝病起于春、起于甲乙，甲乙与春均为木旺之时。其他各脏类推。

⑥五藏之脉：就是五脏的脉象，如肝脉弦，心脉钩，脾脉缓，肺脉毛，肾脉石。

【语译】

邪气侵犯人体，都是以胜相加的。碰到五行归类中子脏相对应的季节时令时，疾病就能痊愈；碰到能克制自己的强脏相对应的季节时令时，病情就会加重；碰到其母脏相对应的季节时令时，病情就会处于平稳状态；碰到其本脏之气应该旺盛的季节时令时，疾病就会有所好转。但必须先诊察清楚五脏的脉象，然后才能推测出疾病轻重缓急的变化时间和死生日期。

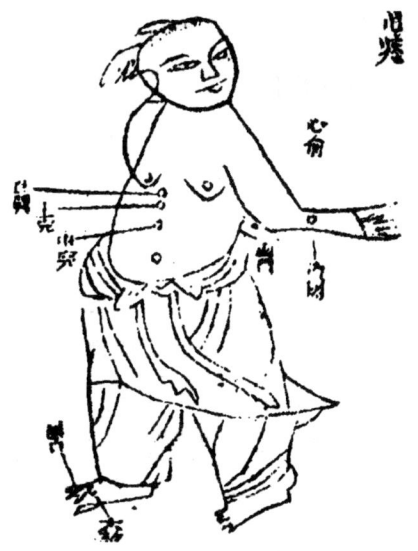

清代张希纯《针灸便用》针灸方图中的心疼取穴图

【原文】

肝病者，两胁下痛引少腹，令人善怒；虚则目䀮䀮无所见①，耳无所闻，善恐，如人将捕之。取其经，厥阴与少阳。气逆则头痛，耳聋不聪，颊肿，取血者②。

【注释】

①目䀮（huāng 荒）䀮无所见：就是眼睛昏花而看不清东西。

②取血者：在经血盛处放血。

【语译】

肝脏有疾病，肝气实的，会出现两胁下疼痛并牵连少腹部，使人容易发怒的症状；肝气虚的，则会出现两眼昏花、视物不清、两耳听不清声音、易惊恐如被人追捕般的症状。治疗时，应取足厥阴肝经和足少阳胆经的穴位。如果肝气上逆，会引发头疼、耳聋、面颊肿胀等症状，这时仍取厥阴、少阳两经之穴，进行放血治疗。

【原文】

心病者，胸中痛，胁支满，胁下痛，膺背肩甲间痛，两臂内痛；虚则胸腹大，胁下与腰相引而痛。取其经，少阴、太阳、舌下血者。其变病，刺郄①中血者。

【注释】

①郄（xì 隙）：指阴郄穴。马莳："手少阴之郄，曰阴郄穴者，在掌后脉中
去腕半寸。"

【语译】

心脏有疾病，心气实的，会出现胸中疼痛，胁部胀满发痛，肋下、胸膺部、
背部及肩胛间疼痛，两臂内侧疼痛的症状；心气虚的，则会出现胸腹部肿胀、胁
下和腰部牵引作痛的症状。治疗时，应取手少阴心经和手太阳小肠经的穴位，并
针刺舌下的血脉，放血治疗。如果病况与刚发病时有所不同，应取委中穴，进行
放血治疗。

【原文】

脾病者，身重，善肌①肉痿，足不收行，善瘛②，脚下痛；虚则腹满肠鸣，
飧泄食不化。取其经，太阴、阳明、少阴血者。

【注释】

①肌：指肌肉痿软无力。

②瘛：张介宾："手足掉瘛也。"《玉机真藏论》："筋脉相引而急，病名
曰瘛。"

【语译】

脾脏有疾病，脾气实的，会出现身体沉重，容易饥饿，肌肉萎软无力，两足
弛缓不收，行走时易抽搐或脚下作痛的症状；脾气虚的，则会出现腹胀肠鸣，泄
泻而食物不化的症状。治疗时，应取足太阴脾经和足阳明胃经的穴位，再取足少
阴肾经的经穴，进行放血治疗。

【原文】

肺病者，喘咳逆气，肩背痛，汗出，尻①阴股膝髀②腨③胻④足皆痛；虚则少
气不能报息⑤，耳聋嗌干，取其经，太阴、足太阳之外厥阴内⑥血者。

【注释】

①尻（kǎo 考阴）：脊骨的尽处。

②髀（bì 婢）：指髁骨。

③腨（shuàn 涮，又读 chuǎi 揣上）：指腓肠肌。

④胻（héng 恒）：指脚胫。

⑤不能报息：张介宾："报，复也。不能报息，谓呼吸气短，难于接续也。"

⑥厥阴内：《甲乙经》"内"字下有"少阴"二字。

【语译】

肺脏有疾病，肺气实的，会出现咳嗽，气喘，肩背部痛，出汗，尾骨、阴部、大腿、膝、髀骨、小腿、足胫等部位疼痛的症状；肺气虚的，则会出现气短、呼吸不顺畅而难于接续，耳聋，咽喉发干的症状。治疗时，应取手太阴肺经的穴位，以及足太阳膀胱经外侧、足厥阴肝经内侧的足少阴肾经的经穴，进行放血治疗。

【原文】

肾病者，腹大胫肿，喘咳身重，寝汗出①，憎风②；虚则胸中痛，大腹、小腹痛，清厥③，意不乐。取其经，少阴、太阳血者。

【注释】

①寝汗出：即盗汗。

②憎风：张介宾："憎，音曾，恶风也。"

③清厥：指厥冷。

【语译】

肾脏有疾病，肾气实的，会出现腹部肿胀、足胫浮肿、气喘咳嗽、身体沉重、睡后出汗、怕风等症状；肾气虚的，则会出现胸中疼痛、大腹和小腹疼痛、四肢发冷、闷闷不乐的症状。治疗时，应取足少阴肾经和足太阳膀胱经的穴位，进行放血治疗。

【原文】

肝色青，宜食甘，粳米、牛肉、枣、葵皆甘。心色赤，宜食酸，小豆、犬肉、李、韭皆酸。肺色白，宜食苦，麦、羊肉、杏、薤皆苦。脾色黄，宜食咸，大豆、豕肉、栗、藿皆咸。肾色黑，宜食辛，黄黍、鸡肉、桃、葱皆辛。辛散、酸收、甘缓、苦坚、咸耎。毒药①攻邪，五谷②为养，五果③为助，五畜④为益，五菜⑤为充⑥，气味合而服之，以补精益气。此五者，有辛、酸、甘、苦、咸，各有所利，或散、或收、或缓、或急、或坚、或耎，四时五藏，病随五味所宜也。

【注释】

①毒药：药物之统称。与今之毒药概念不同，药物性味各有所偏，这种药性所偏，古人称之谓毒性。

②五谷：王冰："谓粳米、小豆、麦、大豆、黄黍也。"

③五果：就是桃、李、杏、栗、枣。

④五畜：就是牛、羊、豕（猪）、鸡、犬。

⑤五菜：就是葵、藿、薤、葱、韭。又《广雅·释草》："豆角谓之荚，其叶谓之藿。"

⑥充：吴崐："充实于藏府也。"

【语译】

肝脏与青色相应，宜食甘味食物，如粳米、牛肉、枣、葵菜等。

心脏与红色相应，宜食酸味食物，如小豆、狗肉、李子、韭菜等。

肺脏与白色相应，宜食苦味食物，如小麦、羊肉、杏、野蒜等。

脾脏与黄色相应，宜食咸味食物，如大豆、猪肉、栗子、豆叶等。

肾脏与黑色相应，宜食辛味食物，如黄黍、鸡肉、桃、葱等。

辛味食物具有发散作用，酸味食物具有收敛作用，甜味食物具有缓和作用，苦味食物具有坚燥作用，咸味食物具有软坚作用。

药物可以攻逐病邪，五谷可以滋养五脏之气，五果能辅助五谷充养人体，五畜能补养五脏，五菜能营养脏腑，将药物与谷果肉菜依气味而调配服用，可以补精益气。

上述五类，分别有辛、酸、甘、苦、咸五味，而五味又各有其作用，或发散，或收敛，或缓和，或坚燥，或软坚。治病时，要根据春夏秋冬四时和五脏之气的盛衰、病变特点等实际情况来恰当地选择药食，利用五味。

宣明五气篇第二十三

【题解】

本篇根据病因、病情、脉搏、药物、生味、饮食宜忌，阐明五脏功能的变化规律，及其在诊断治疗上的运用。

【原文】

五味所入：酸入肝，辛入肺，苦入心，咸入肾，甘入脾，是谓五入。

五气所病：心为噫①，肺为咳，肝为语②，脾为吞③，肾为欠为嚏④，胃为气逆为哕为恐，大肠小肠为泄，下焦溢为水，膀胱不利为癃，不约⑤为遗溺，胆为怒，是谓五病。

【注释】

①噫：即嗳气。《类经》十五卷第二十五注："噫，嗳气也。偏考本经，绝无嗳气一证，而惟言噫者，盖即此也。"

②语：在此指多言。高士宗注："病气在肝则为语。语，多言也。"

③脾为吞：王冰注："象土包容，物归于内，翕如皆受，故为吞也。"张志聪注："脾主为胃行其津液，脾气病而不能灌溉于四脏，则津液反溢于脾窍之口，故为吞咽之证。"《素问识》云："据志注：吞，即吞酸酢舌之谓。"王冰注，指其功用而言，此云五气为病，当以后说为是。

④肾为欠为嚏：《类经》十五卷第二十五注："阳未静而阴引之，故为欠。阳欲达而阴发之，故为嚏。阴盛于下，气化为水，所以皆属乎肾，故凡阳盛者无欠，下虚者无嚏，其由于肾也可知。"

⑤不约：不能约束或节制的意思。

【语译】

饮食五味进入胃中以后，各自进入与其所合的脏腑：酸味入肝，辛味入肺，苦味入心，甘味入脾，咸味入肾。这就是五入。

人体的五脏之气失调，会引发各种疾病：心气失调会出现嗳气；肺气失调会咳嗽；肝气失调会多言语；脾气失调会泛吐酸水；肾气失调会打呵欠和喷嚏；胃气失调会上逆，甚则呃逆；大肠、小肠有病则不能分合清浊、传送糟粕，而出现泄泻症；下焦水液运行失常，会致使水液溢于皮肤，出现水肿；膀胱之气失调，或者使小便闭塞不通，出现癃闭，或者小便不能控制，出现遗尿；胆气失调则容易使人发怒。这就是五病。

【原文】

五精①所并②：精气并于心则喜，并于肺则悲，并于肝则忧③，并于脾则畏④，并于肾则恐，是谓五并。虚而相并者也。

【注释】

①五精：指五脏之精气而言。

②并：合或聚的意思。吴崐注："并，合而入之也。五脏精气，各藏其脏则

不病，若合而并于一脏，则邪气实之，各显其志。"

③并于肝则忧：马莳注："阴阳应象大论曰怒，而兹曰忧者，以肺气得以乘之也。"

④并于脾则畏：马莳注："阴阳应象大论曰思，而兹曰畏者，盖思过则反畏也。"

【语译】

如果五脏的精气合并聚集，也会引发疾病：精气并聚于心，会嬉笑失常；精气并聚于肺，会情绪悲伤；精气并聚于肝，会忧愤；精气并聚于脾，会担心思虑；精气并聚于肾，会恐惧害怕。

这就是五并，是由五脏的乘虚相并造成的。

清代严振《循经考穴篇》中的侧人脏腑内景之图

【原文】

五脏所恶[1]：心恶热，肺恶寒，肝恶风，脾恶湿，肾恶燥，是谓五恶。

【注释】

①恶：憎厌的意思。

【语译】

五脏各有所憎厌：心厌恶热，肺厌恶寒，肝厌恶风，脾厌恶湿，肾厌恶燥。这就是五恶。

【原文】

五脏化液[1]：心为汗[2]，肺为涕，肝为泪，脾为涎，肾为唾[3]，是谓五液。

【注释】

①五脏化液：高士宗注："化液者，水谷入口，津液各走其道，五脏受水谷之精，淖注于窍，化而为液也。"

②心为汗：吴崑注："心主血，汗者血之余。"

③肾为唾：吴崑注："唾出于廉泉二窍，二窍挟舌本，少阴肾脉循喉咙，挟

舌本，故唾为肾液。"

【语译】

五脏各能化生液体：心化生的液体是汗，肺化生的液体是涕，肝化生的液体是泪，脾化生的液体是涎，肾化生的液体是唾。这就是五液。

【原文】

五味所禁①：辛走气，气病无多食辛②；咸走血，血病无多食咸③；苦走骨，骨病无多食苦④；甘走肉，肉病无多食甘⑤；酸走筋，筋病无多食酸⑥。是谓五禁，无令多食。

【注释】

①五味所禁：指五味各自有所禁忌。因五味各有偏胜，故禁多食。

②辛走气，气病无多食辛：吴崐注："辛阳也，气亦阳也，同气相求，故辛走气，辛主发散，气弱者食之，则气益虚耗矣，故在所禁。

③咸走血，血病无多食咸：《灵枢》五味论曰："血与咸相得则凝。"盖咸入血分，血滞而不畅者，多食咸则更易使血凝涩而不流畅。

④苦走骨，骨病无多食苦：吴崐注："苦阴也，骨亦阴也，气同则入，故苦走骨。骨得苦则阴益甚，骨重而难举矣。"

⑤甘走肉，肉病无多食苦：甘味入脾而走肉，甘能滞中而壅气，若湿肿者，多食甘则尤易肿满。

⑥酸走筋，筋病无多食酸：酸入肝而走筋，酸主收缩，故筋病不宜多食酸。

【语译】

五脏之病对五味各有禁忌：辛味走气，气病病人不可多食辛；咸味走血，血病病人不可多食咸；苦味走骨，骨病病人不可多食苦；甜味走肉，肉病病人不可多食甜；酸味走筋，筋病病人不可多食酸。这就是五禁，不可使之多食。

【原文】

五病所发：阴病发于骨①，阳病发于血②，阴病发于肉③，阳病发于冬④，阴病发于夏⑤，是谓五发。

【注释】

①阴病发于骨：骨属肾，肾为阴脏，故云阴病发于骨。

②阳病发于血：血属心，心为阳中之阳，故云阳病发于心。

③阴病发于肉：肉属脾，脾为阴中之至阴，故云阴病发于肉。

④阳病发于冬：冬属阴，冬日阴气盛，阴盛则阳病，故云阳病发于冬。

⑤阴病发于夏：夏属阳，夏日阳气盛，阳盛则阴病，故云阴病发于夏。

【语译】

五病的发生有一定的规律：阴病多发在骨，阳病多发在血，五味为病多发在气，阳病多发在冬季，阴病多发在夏季。这就是五发。

【原文】

五邪所乱：邪入于阳则狂①，邪入于阴则痹②，搏阳则为巅疾③，搏阴则为瘖④，阳入之阴则静，阴出之阳则怒⑤，是谓五乱。

【注释】

①邪入于阳则狂：吴崑注："邪，阳邪也。阳邪入于阳，是重阳也，故令狂。"

②邪入于阴则痹：《类经》十五卷第二十五注："邪入阴分，则为阴邪，阴盛则血脉凝涩不通，故病为痹。"

③搏阳而为巅疾：《太素》卷二十七邪传注："阳邪入于阳脉，聚为癫疾。"新校正云："按，《脉经》云：重阳者狂，重阴者癫。巢元方云：邪入于阴则为癫。《脉经》云：阴附阳则狂，阳附阴则癫。孙思邈云：邪入于阳则为狂，……邪入于阴，传则为癫痉。……全元起云：邪已入阴，复传于阳，邪气盛，腑脏受邪，使其气不朝，荣气不复周身，邪与正气相击，发动为癫疾。……诸家之论不同，今具载之。"又，王冰注："邪内搏于阳，则脉流薄疾，故为上巅之疾。"诸家说法不一，今并存之。

④搏阴则为瘖：《太素》卷二十七邪传注："阳邪入于阴脉，聚为瘖不能言。"《类经》十五卷第二十五注："邪搏于阴，则阴气受伤，故声为瘖哑。阴者，五脏之阴也。盖心主舌，而手少阴心脉，上走喉咙系舌本，手太阴肺脉循喉咙，足太阴脾脉上行结于咽，连舌本，散舌下，足厥阴肝脉，循喉咙之后，上入颃颡，而筋脉络于舌本，足少阴肾脉循喉咙，系舌本，故皆主病阴也。"

⑤阳入之阴则静，阴出之阳则怒：张志聪注："阳分之邪而入之阴，则病者静，盖阴盛则静之。阴分之邪而出之阳，则病者多怒，盖阳盛则怒也。"

【语译】

五脏被病邪侵犯会引发不同的疾病：病邪侵入阳分，阳气偏盛，引发狂病；病邪侵入阴分，阴气独盛，引发痹病。病邪侵入阳分，与阳气相争，阳气受损，则发为癫疾；病邪侵入阴分，与阴气相争，阴气受损，会造成失音不能说话的音哑之疾。病邪从阳分入阴分，病人会变得安静；病邪从阴分外出于阳分，病人会变得易躁动发怒。这就是五乱。

【原文】

五邪所见：春得秋脉，夏得冬脉，长夏得春脉，秋得夏脉，冬得长夏脉。名曰阴出之阳，病善怒不治[1]。是谓五邪，皆同命，死不治。

【注释】

[1]名曰阴出之阳，病善怒不治：《类经》十五卷第二十五注："阴阳别论曰：所谓阴者，真脏也，所谓阳者，胃脘之阳也。凡此五邪，皆以真脏脉见而胃气绝，故曰阴出之阳，阴盛阳衰，土败木贼，故病当善怒，不可治也。"

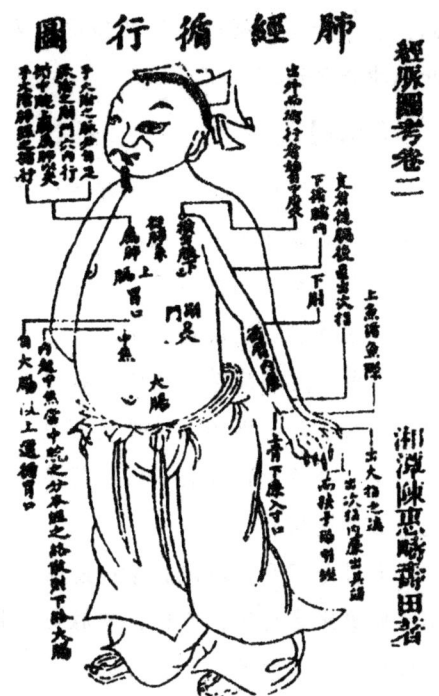

清代陈惠畴《经脉图考》经脉图中的肺经循行图

【语译】

五脏克贼之邪所会表现出不同的脉象：春季见到秋季的毛脉，是金克木；夏季见到冬季的石脉，是水克火；长夏见到春季的弦脉，是木克土；秋季见到夏季的钩脉，是火克金；冬季见到长夏的濡脉，是土克水。这就是五邪，是五种不应见的脉象，如四时中哪一时中见了，病都无法医治。

【原文】

五脏所藏：心藏神，肺藏魄，肝藏魂，脾藏意，肾藏志，是谓五脏所藏。五脏所注：心主脉，肺主皮，肝主筋，脾主肉，肾主骨，是谓五主。五劳所伤：久视伤血，久卧伤气，久坐伤肉，久立伤骨，久行伤筋，是谓五劳所伤。五脉应象：肝脉弦，心脉钩，脾脉代[1]，肺脉毛，肾脉石，是谓五脏之脉。

【注释】

[1]脾脉代：代，更代的意思，并非"动而中止，不能自还"的代脉。《类经》十五卷二十五注："代，更代也。脾脉和缓，分王四季，如春当和缓而兼

弦，夏当和耎而兼钩，秋当和耎而兼毛，冬当和耎而兼石，随时相代，故曰代，此非中止之谓。"

【语译】

五脏各有所藏：心脏蕴藏神；肺脏蕴藏魄；肝脏蕴藏魂；脾脏蕴藏志，肾脏蕴藏精。这就是五脏所藏。

五脏各有其所主管的对象：心主管血脉，肺主管皮毛，肝主管筋，脾主管肉，肾主管骨。这就是五主。

五种过度的疲劳会相应地损伤五脏的精气：长时间用眼，会劳于精气而损伤血；长久躺卧，则阳气不伸而损伤气；长久坐着，会使血脉运行迟缓，损伤肉；长久站立会劳于肾和腰、膝、胫等，损伤骨；长久行走会劳于筋脉，损伤筋。这就是五劳所伤。

五脏与四时相应的脉象：肝脉应合春季，脉象端直而长，为弦；心脉应合夏季，脉象来盛去衰，为钩；脾脉应合长夏，脉象虚弱，为代；肺脉应合秋季，脉象轻虚而浮，为毛；肾脉应合冬季，脉象坚沉，为石。这就是五脏之脉。

血气形志篇第二十四

【题解】

本篇有两个重点：一是说明六经气血多少，以为针刺补泻的依据；一是阐述形志苦乐所得的病证，从而施用不同的疗法。

【原文】

夫人之常数①，太阳常多血少气，少阳常少血多气，阳明常多气多血，少阴常少血多气，厥阴常多血少气，太阴常多气少血。此天之常数。

【注释】

①常数：气血多少的正常数。

【语译】

人体各经脉的气血数量，是有一定常数的。如太阳经常多血少气，少阳经常少血多气，阳明经常多气多血，少阴经常少血多气，厥阴经常多血少气，太阴经常多气少血，这是先天具有的气血的正常数量。

【原文】

足太阳与少阴为表里①，少阳与厥阴为表里，阳明与太阴为表里，是为足阴阳也。手太阳与少阴为表里，少阳与心主^②为表里，阳明与太阴为表里，是为手之阴阳也。今知手足阴阳所苦^③。凡治病必先去其血，乃去其所苦，伺^④之所欲，然后写^⑤有馀，补^⑤不足。

【注释】

①表里：指经脉之间相互关系，阳为表，阴为里。

②心注：即心包络，为手厥阴经。

③苦：病苦，即疾病。

④伺：诊察的意思。

⑤写、补：指两种不同的针刺手法。

【语译】

足太阳膀胱经与足少阴肾经互为表里，足少阳胆经和足厥阴肝经互为表里，足阳明胃经和足太阴脾经互为表里，这是足三阳经和足三阴经之间的表里配合关系。

手太阳小肠经和手太阴心经互为表里，手少阳三焦经和手厥阴心包经互为表里，手阳明大肠经和手太阴肺经互为表里，这是手三阳经和手三阴经之间的表里配合关系。

掌握了手足阴阳经脉的表里关系后，就能知道疾病发生在哪一经，并确定相应的治疗方法。如血脉壅盛的，必须先针刺放血，以减轻病人的痛苦，然后观察病人的意愿，摸清病情虚实，泻其有余，补其不足。

【原文】

欲知背俞，先度^①其两乳间，中折之，更以他草度去半已，即以两隅^②相柱^③也，乃举以度其背，令其一隅居上，齐脊大椎，两偶在下，当其下隅者，肺之俞也。复下一度^④，心之俞也。复下一度，左角肝之俞也。右角脾之俞也。复下一度，肾之俞也。是谓五藏之俞，灸刺之度也。

【注释】

①度：是尺量的意思。

②隅：两边相交处称"隅"，即今人所谓"角"。例如三角形有三隅，故"一隅居上"，"两隅在下"。

③柱（zhù 驻）：支撑的意思。

④一度：三角形的上角至底的垂直线长度作为一度。

【语译】

要想确定背部五脏俞穴的位置，可先用一根草测量两乳间的距离，然后把草从正中对折，再拿一根与对折前的草长度相同的草，折掉一半，与第一根草的两端相接，组成一个等边三角形。用它来测量病人的背部，使三角形的一角朝上，与脊背部的大椎穴相平齐，另外两个角在下，其下左右两角所指的位置，就是肺俞穴。将上角下移至两肺俞穴连线的中心处，则其下左右两角所指就是心俞穴。再将上角下移至两心俞穴连线的中心处，则其下左角所指是肝俞穴，右角所指是脾俞穴。再如上法继续下移，左右两角所指就是肾俞穴。这就是五脏俞穴的部位，也是针灸取穴的方法。

【原文】

形乐志苦①，病生于脉，治之以灸刺；形乐志乐，病生于肉，治之以针石；形苦志乐，病生于筋，治之以熨引②；形苦志苦，病生于咽嗌，治之以百药③；形数惊恐，经络不通，病生于不仁，治之以按摩醪药。是谓五形志也。

【注释】

①形乐志苦：形，指形体。乐，在形体方面，是指逸居饱暖，不参加劳役；在精神方面，是指心情愉快，无忧愁思虑。志，指情志、精神。苦，在形体方面，是指身体劳苦；在精神方面，是指思虑忧郁苦闷。

②熨引：熨，是古时用以治病的温罨法，有药熨、汤熨、酒熨、铁熨、葱熨、土熨等。引，是指导引法。

③百药：多种药物的意思。新校正："百药作甘药。"

【语译】

形体舒适，但精神苦闷的人，疾病常发生在经脉，治疗时应用灸刺；形体舒适，精神也愉悦的人，疾病常发生在肌肉，治疗时应用针刺或砭石。形体疲劳，但精神愉悦的人，疾病常发生在筋，治疗时应用热熨导引之法。形体疲劳，精神也苦闷的人，疾病常发生在咽喉部，治疗时应用药物。多次受到惊吓的人，经络因气血紊乱而运行不畅，常常会出现肌肉皮肤麻木不仁的疾病，治疗时应用按摩法和药酒。这就是五种因不同形体和精神而产生疾病的情况。

【原文】

刺阳明，出血气；刺太阳，出血恶①气；刺少阳，出气恶血；刺太阴，出气恶血②；刺少阴，出气恶血；刺厥阴，出血恶气也。

①恶：此处含有不宜或不应当的意思。

②刺太阴，出气恶血：《黄帝内经太素》作"刺太阴，出血气"，并注云："阳明太阴虽为表里，其气血俱盛，故并写血气也。"

【语译】

刺阳明经，可以出血出气；刺太阳经，可以出血，而不宜出气；刺少阳经，只宜出气，不宜出血；刺太阳经，只宜出气，不宜出血；刺少阴经，只宜出气，不宜出血；刺厥阴经，只宜出血，不宜出气。

卷第八

宝命全形论篇第二十五

【题解】

本篇说明气血虚实与四时阴阳相关之理，强调必须据此观察病情变化，然后运用针刺，才能取得疗效。篇中还详细讲述了针刺方法并着重指出了几个重要关键。

【原文】

黄帝问曰：天覆地载，万物悉备，莫贵于人。人以天地之气生，四时之法成，君王众庶，尽欲全形，形之疾病，莫知其情，留淫日深，著于骨髓，心私虑之。余欲针除其疾病，为之奈何？岐伯对曰：夫盐之味咸者，其气令器津泄；弦绝者，其音嘶败；木敷者，其叶①发；病深者，其声哕。人有此三者，是为坏府，毒药无治，短针无取，此皆绝皮伤肉，血气争黑。

帝曰：余念其痛，心为之乱惑，反甚其病，不可更代，百姓闻之，以为残贼，为之奈何？岐伯曰：夫人生于地，悬命于天，天地合气，命之曰人。人能应四时者，天地为之父母；知万物者，谓之天子。天有阴阳，人有十二节；天有寒暑，人有虚实。能经天地阴阳之化者，不失四时；知十二节之理者，圣智不能欺也；能存八动之变，五胜更立，能达虚实之数者，独出独入，呿吟②至微，秋毫在目。

帝曰：人生有形，不离阴阳，天地合气，别为九野，分为四时，月有大小，日有短长，万物并至，不可胜量，虚实呿吟，敢问其方？岐伯曰：木得金而伐，火得水而灭，土得木而达，金得火而缺，水得土而绝。万物尽然，不可胜竭。故针有悬布天下者五，黔首共余食③，莫知之也。一曰治神，二曰知养身，三曰知毒药为真，四曰制砭石大小，五曰知腑脏血气之诊。五法俱立，各有所先。今末世之刺也，虚者实之，满者泄之，此皆众工所共知也。若夫法天则地，随应而动，和之者若响，随之者若影，道无鬼神，独来独往。

帝曰：愿闻其道。岐伯曰：凡刺之真，必先治神，五脏已定，九候已备，后乃存针；众脉④不见，众凶⑤弗闻，外内相得，无以形先，可玩往来，乃施于人。人有虚实，五虚勿近，五实勿远，至其当发，间不容瞚⑥。手动若务，针耀而匀，静意视义，观适之变，是谓冥冥⑦，莫知其形，见其乌乌⑧，见其稷稷⑨，从⑩见其飞，不知其谁，伏如横弩⑪，起如发机⑫。

帝曰：何如而虚？何如而实？岐伯曰：刺实者须其虚，刺虚者须其实；经气已至，慎守勿失。深浅在志，远近若一，如临深渊，手如握虎，神无营于众物⑬。

【注释】

①木敷者，其叶发：树木内部溃坏的，则枝叶就会飘落。敷，内溃也。发，通废。

②呿（qū 区）吟：张口所出的声音叫呿，此指呵欠；闭口所出的声音叫吟，此指呻吟。呿吟，在此是形容极微小的变化。

③黔（qián 前）首共余食：黔首，老百姓。余食，弃余之食。指老百姓对"悬布天下"的五种方法如同丢弃剩余之食那样不予顾及。

④众脉：指真脏脉。

⑤众凶：指五脏败绝的现象。

⑥瞚（shùn 顺）：同瞬，一眨眼的时间。

⑦冥冥：幽深貌。在此形容气之无形可见。

⑧乌乌：气聚的现象如同乌鸦的气

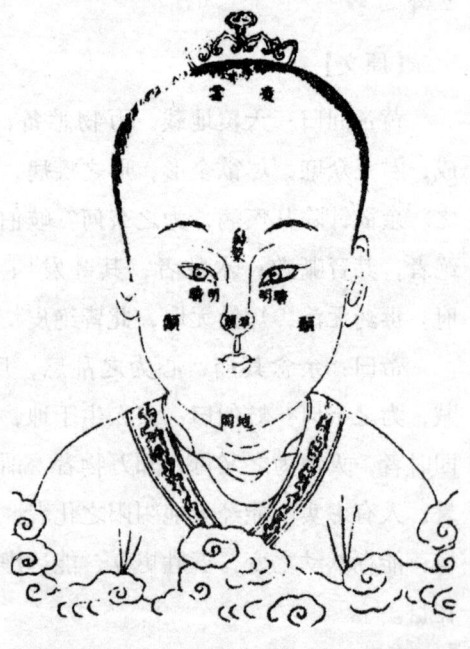

圖 面 正

明代张介宾《类经图翼》头面图之正面图

聚集合一样。

⑨穟穟：形容气盛的现象如同稷禾一样的繁茂。

⑩从：通纵。

⑪伏如横弩：意谓用针之法，当气未至之时，应留针候气，正如横弩之待发。弩，机巧而有强力的弓。

⑫起如发机：气至的时候，应当迅速起针，就象拨动发机使箭快速射出那样。机，弩上的机钮。

⑬神无营于众物：精神集中，不要为其他事物分散注意力。营，通淫，有"惑"或"乱"的意思。

【语译】

黄帝问：天覆于上，地载于下，天地之间万物齐全，但没有什么比人更尊贵的。人依靠天地之气和五谷精气而生存，顺应四时阴阳寒暑而有规律地生活，无论是帝王君主，还是黎民百姓，都希望身体健康，但往往在身体有了疾病时，却因病情较轻而不能自知，造成病邪滞留，逐渐发展和深入，甚至深入骨髓，我对此深感忧患。我想为他们解除痛苦，应该怎么做呢？

岐伯说：诊断疾病，应当注意观察其所表现的症候。比如，盐要变咸时，放盐的器皿会渗水；琴弦要断时，会发出嘶哑音败之声；树木要枯败时，叶子就会簌簌落下；而人病得很严重时，就会呃逆，而这一现象说明内脏已经严重败坏，此时用药物和针灸治疗都不会有效，因为皮肉血气各不相得，所以病将很难救治。

黄帝道：对于病人的痛苦，我十分同情，心中常感惶惑混乱，治疗不当反而会加重病情，又没有更好的办法取代，病人听我这样说，会认为我残忍不仁，我应该怎么办呢？

岐伯说：人虽生存在地上，但也丝毫离不开天，需知天地之气相互作用，才产生人类。如能适应四时阴阳的变化，就能与自然界的一切保持协调，获得生命的动力；如能了解万物生长收藏的道理，就能承受和运用万物。天有阴阳，人有十二经脉；天有寒暑，人有虚实盛衰。因此，能效法天地阴阳变化的人，就不会违背四时的规律；能知晓十二经脉道理的人，就是圣智也不能欺瞒他；能掌握八风的活动规律、五行的盛衰和人体虚实变化的人，就能洞悉病情，病人的痛苦，哪怕是细微如秋毫处，也逃不过他的眼睛。

黄帝说：人自出生就具备了形体，离不开阴阳的变化。天地之气相合，在地理上可分为九州，在气候上可分为四时，月份有小月和大月之分，每天有长有短，而天地间万物的生长变化更是数不胜数。我只希望解除病人的痛苦，请问应用什么针法呢？

岐伯说：针刺之法，可以根据五行相互克胜的道理来分析：木遇到金，就会折伐；火受到水，就会熄灭；土遇到木，就会疏松；金遇到火，就会熔化；水遇到土，就会遏绝。万物的变化都是这样的，举不胜举。用针刺治疗疾病有五大关键，这是早已公布于众的，可人们只顾饱食，从来不重视这些道理。这五大关键包括：一是精神专注，二是重视养身之道，三是掌握药物的性能，四是制取大小砭石以适应不同的疾病，五是掌握脏腑血气的诊断方法。这五点都很重要，各有所长，但孰先孰后，在实际运用要视情况而定。

近世运用针刺，一般用补法治虚、泻法治满，这是人所共知的。如果能按照天地阴阳的道理，灵活运用，那么就能取得如响应声、如影随形的疗效。医学的道理并不是神秘莫测的，只要懂得这些道理，就能运用自如。

黄帝说：我想听您讲解一下用针的方法。

岐伯说：用针的关键，首先在于必须精神专一，待了解了五脏的虚实，三部九候的脉象已明后，才能下针。还要留意是否有真脏脉出现，五脏之气是否衰绝，外在的症状和体内的病变是否一致，不能仅以外形为依据，还要掌握经脉血气的往来运行情况，这样才可以施行针刺治疗。

病有虚有实，对于五虚的病人，不可粗率地下针治疗，对于五实的病人，不要轻易放弃治疗，要把握针刺的时机，否则瞬间就会错失良机。针刺时，手上动作要协调一致，针体要干净，针的动摇要均匀，细心体察，注意针气的变化，这种无形无象的变化，几乎是无迹可寻的。气的往来，好像群鸟飞翔，无法断定起落。因此，用针的方法是：气未至时，留针候气，像狩猎者伏身横弓等候一样；气至时，立即起针，像用弩发箭一样迅速。

黄帝问：怎么用针刺治疗虚证和实证呢？

岐伯说：针刺治疗虚证时，要用补法，针刺治疗实证时，要用泻法。当针下感到经气应针时，要谨慎把握良机，运用补泻方法。针刺不论深浅，都在于灵活运用；取穴不论深浅，候针取气的道理都是相同的，那就是针刺时精神专一，好像站在万丈深渊的边缘一样谨小慎微，又像手中捉着猛虎一样坚定有力，总之，要专心致志，不为别的事情分神。

八正神明论篇第二十六

【题解】

本篇说明针刺治疗，必须结合四时八正的变化。指出针刺补泻，必须掌握"方"、"圆"的关键，并着重提出早期诊断、早期治疗的重要意义。

【原文】

黄帝问曰：用针之服^①，必有法则焉，今何法何则？岐伯对曰：法天则地，合以天光^②。帝曰：愿卒闻之。岐伯曰：凡刺之法，必候日月星辰，四时八正^③之气，气定乃刺之。是故天温日明，则人血淖液而卫气浮，故血易泻，气易行；天寒日阴，则人血凝泣而卫气沉。月始生，则血气始精^④，卫气始行；月郭^⑤满，则血气实，肌肉坚；月郭空，则肌肉减，经络虚，卫气去，形独居。是以因天时而调血气也。是以天寒无刺，天温无疑。月生无泻，月满无补，月郭空无治，是谓得时而调之。因天之序，盛虚之时，移光定位，正立而待之^⑥。故曰月生而泻，是谓脏虚；月满而补，血气扬溢^⑦，络有留血，命曰重实；月郭空而治，是谓乱经。阴阳相错，真邪不别，沉以留止，外虚内乱^⑧，淫邪乃起。

【注释】

①服：王冰注："服，事也。"

②合以天光：王冰注："谓合日月星辰之行度。"《类经》十九卷第十三注："天之明在日月，是谓正光。"

③八正：有两种说法：一指八方之正位而言。如高士宗注："八正，天地八方之正位也。天之八正，日月星辰也，地之八正，四方四隅也。"一指八节之正气，如吴崐注："八正者，八节之正气也，四立二分二至日八正。"今从后说。

④血气始精：血气运行流利的意思。《类经》十九卷第十三注："精，正也，流利也。月属阴，水之精也，故潮汐之消长应月，人之形体属阴，血脉属水，故其虚实浮沉，亦应于月。"

⑤月郭：即月亮的轮廓。

⑥移光定位，正立而待之：观察日光之迁移和月之盈亏，以测定岁时。王冰注："候日迁移，定气所在，南面正立，待气至而调之也。"《类经》十九卷第十三注："日月之光移，则岁时之位定，南面正立，待而察之，则气候可得也。"

⑦扬溢：在此作满盛解。

⑧外虚内乱：指外部因卫气不足而经络空虚，内部因邪气相搏而正气紊乱。

另据《太素》卷二十四天忌注："络脉外虚，经脉内乱，于是淫邪得起也。"内、外，这里指经脉和络脉。若据上下文义，外，当系指卫气。

【语译】

黄帝问：用针的技术必定有一定的方法和准则，到底是什么方法和准则呢？

岐伯说：这要依据天地阴阳的变化法则，在日月星辰等自然现象中去体会。

黄帝说：希望您能详细地讲解一下。

岐伯说：针刺时，必须观察日月星辰的运行和四时八正的气候变化，以此来决定是否用针。天气温暖，日色晴朗时，人的血液运行滑润，卫气行走在体表，因而血易外泄，气易运行；天气寒冷，日光阴翳时，人的血液运行滞涩不畅，卫气沉伏在体内。月亮初生时，血气运行开始流利，卫气亦运行开始通畅；月圆时，人体血气充盈，肌肉坚实；月黑无光时，则肌肉瘦弱，经络空虚，卫气衰减，形体独居。因此，必须根据天气时令来调节血气。

因此天气寒冷时，不要行针刺；天气温暖时，不必迟疑；月亮初生时，不能用泻法；月亮正圆时，不可用补法；月黑无光时，就干脆不要进行治疗。这就是依据天气时令调节气血的原则。

根据天体运行的规律，月亮的盈亏盛虚，日光的迁移变化，来确定经气运行的所在部位，并聚精会神地等待治疗的最佳时机。所以说：月亮初生时用泻法，这叫重虚；月亮正圆时用补法，会使血气过分充实而溢出，导致络脉中血液留滞，这叫重实；月黑无光时用针刺，会扰乱经气，这叫乱经。这样施针刺，会导致阴阳错乱，真邪不分，邪气沉伏留而不去，络脉外虚，经脉内乱，因此病邪就趁机而起。

【原文】

帝曰：星辰八正何候？岐伯曰：星辰者，所以制日月之行也[1]。八正者，所以候八风之虚邪[2]以时至者也。四时者，所以分春秋冬夏之气所在[3]，以时调之也。八正之虚邪，而避之勿犯也。以身之虚，而逢天之虚，两虚相感，其气至骨，入则伤五脏，工候救之，弗能伤也。故曰：天忌[4]不可不知也。

【注释】

①星辰者，所以制日月之行也：根据星辰的部位，可以测定日月运行的度数。王冰注："制，谓制度，定星辰则可知日月行之制度矣。"

②八风之虚邪：指从虚乡所来的八风，据《灵枢》九宫八风篇所载为：东方婴儿风，南方大弱风，西方刚风，北方大刚风，东北方凶风，东南方弱风，西

南方谋方，西北方折风。此风能乘人之虚而致病，故谓虚邪。

③四时者，所以分春秋冬夏之气所在：王冰注："四时之气所在者，谓春气在经脉，夏气在孙络，秋气在皮肤，冬气在骨髓也。"

④天忌：指不宜针刺的天时。王冰注："人忌于天，故云天忌，犯之则病，故不可不知也。"

【语译】

黄帝问：观察星辰、八正、四时都能够用来预测什么？

岐伯说：观察星辰的方位，能定出日月运行的规律；观察八个节气的气候交替，能测量异常的八方之风何时来临；观察四时，可以分清春夏秋冬的正常气候，以顺应时令进行调养，避开八方之邪的侵犯。如果身体虚弱，又受到自然界虚邪贼风的侵犯，两虚相遇，病邪就会侵犯筋骨，甚至深入损伤五脏。医生如能根据气候的变化来治病，就能及时挽救病人，使病人不再遭受更严重的伤害。所以说，天气时令的宜忌不可不了解。

【原文】

帝曰：善。其法星辰者，余离之矣，愿闻法往古者。岐伯曰：法往古者，先知《针经》①也。验于来今者，先知日之寒温，月之虚盛，以候气之浮沉，而调之于身，观其立有验也。观于冥冥者，言形气荣卫之不形于外，而工独知之，以日之寒温，月之虚盛，四时气之浮沉，参伍相合而调之，工常先见之，然而不形于外，故曰观于冥冥焉。通于无穷者，可以传于后世也，是故工之所以异也。而不形见于外，故俱不能见也。视之无形，尝之无味，故谓冥冥，若神仿佛。

【注释】

①《针经》：《太素》卷二十四本神论注："往古，伏羲氏始画八卦，造书契，即可制《针经》摄生救病之道。"似指古之《针经》。又，马莳注："《针经》者，《灵枢》也。"

【语译】

黄帝说：说得太好了！我已经了解依据星辰运行规律来调养治疗的道理，希望您再讲讲如何效法前人。

岐伯说：要想效法前人，必须先掌握《针经》。要想把古人的方法运用在现在的治疗中，必须先知道太阳的寒温，月亮的盈亏，四时阴阳之气的浮沉，再结合病人的身体情况进行调理治疗，就能看到这种方法的效果了。

所谓观于冥冥，是说人体气血荣卫的变化并不显露于外，但医生却能知道，这是因为医生能对太阳的寒温、月亮的盈亏、四时阴阳之气的浮沉等因素，进行综合分析。所以疾病虽未显露于外，医生却能有先见之明，这就叫观于冥冥。如果医生对疾病的认识非常透彻，其经验就可以流传后世，这就是学识经验丰富的医生与一般人的不同之处。因为病情不显露在体外，一般人都不易察觉，看不到形态，尝不到味道，所以称为冥冥，好像神灵一样似有似无。

【原文】

虚邪者，八正之虚邪气也。正邪①者，身形若用力汗出，腠理开，逢虚风，其中人也微，故莫知其情，莫见其形。上工救其萌牙②，必先见三部九候之气，尽调不败而救之，故曰上工。下工救其已成，救其已败。救其已成者，言不知三部九候之相失，因病而败之也。知其所在者，知诊三部九候之病脉处而治之，故曰守其门户③焉，莫知其情而见邪形也。

【注释】

①正邪：此指八方之正风而言。如春之东风，夏之南风等，虽为正风，但当人体虚弱汗出腠理开时亦能伤人，故曰正邪。

②救其萌牙：早期治疗的意思。牙通芽。《汉书》金日磾传："霍氏有事萌牙。"

③门户：此指三部九候。《类经》十九卷第十三注："三部九候，即病脉由行出入之所，故曰门户。"

【语译】

虚邪，就是四时八正的虚邪贼风。正邪，就是人因疲劳、出汗、腠理开泄，偶尔感受风邪。正邪伤人较轻，因此病人通常没有明显的感觉和症状，一般的医生也难以诊察出病情。

医术高超的医生，会在疾病刚发生时就及早治疗，因为他善于诊察三部九候的脉气变化，能在其调和而没有破败时，就及时治疗，所以被称为"上工"。"下工"却是在疾病已经形成，甚至严重时才进行治疗，而这是因为他们不懂得三部九候之脉气混乱是由疾病发展所致。知道疾病的所在，就是能从三部九候的脉象变化中了解病位，及时治疗。因此说，掌握三部九候就像把守门户一样重要，虽然病情没有显露在外表，但是医生却能据此发现疾病的形迹。

【原文】

帝曰：余闻补泻，未得其意。

岐伯曰：泻必用方，方①者，以气方盛也，以月方满也，以日方温也，以身方定也，以息方吸而内针，乃复候其方吸而转针②，乃复候其方呼而徐引针，故曰泻必用方，其气乃行焉。补必用员③，员者行也，行者移也，刺必中其荣，复以吸排针④也。故员与方，非针也。故养神者，必知形之肥瘦，荣卫血气之盛衰。血气者，人之神，不可不谨养。

【注释】

①方：有"正"的意思。《太素》卷二十四本神论注："方，正也。气正盛时，月正满时，日正温时，身正安时，息正吸时，此五正，是内针时也。"

②转针：捻转针体。

③员：《类经》十九卷第十三注："员，员活也。行者行其气，移者导其带，凡正气不足，则营卫不行，血气留带。故必用员以行之补之。"

④排针：注家解释不一，如吴崑注："排，谓经气即至，则内其针，如排拥而入也。"《类经》十九卷第十三注："排，除去也。即候吸引针之谓。"张志聪注："排，推也。候其吸，而推运其针。"高士宗注："排，转也。"今从《类经》注。

【语译】

黄帝说：我听说针刺有补法和泻法两种，却不了解它的内在意义。

岐伯说：泻法必须掌握好一个"方"字。"方"就是正气方盛，月亮方满，天气方温和，身体方安定的时候，针刺时要等病人吸气时进针，再吸气时转针，等他呼气时慢慢出针。所以说"泻必用方"，这样才能发挥作用，泻去邪气，使正气畅通，疾病就会痊愈。

运用补法必须掌握好一个"圆"字。"圆"就是使气通行的意思，行气就是导引其气到达疾病所在之处。针刺时必须到达荣穴，并在病人吸气时推移其针。总的来说，"圆"和"方"都不是指针的形状。医术高超有修养的医生，必能仔细观察病人形体的肥瘦和荣卫气血的盛衰。因为血气是人的神气的基础，不能不谨慎保养。

【原文】

帝曰：妙乎哉论也！合人形于阴阳四时，虚实之应，冥冥之期，其非夫子孰能通之。然夫子数言形与神，何谓形？何谓神？愿卒闻之。岐伯曰：请言形，形乎形，目冥冥，问其所病，索之于经，慧然①在前，按之不得，不知其情，故曰形。帝曰：何谓神？岐伯曰：请言神，神乎神，耳不闻，目明心开而志先②，慧然独悟，口弗能言，俱视独见，适若昏，昭然独明，若风吹云，故曰神。三部九候为之原，九针不论不必存也。

【注释】

①慧然：清爽或明白的意思。

②目明心开而志先：王冰注："目明心开而志先者，言心之通如昏昧开卷，目之见如氛翳辟明，神虽内融，志已先往矣。"

【语译】

黄帝说：您讲得真是太精妙了！把人身体的变化和四时阴阳的虚实变化相连系，这是极其微妙的结合，除了先生，谁能知晓其中奥妙！可是您多次提到形和神，到底什么是形和神？希望能更详细地听您说一说。

岐伯说：让我先说说形。所谓形，就是显露在外的征象。通过诊察病人的形体只能诊察到疾病的大致情况，因此还需再问清病人的发病原因，并仔细辨别经脉的变化，这样病情才能清清楚楚地摆在面前。如果切脉仍然不能知晓，便不能知道病情了。因为这是靠着诊察形体，才能得知病情，所以叫做形。

黄帝：什么是神？

岐伯说：请让我再说说神。所谓神，就是通过观察就能知道病情所在，耳朵虽然没有听到病人的陈诉，但是通过望诊，心中已经对疾病的变化十分明了，这种心领神会的领悟，用语言是无法表达出来的。这就好像大家都在观察病人，只有医术高明的医生才能看的透彻，在大家还没有看清疾病的时候，也只有他能明白病情，就如同风吹云散一样，所以叫做神。这是以三部九候为本的结果，在诊断疾病时如果能达到这种程度，就不必拘泥于《九针》的理论了。

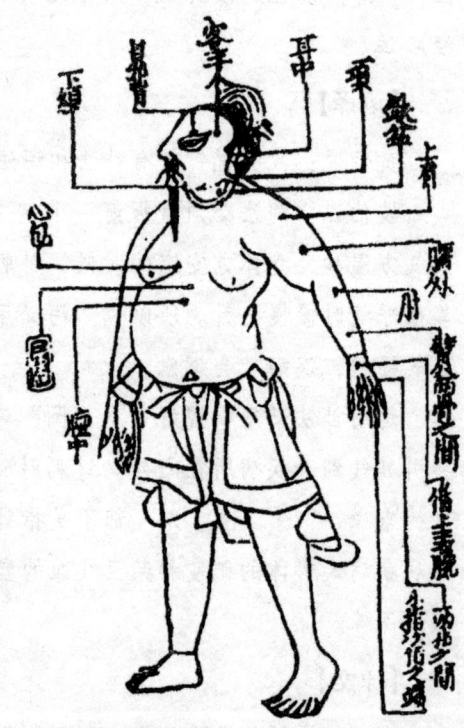

金代《子午流注针经》经脉图中的三焦脉走向图

离合真邪论篇第二十七

【题解】

本篇讨论针刺的宜忌和操作方法，说明必须结合四时五行、三部九候等反复审察，才能达到治疗的目的。篇中提出的"诛伐无过，反乱大经"的警言，可为临诊时之箴戒。

【原文】

黄帝问曰：余闻九针九篇，夫子乃因而九之，九九八十一篇，余尽通其意矣。经言气之盛衰，左右倾移，以上调下，以左调右，有余不足，补泻于荥输，余知之矣。此皆荣卫之倾移，虚实之所生，非邪气从外入于经也，余愿闻邪气之在经也，其病人何如？取之奈何？岐伯对曰：夫圣人之起度数，必应于天地。故天有宿度①，地有经水，人有经脉。天地温和，则经水安静；天寒地冻，则经水凝泣；天暑地热，则经水沸溢；卒风暴起，则经水波涌而陇起。夫邪之入于脉也，寒则血凝泣，暑则气淖泽，虚邪因而入客，亦如经水之得风也，经之动脉，其至也亦时陇起。其行于脉中循循然，其至寸口中手也，时大时小，大则邪至，小则平，其行无常处，在阴与阳，不可为度，从而察之，三部九候，卒然逢之，早遏其路，吸则内针，无令气忤；静以久留，无令邪布；吸则转针，以得气为故；候呼引针，呼尽乃去。大气皆出，故命曰泻。

帝曰：不足者补之奈何？岐伯曰：必先扪而循之②，切而散之③，推而按之④，弹而怒之⑤，抓而下之⑥，通而取之⑦，外引其门，以闭其神⑧。呼尽内针，静以久留，以气至为故。如待所贵，不知日暮，其气以至，适而自护，候吸引针，气不得出；各在其处，推阖其门，令神气存，大气⑨留止，故命曰补。

帝曰：候气奈何？岐伯曰：夫邪去络入于经也，舍于血脉之中，其寒温未相得，如涌波之起也，时来时去，故不常在。故曰方其来也，必按而止之，止而取之，无逢其冲而泻之。真气者，经气也。经气太虚，故曰其来不可逢，此之谓也。故曰候邪不审，大气已过，泻之则真气脱，脱则不复，邪气复至，而病益蓄。故曰其往不可追，此之谓也。不可挂以发者，待邪之至时，而发针泻矣，若先若后者，血气已尽，其病不可下。故曰知其可取如发机，不知其取如扣椎。故曰知机道者，不可挂以发，不知机者，扣之不发，此之谓也。

帝曰：补泻奈何？岐伯曰：此攻邪也，疾出以去盛血，而复其真气，此邪新客，溶溶未有定处也，推之则前，引之则止，逆而刺之，温血⑩也，刺出其血，其病立已。帝曰：善！然真邪已合，波陇不起，候之奈何？岐伯曰：审扪循三部九候之盛虚而调之。察其左右上下相失及相减者，审其病脏以期之。不知三部者，阴阳不别，天地不分。地以候地，天以候天，人以候人，调之中府^⑪，以定三部。故曰：刺不知三部九候病脉之处，虽有大过且至，工不能禁也。诛罚无过，命曰大惑，反乱大经，真不可复。用实为虚，以邪为真，用针无义，反为气贼，夺人正气，以从为逆，荣卫散乱，真气已失，邪独内著，绝人长命，予人夭殃。不知三部九候，故不能久长；因不知合之四时五行，因加相胜，释邪攻正，绝人长命。邪之新客来也，未有定处，推之则前，引之则止，逢而泻之，其病立已。

【注释】

①宿度：指二十八宿在周天之度数。宿，谓二十八宿。度，谓周天之三百六十五度。

②扪而循之：用手循经穴抚摸，使血气舒缓。

③切而散之：用手指按压穴位，使经气布散。

④推而按之：用手揉按穴位周围的肌肤，使经脉之气通畅。

⑤弹而怒之：用手指弹动穴位，使脉络膜满而怒起。

⑥抓而下之：用左手指掐正了穴位，右手将针刺入。

⑦通而取之：言针刺令气血通畅，然后取出针。

⑧外引其门，以闭其神：门，针孔。神，神气，此指经气。总言出针时立即按闭针孔，不使经气外泄。

⑨大气：此处指人体正气。

⑩温血：有两种解释：一指毒血，如吴崑注："温血，毒血也。"一指热血，如《太素》卷二十四真邪补泻注："温，热也。邪之新入，未有定处，有热血，刺去痛愈。"今从前说。

⑪中府：指胃。

【语译】

黄帝说：我听说《九针》有九篇文章，而先生又在九篇的基础上加以发挥，演绎成九九八十一篇，我已经领会其中的全部意义了。《针经》上说人体的气血阴阳会出现盛衰变化和左右偏胜的情况，治疗时可以取上部穴位来治疗下部的疾病，取左部的穴位来治疗右部的疾病，不论是有余的实证，还是不足的虚证，都可在各经的荣穴、输穴里实施补泻之法，这些道理我已全部知道了。这都是由荣卫的偏胜、虚实造成的，而并非由邪气从外面侵入经脉所引发。我现在想知道邪气侵入经脉时，病人的状况如何？应该怎样治疗？

岐伯说：医术高明的医生，在制定治疗原则时，一定会把天地之间的自然变化考虑进去。比如天有宿度，地有江河，人有经脉，它们之间是互相影响的。如果天地之气温和，江河之水就安稳流畅；如果天寒地冻，江河之水就会凝固不流；气候炎热，江河之水就会沸腾外溢；如果突然发生暴风，江河之水就会汹涌澎湃。

相应的，病邪侵入经脉时，如果是寒邪会使血行凝涩不通，如果是热邪会使气血濡润，如果是风邪会使经脉中的气血运行像江河之水遭遇暴风一样，出现波浪涌起的现象。病邪在脉中作祟，在寸口处按脉，指下的感觉会忽大忽小，大即表示病邪正盛，小则表示病邪退去。邪气运行，没有一定的位置，有时在阴经，有时在阳经，难以确定，应该进一步用三部九候的方法诊察，一旦诊察到病邪所在的部位，就应该及时治疗，阻止病邪发展。

治疗时应在病人吸气时进针，进针时勿使气逆，进针后要留针候气，不要让邪气扩散；当病人吸气时再转针，以得气为目的；在病人呼气时，慢慢起针，病人呼气尽时，才出针，这样邪气就会随针一起泄出，这就是泻法。

黄帝问：不足的虚证怎么用补法治疗？

岐伯说：首先用手摸准穴位，然后按压穴位使邪气扩散，再推揉周围的肌肤使气血流动，接着用手省弹动穴位使脉络怒张，捏起穴位以确定进针部位，出针后用左手按闭针孔，以防正气外泄。进针的方法是：在病人呼气将尽时进针，留针的时间要稍微长一些，以便得气，就好像等候贵宾，不知天晚似的。得气后，要小心保护，在病人吸气时出针，这样气就不会外泄了。出针后，要按揉孔穴，使针孔闭合，这样真气才能留存，大经之气留于荣卫而不外泄，这就是补法。

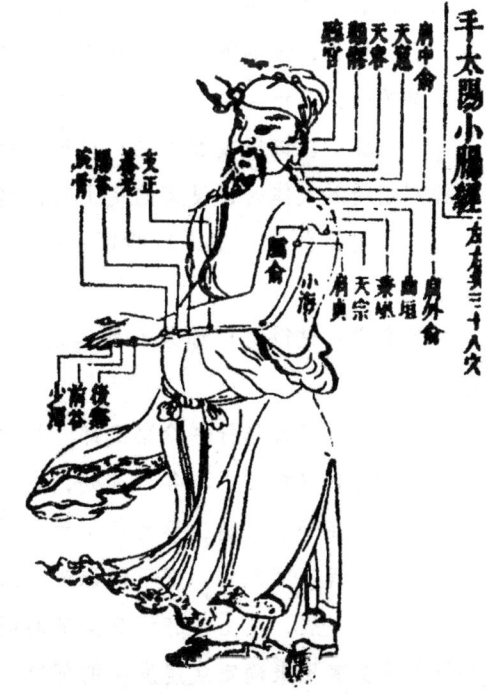

明代张介宾《类经图翼》经穴图之手太阳小肠经

黄帝问：进针之后，应当如何候气？

岐伯说：当邪气从络脉进入经脉，停留在血脉中时，邪气与正气相争，会产生寒或温的症状，这刚正邪之气没有相合，所以脉象会随之变动，像波浪一样时起时伏，时来时去，没有固定的停留之处。所以说，在邪气刚来时，必须按压堵截它，阻止它的发展后再用针泻除它，但要注意，不要在邪气正盛时，迎其势而采用泻法。

因为真气就是经脉之气，邪气太盛，真气一定是虚的，这时用泻法，会使真气更加虚弱，所以说在邪气最盛的时候不可迎着邪势而泻之，就是这个道理。

察验经脉中的邪气时如果不够仔细，等到邪气已去时才使用泻法，就会使真气空虚，而空虚后就不易恢复。这样，邪气就会再来，病情也就更严重了。所以说，邪气如果已去，就不能再追了，就是这个道理。

总而言之，用泻法阻止邪气，一定要掌握好时机，必须在邪气刚到来时进针泻邪。不论在邪气到来前还是退去后用泻法，都是不合适的，这样不仅不能去邪，反而会损伤血气，疾病就难治了。因此说，掌握了用针之道的人，用针就像拨动弩机一样，灵活自如；不懂用针之道的人，就像敲击木椎一样，迟钝缓慢。所以说，能够掌握时机，就能当机立断，毫不迟疑；不能掌握时机，即便时机已到，也会错失，说的就是这个意思。

黄帝问：应该怎样使用补泻的方法呢？

岐伯说：应该以攻邪为主，迅速出针以放出多余的血液，使真气恢复。因为病邪刚刚侵入人体时，没有固定下来，这时候如果用针刺法，推针补之，会使邪气前进；用针引之，会让病邪留止；迎其势而泻之，放出毒血后，病很快就会痊愈。

黄帝说：说得好！如果邪气和真气合并后，脉气没有大的波动，该如何诊察呢？

岐伯说：应该先仔细诊察三部九候的脉象盛衰，确定疾病的虚实，然后再进行治疗。检查它左右上下各个部分，察看有没有不相称或减弱的地方，然后进一步察明病变在哪个脏腑，等待气至后，再进行针刺。

如果不懂三部九候，就不能识辨阴阳，上下也难以分清，更不知道用上部脉诊察下部的疾病，用上部脉诊察上部的疾病，用中部脉诊察中部的疾病，以及结合胃气多少有无来确定疾病发生的部位。所以说，使用针刺疗法却不懂用三部九候确定病脉的所在，即便有严重的疾病发生，医生也没有办法提前制止。

治疗方法不当，如同错误地惩罚了没有过错的人，不该用泻法却泻之，就叫做"大惑"，这会扰乱脏腑经脉，损伤真气，使其难以恢复。如果错把实证当虚证，邪气当真气，用针无法，反而会助长邪气，损害正气，使顺症变成逆症，使病人荣卫散乱，真气耗散，邪气留在体内，给病人带来灾祸。像这样不懂得三部九候的医生，是不能够长久的，不懂得配合四时五行，因加相胜的道理，不治邪气，攻伐正气，就会断绝病人的性命。

最后需要重申的是，病邪刚刚侵入人体经脉时，没有固定下来，这时候如果用针刺法，推针补之，会使邪气前进；用针引之，会让病邪留止；迎其势而泻之，放出毒血后，病很快就会痊愈。

通评虚实论篇第二十八

【题解】

本篇主要讨论虚实的问题，以"邪气盛则实，精气夺则虚"为要点，推论五脏、四时、气血、经络、脉搏等各种虚实，附带介绍对痈肿、霍乱、惊风等疾患施行针刺治疗的方法。

【原文】

黄帝问曰：何谓虚实？岐伯对曰：邪气盛则实，精气夺则虚①。帝曰：虚实何如？岐伯曰：气虚者，肺虚也；气逆者，足寒也。非其时则生，当其时则死②。余脏皆如此。

【注释】

①邪气盛则实，精气夺则虚：邪气，指风寒暑湿之邪，邪盛则实。精气，指人体之正气。夺是失的意思，精气不足则为虚。《太素》："风寒暑湿客身盛满为实，五脏精气夺失为虚也。"

②非其时则生，当其时则死：马莳："非相克之时则生，如春秋冬是也；如遇相克之时则死，如夏时之火是也。"又张志聪："如值其生旺之时则生，当其胜克之时则死。"

【语译】

黄帝问：什么是虚证和实证？

岐伯说：如果邪气旺盛，就是实证；如果正气被伤，就是虚证。

黄帝问：虚证和实证的情况各是怎样的？

岐伯说：以肺脏为例来说，肺主管气，气虚则肺脏先虚；气逆则上部实下部虚，两脚必寒。肺虚如果不是发生在与其相克的季节，就比较容易痊愈；如果发生在与其相克的季节，病人就会死亡。其他各脏的虚实情况也可以这样类推。

【原文】

帝曰：何谓重实？岐伯曰：所谓重实者，言大热病，气热、脉满，是谓重实。

帝曰：经络俱实何如？何以治之？岐伯曰：经络皆实，是寸脉急而尺缓①也，皆当治之。故曰②：滑则从，涩则逆也。夫虚实者，皆从其物类始，故五藏骨肉滑利，可以长久也。

帝曰：络气不足，经气有余，何如？岐伯曰：络气不足，经气有余者，脉口热③而尺寒也。秋冬为逆，春夏为从，治主病者。帝曰：经虚络满何如？岐伯曰：经虚络满者，尺热满，脉口寒涩也。此春夏死，秋冬生也。帝曰：治此者奈何？岐伯曰：络满经虚，灸阴刺阳；经满络虚，刺阴灸阳。

帝曰：何谓重虚？岐伯曰：脉气上虚尺虚④，是谓重虚。帝曰：何以治之？岐伯曰：所谓气虚者，言无常⑤也；尺虚者，行步恇然⑥；脉虚者，不象阴也⑦。如此者，滑则生，涩则死也。

【注释】

①寸脉急而尺缓：寸指寸口。尺指尺肤。此处指寸口脉急而尺肤缓纵的情况。

②故曰：丹波元简："按以下至'可以长久也'三十一字，疑是错简，若移于下文'滑则生，涩则死也'之下，则文理顺接焉。"

③脉口热：丹波元简："按脉口热，依下文'寒涩而推之'，谓脉滑也。"

④脉气上虚尺虚：新校正："按《甲乙经》作'脉虚气虚尺虚，是谓重虚'，此少一'虚'字，多一'上'字。"

⑤言无常：张志聪："言无常者，宗气虚，而语言无接续也。"按《脉要精微论》有"言而微，终日乃复言者，此夺气也。"据此"言无常"乃为气虚的一种表现。

⑥尺虚者，行步恇（kuāng 匡）然：丹波元简："尺虚谓尺肤脆弱。"张介宾："恇然，怯弱也。"

⑦脉虚者，不象阴也：吴崑："脉者，血之府。脉虚者，亡血可知，故云不象阴也。"张介宾："脉虚者，阴亏之象。"脉虚则血虚，血虚脉浮大无力，不象沉细欲绝的阴脉。

黄帝问：什么是重实？

岐伯说：所谓重实，如大热病人，邪气甚热，而脉象又充盛，内外俱实，就叫重实。

黄帝道：经络皆实的情况是怎样的？如何治疗？

岐伯说：经络皆实是指寸口脉搏急，而尺肤舒缓，经脉和络脉都要治疗。因此说，脉象滑利象征有生机，叫做顺；脉象涩滞的就是缺乏生机，叫做逆。人体的虚实情况和万物是一样的，也就是说万物呈现滑利现象的都为生，呈现枯涩现象的都为死。如果一个人的五脏、骨骼、肌肉都滑利，就表示精气充足、生机旺盛，生命是可以长久的。

黄帝说：络气不足，经气有余的情况是怎样的？

岐伯说：所谓络气不足，经气有余，是指寸口脉热而尺肤却寒凉的情况。秋冬季节出现这种情况叫做逆，春夏季节出现这种情况叫做顺，需要在主病的穴位上进行治疗。

黄帝问：经气不足，络气有余的情况是怎样的？

岐伯说：所谓经气不足，络气有余，是指尺肤发热胀满而寸口脉象迟缓涩滞。这种情况，若出现在春夏季节会死亡，若出现在秋冬季节则容易治愈。

黄帝问：应该怎么治疗这两种疾病呢？

岐伯说：如果是络实经虚，就用灸法补阴，刺法泻阳；如果是经实络虚，就用刺法泻阴，灸法补阳。

黄帝问：什么是重虚？

岐伯说：脉虚、气虚、尺虚，就是重虚。

黄帝问：如何识辨并治疗该病呢？

岐伯说：所谓气虚，是因为膻中之气不足，表现为说话时声音低微，不能连续；尺虚，是因为尺肤脆弱，表现为行步软弱无力；脉虚，是因为阴血虚少，脉搏没有充盛的表象。凡是出现上述症状的病人，总体来说，脉象滑利的可以治愈，脉象涩滞的就要死亡。

【原文】

帝曰：寒气暴上，脉满而实，何如？岐伯曰：实而滑则生，实而逆则死。帝曰：脉实满，手足寒，头热何如？岐伯曰：春秋则生，冬夏则死①。脉浮而涩②，涩而身有热者死。帝曰：其形尽满③何如？岐伯曰：其形尽满者，脉急大坚，尺涩而不应也④。如是者，故从则生，逆则死。帝曰：何谓从则生，逆则死？岐伯曰：所谓从者，手足温也；所谓逆者，手足寒也。

【注释】

①春秋则生，冬夏则死：张介宾："春秋为阴阳和平之候，得其和气，故可以生，冬夏乃阴阳偏胜之时，阳剧于夏，阴剧于冬，故死。"

②脉浮而涩：张琦："此为阳病见阴脉。脉浮宜汗解，涩为血少，不能作汗，故死。"

③形尽满：高世栻："形，身也。满，犹实也。"张志聪："贤为水脏在气为寒，上节论寒气暴上，此复论其水体泛溢，故其形尽满也。"后者义胜。

④脉急大坚，尺涩而不应也：丹波元简："按尺肤涩，与脉急大坚不相应也。《邪气藏府病形篇》：色脉与尺之相应也，如桴鼓影响之相应也。"

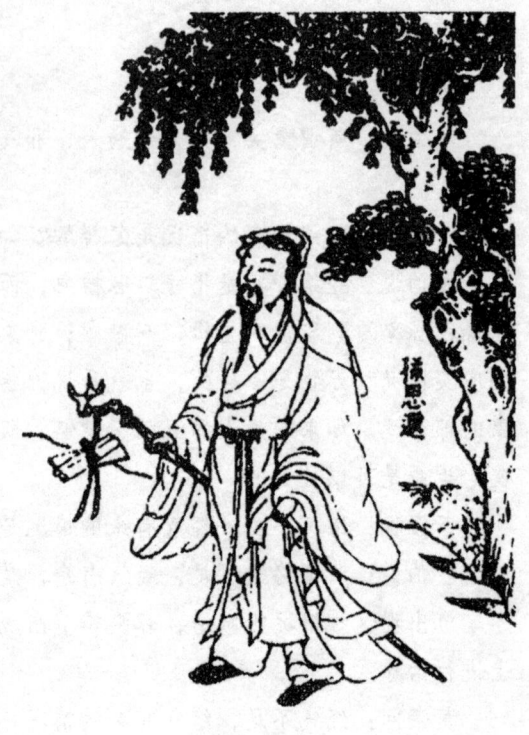

孙思邈

【语译】

黄帝说：寒气突然上逆，脉象盛满而充实的，将会怎样呢？

岐伯说：脉象实而滑利的，疾病可以治愈；脉象实而涩滞的，是逆象，会死亡。

黄帝问：脉象盛满而充实，手足冰凉，头部发热的，将会怎样呢？

岐伯说：若发病于春秋季节，疾病可以治愈；若发病于冬夏季节，就会死亡。另外，脉象浮而涩滞，脉涩而身体发热的，也会死亡。

黄帝问：如果全身虚浮肿胀，将会怎样呢？

岐伯说：所谓身体虚浮肿胀，是指脉象急大而坚，尺肤却枯涩，与脉不相适应。这样的疾病，从则生，逆则死。

黄帝问：从则生，逆则死是指什么？

岐伯说：所谓从，就是手足温暖；所谓逆，就是手足寒冷。

【原文】

帝曰：乳子①而病热，脉悬小者何如？岐伯曰：手足温则生，寒则死②。帝曰：乳子中风热，喘鸣肩息者，脉何如？岐伯曰：喘鸣肩息者，脉实大也。缓则生，急则死③。

【注释】

①乳子：《说文》："人及鸟生子曰乳，兽曰产。"张璐："乳子言产后以乳哺子时，非婴儿也。"

②手足温则生，寒则死：张志聪："四肢皆禀气于胃，故阳受气于四末。是以手足温者，胃气尚盛，故生。寒则胃气已绝，故死。"

③缓则生，急则死：张志聪："夫脉之所以和缓者，得阳明之胃气也，急则胃气已绝，故死。"

【语译】

黄帝问：产后患热病，脉象悬小的，将会怎样呢？

岐伯说：手足温暖的，疾病可以治愈；手足寒冷的，就会死亡。

黄帝问：婴儿因感受风热，而出现喘息有声、张口抬肩的症状，其脉象如何？

岐伯说：感受风热而出现喘息有声、张口抬肩症状的，脉象应该充实而大。假如实大中兼有缓和之象的，表明胃气未衰，疾病可以治愈；如果脉象实大而紧急，表明胃气已绝，是死症。

【原文】

帝曰：肠澼便血①，何如？岐伯曰：身热则死，寒则生。帝曰：肠澼下白沫②，何如？岐伯曰：脉沉则生，脉浮则死。帝曰：肠澼下脓血③，何如？岐伯曰：脉悬绝则死，滑大则生。帝曰：澼之属，身不热，脉不悬绝，何如？岐伯曰：滑大者曰生，悬涩者曰死，以脏期之④。

【注释】

①脉澼便血：肠澼，即痢疾，亦名滞下。吴崐："肠澼，滞下也，利而不利之谓。便血，赤痢也。"马莳："此言肠澼之属，有便血者，有下白沫者，有下脓血者，随证、随脉而可以决其死生也。肠澼者，大小肠有所辟积而生诸证，故肠澼为总名，而下三者为诸证也。"

②肠澼下白沫：丹波元简："按《诸病源候论》云：痢色白，食不消，谓之

寒中也。诊其脉沉则生，浮则死。知巢氏以下白沫为寒痢也。"

③肠澼下脓血：吴崐："赤白并下也。"

④以藏期之：以五脏相克之时而定死期。张志聪："以藏期之：肝至悬绝，十八日死；心至悬绝，九日死；肺至悬绝，十二日死；肾至悬绝，七日死；脾至悬绝，四日死。悬绝者，绝无阳明之胃气，而真藏孤悬也。"

【语译】

黄帝问：出现大便中带血的赤痢时，会怎么样？

岐伯说：发生赤痢而身体发热的，是死症；身体寒凉不热的，则疾病可以治愈。

黄帝问：肠澼而大便带白沫的，会怎么样？

岐伯说：脉象沉的，疾病可以治愈；脉象浮的，就是死症。

黄帝问：肠澼而大便带脓血的，会怎么样？

岐伯说：脉象悬绝的，是死症；脉象滑大的，则疾病可以治愈。

黄帝问：属于肠澼病，但身体不发热，脉象也不悬绝的，会怎么样？

岐伯说：脉象滑大的，疾病可以治愈；脉象悬绝而滞涩的，是死症。至于什么时候死亡，那就要根据克胜之日来定。

【原文】

帝曰：癫疾①何如？岐伯曰：脉搏大滑，久自已；脉小坚急，死不治。帝曰：癫疾之脉，虚实何如？岐伯曰：虚则可治，实则死②。

【注释】

①癫疾：此处作"癫痫"解。

②虚则可治，实则死：马莳："搏大，滑中带虚，可治；若带实，则邪气有余，乃死候也。"丹波元简："按上文云坚急，乃实之谓。"

【语译】

黄帝问：癫疾的情况怎样？

岐伯说：脉象盛大而滑利的，疾病会慢慢自愈；脉象小而坚急的，则不可治。

黄帝问：癫疾病脉象的虚实变化情况是怎样的？

岐伯说：脉象虚缓的，可以治疗；脉象坚实的，就会死亡。

【原文】

帝曰：消瘅①虚实何如？岐伯曰：脉实大，病久可治；脉悬小坚，病久不可治。

【注释】

①消瘅：消，消耗。瘅，内热。消瘅即消渴病。吴崐："消瘅消中而热，善饮善食。"

【语译】

黄帝问：消渴病脉象的虚实变化情况是怎样的？

岐伯说：脉象实大的，即便患病的时间较长，也可以治愈；脉象悬小而坚实，且拖延过久的，就无法治疗了。

【原文】

帝曰：形度，骨度，脉度，筋度①，何以知其度也？

【注释】

①形度，骨度，脉度，筋度：度，测度的意思。形度，是测度形体的盛衰。骨度，是测度骨胳的大小。脉度，是测度经脉的长短。筋度，是测度筋络的强弱。

【语译】

黄帝问：怎么度量形度、骨度、脉度、筋度呢？

【原文】

帝曰：春极治经络；夏极治经俞；秋极治六府；冬则闭塞，闭塞者，用药而少针石也①。所谓少针石者，非痈疽之谓也，痈疽不得顷时回。

痛不知所，按之不应手，乍来乍已，刺手太阴傍三痏②，与缨脉③各二。掖④痛大热，刺足少阳五；刺而热不止，刺手心主三，刺手太阴经络者、大骨之会⑤各三。暴痈筋緛⑥，随分而痛，魄汗不尽，胞气不足⑦，治在经俞。

腹暴满，按之不下，取手太阳经络者，胃之募⑧也，少阴俞去脊椎三寸傍五，用员利针。霍乱，刺俞傍五，足阳明及上傍三。刺痫惊脉五，针手太阴各五，刺经⑨，太阳五，刺手少阴经络傍者一，足阳明一，上踝五寸，刺三针。

【注释】

①春亟（qì气）治经络……用药而少针石也：丹波元简："亟，盖孟子亟问亟馈鼎肉之亟，音唭，频数也。"张志聪："伯言五藏之气合于四时，而刺度之各有浅深也。亟，急也。春气生升，故亟取络脉；夏取分腠，故宜治经俞，盖经俞隐于肌腠间也；治六府者，取之于合也，……秋气降收，渐入于内，故宜取其

合，以治六府也；冬时之气，闭藏于内，故宜用药而少针石，盖针石治外，毒药治内者也。"

②痏（wěi 委）：原意指疮口，这里指灸施术后的穴位瘢痕，针刺一次叫一痏。

③缨（yīng 婴）脉：头部系冠带的部位。缨脉，胃经近缨之脉。

④掖：同腋。

⑤大骨之会：马莳："当是手太阳小肠经之肩贞穴也。"

⑥輭（ruǎn 软）：此处有挛缩之意。

⑦胞气不足：胞，同"脬"，即膀胱。胞气不足，就是膀胱经气不足。

⑧募：通膜，胸腹部经气结聚之穴。指足阳明胃经的募穴中脘。

⑨刺经：吴崐："凡言其经而不及其穴者，本经皆可取，不必拘其穴也。"

【语译】

黄帝又说：春天治病多取各经的络穴，夏天治病多取各经的腧穴，秋天治病多取六腑的合穴。冬季万物闭藏。人体的阳气也贮藏于内，治疗时应该多用药物少用针石。但少用针石，不包括治疗痈疽一类的疾病。如果痈疽一类的疾病应该用针石治疗的，则不可有片刻的犹豫。

痈毒刚发生时，不知道发病部位，摸又摸不出，又时有疼痛的，应刺手太阴经穴三次，以及刺颈两侧的缨脉穴各两次。

生腋痈而全身大热的，应刺足少阳经穴五次；针刺后仍不退热的，可刺手厥阴经穴三次，以及刺手太阴经的络穴和大骨交会之处各三次。

生急性痈肿而筋肉拘急痉挛，随着痈肿的发展而疼痛加剧，甚至会汗出不止的，是因为膀胱经气不足所致，治疗时应针刺膀胱经的腧穴。

腹部骤然胀满，用手按压疼痛不减的，应该用员利针取手太阳经的络穴，即胃的募穴和脊椎两旁的肾腧穴各五次。

治疗霍乱，应该用针刺肾腧穴旁的志室穴五次，刺足阳明胃俞和肾俞外两旁的胃仓穴各三次。

治疗因受惊而得的惊痫，要取五条经上的穴位：刺手太阴经的经渠穴五次，刺手太阳经的阳谷穴五次，刺手少阴经通里穴旁的手太阳经支正穴一次，刺足阳明经的解溪穴一次，刺足踝上五寸的足少阴经的筑宾穴三次。

【原文】

凡治消瘅、仆击①、偏枯②、痿厥、气满发逆③，肥贵人则高粱之疾也。隔塞、闭绝，上下不通，则暴忧之病也。暴厥而聋，偏塞闭不通，内气暴薄也。不从内，外中风之病，故瘦留著也④。蹠跛⑤，寒风温之病也。

【注释】

①仆击：指卒中风，突然仆倒。楼英："其卒然仆倒者，经称为击仆，世又称为卒中风是也。"

②偏枯：谓半身不遂。

③气满发逆：吴崐："气满，气急而粗也。发逆，发为上逆也。"

④不从内……故瘦留著也：指因邪气留著不去而形体消瘦。王冰：病气淹留，形容消瘦。"

⑤蹠（zhí 只）跛（bǒ 播）：张志聪：蹠，足也。跛，行不正而偏废也。"

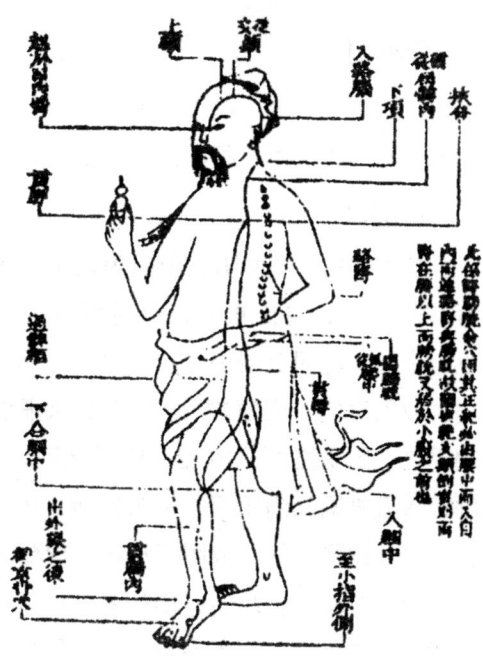

图行循經胱膀

《刺灸心法要诀》中的膀胱经循行图

【语译】

消瘅、仆击、偏枯、痿厥、气满发逆等症，如果病人为肥胖之人，多是由偏好肉食厚味引起的。郁结不舒，胸膈上下闭塞不通等症，多是由暴怒或忧郁引起的。突然昏厥，不省人事，耳聋，大小便不畅等症，多是由突然遭受精神刺激，阳气上迫引起的。有的疾病不从内发，因外受风邪，风邪留滞，久而化热，故能消灼肌肉使人瘦，走路时两脚偏跛，是由风寒湿邪侵犯引起的。

【原文】

黄帝曰：黄疸、暴痛、癫疾、厥狂，久逆之所生也。五藏不平，六府闭塞之所生也。头痛耳鸣，九窍不利，肠胃之所生也。

【语译】

黄帝说：黄疸、暴痛、癫疾、厥狂等症，是由经脉之气长时间上逆而不下行引起的。五脏不和，是由六腑闭塞不通引起的。头痛、耳鸣，九窍不利，是由肠胃疾病引起的。

太阴阳明论篇第二十九

【题解】

太阴谓脾，阳明谓胃。本篇根据脾胃的密切关系和生理特点讨论了太阴阳明生病之异，也论述了脾病而四肢不用的机理。

【原文】

黄帝问曰："太阴、阳明为表里，脾胃脉也，生病而异者何也？岐伯对曰："阴阳异位^①，更虚更实，更逆更从^②，或从内，或从外，所从不同，故病异名也。帝曰：愿闻其异状也。岐伯曰：阳者，天气也，主外；阴者，地气也，主内。故阳道实，阴道虚^③。故犯贼风虚邪者，阴受之；食饮不节，起居不时者，阴受之。阳受之则入六腑，阳受之则入五脏。入六腑则身热，不时卧，上为喘呼；入五脏则腆满闭塞，下为飧泄，久为肠澼。故喉主天气，咽主地气^④。故阳受风气，阴受湿气。故阴气从足上行至头，而下行循臂至指端；阳气从手上行至头，而下行至足。故曰：阳病者，上行极而下；阴病者，下行极而上^⑤。故伤于风者，上先受之；伤于湿者，下先受之。

帝曰：脾病而四支不用，何也？岐伯曰：四支皆禀气于胃，而不得至经，必因于脾，乃得禀也。今脾病不能为胃行其津液，四支不得禀水谷气，气日以衰，脉道不利，筋骨肌肉皆元气以生，故不用焉。

帝曰：脾不主时，何也？岐伯曰：脾者土也，治中央，常以四时长四脏，各十八日寄治，不得独主于时也。脾脏者，常著胃土之精也。土者，生万物而法天地，故上下至头足，不得主时也。

帝曰：脾与胃以膜相连耳，而能为之行其津液，何也？岐伯曰：足太阴者，三阴也^⑥，其脉贯胃、属脾、络嗌，故太阴为之行气于三阴^⑦；阳明者，表也。五脏六腑之海也，亦为之行气于三阳。脏腑各因其经而受气于阳明，故为胃行其津液。四支不得禀水谷气，日以益衰，阴道不利，筋骨肌肉无气以生，故不用焉。

【注释】

①阴阳异位：阳明属表居阳位，太阳属里居阴位，两条经脉的走行部位不一样。

②更虚更实，更逆更从：此言太阴、阳明两经的虚实逆从是随着四时阴阳之气的变化而变更的。春夏阳气偏盛，阴气偏衰，故阳明为实、为从，太阴为虚、

为逆；秋冬阴气偏盛，阳气偏衰，故太阴为实、为从，阳明为虚、为逆。

③阳道实，阴道虚：阳性刚而主外，外邪入侵，多正盛邪实而见实证；阴性柔而主内，内伤致病，多正气损伤而见虚证。

④喉主天气，咽主地气：喉为肺所主，为呼吸之通道，故说喉主天气；咽为胃所主，为地气所化的饮食五味入胃的道路，故说咽主地气。

⑤阳病者……下行极而上：此言邪气的传变、转归随着经气循行的位置而上下有别。阳经从手至头而后至足，邪犯阴经多上受，久而随经气下行；阴经从足至头而后下行至手指端，邪犯阳经多下受，久而随经气上递。

⑥足太阴者，三阴也：三阴，指太阴。厥阴为一阴，少阴为二阴，太阴为三阴。

⑦太阴为之行气于三阴：三阴，指太阴、少阴、厥阴三阴。即脾能为胃运行水谷精气到手足三阴经脉。

【语译】

黄帝问：足太阴脾经和足阳明胃经互为表里，是脾胃所属的经脉，可为什么它们所发生的疾病不同呢？

岐伯说：足太阴脾经属阴经，足阳明胃经属阳经，两经循行的部位不同，四时的虚实顺逆也不同，病或从内生，或从外入。发病原因各有不同，因此病名不同。

黄帝说：我想听您讲说一下它们之间不同的情况。

岐伯说：人体内的阳气好像天之气一样，主要卫护于外；人体的阴气好像地之气，主要营养于内。所以阳气性刚多实，阴气性柔易虚。当贼风虚邪损伤人体时，卫护于外部的阳气最先受到侵害；饮食不节制，起居无规律时，则营养于内的阴气最先遭受损伤。

阳分感受病邪，常常会传入六腑；阴分感受病邪，往往会传入五脏。病邪传入六腑后，会出现身体发热不能安稳入睡，气上逆而喘息急促的症状；病邪进入五脏，会出现脘腹胀满，胸膈闭塞不通，大便泄泻不止的症状，时间长了会发展成肠澼病。喉是主管呼吸的，与天之气相通；咽是主管吞咽食物的，与地之气相连。阳经容易被风邪侵袭，阴经容易被湿邪侵袭。手足三阴经的经脉之气，从足部上行到达头部，再向下顺着手臂到达指尖；手足三阳经的经脉之气，从手部向上运行至头部，再向下运行到达足部。所以说，阳经的病邪，先上行到达极点后，再向下行；阴经的病邪，先下行到达极点后，再向上行。因此，外感风邪，多在上部；外中湿邪，多在下部。

黄帝问：脾有病会致使四肢的功能丧失，这是为什么呢？

岐伯说：四肢需要胃气来充养，但是胃气不能直接到达四肢经脉，需要经过脾的运化，水谷精液才能输送到四肢。现在脾有了疾病，不能输送胃的水谷精液，四肢因得不到水谷精气，经脉之气就会逐渐衰弱，经脉不通，筋骨肌肉也得不到营养，四肢功能就丧失了。

黄帝问：为什么脾不能主旺一个季节？

岐伯说：脾在五行中属土，主管中央，分旺于四时长养四脏，寄治于四季之末各十八天，所以脾不单独主旺一个季节。因为脾脏的功能是运化胃土的水谷精气，这就像天地滋养万物一样，一时也不能缺少。所以它能从上到下，从头到足，把水谷精气输送给全身各部分，而不专主一个季节。

黄帝说：脾和胃只有一膜相连，而脾能为胃运化津液，这是为什么呢？

岐伯说：足太阴脾经，属于三阴经，它的经脉贯通到胃，连属于脾，挟着咽喉，所以脾能把胃中的水谷精气传送到手足三阴经；足阳明胃经是脾经之表，是为五脏六腑提供营养的地方，所以胃也能把太阴之气输送到手足三阳经。五脏六腑都是通过脾而承受胃气，因此脾能为胃运化津液。如果四肢没有水谷经气的充养，经气就会越来越衰弱，经脉就会不畅通，筋骨肌肉就会得不到营养，四肢功能也就会丧失了。

阳明脉解篇第三十

【题解】

本篇主要解释阳明经脉的病变证状。十二经脉，所以突出阳明，是因为胃受水谷，以养五脏六腑，气和则为益，受邪则病甚，故别解之。

【原文】

黄帝问曰：足阳明之脉病，恶①人与火，闻木音则惕然而惊，钟鼓不为动，闻木音而惊何也？愿闻其故。岐伯对曰：阳明者胃脉也，胃者土也，故闻木音而惊者，土恶木也。帝曰：善。其恶火何也？岐伯曰：阳明主肉，其脉血气盛，邪客之则热，热甚则恶火。帝曰：其恶人何也？岐伯曰：阳明厥则喘而悗②，悗则恶人。帝曰：或喘而死者，或喘而生者，何也？岐伯曰：厥逆连脏则死，连经则生③。

【注释】

①恶：厌恶的意思。

②惋：烦闷。或作心中郁结而不舒畅。《素问识》云："惋，《甲乙》作闷，释音，惋，乌贯切。简按《集韵》：惋、愠、宛、怨同，音郁，心所郁积也。"

③厥逆连脏则死，连经则生：王冰注："经，谓经脉。脏，谓五神脏。所以连脏则死者，神去故也。"此指逆气连及神脏，神伤而去则死；连及经脉者，病尚较轻浅，故生。厥逆，在此指气逆而言。

【语译】

黄帝问：足阳明的经脉有病时，厌恶看见人和火，听到木头撞击的声音就惊恐不安，但钟鼓的敲击声却不会使他害怕，为什么听到木头撞击的声音会害怕呢？我想知道这其中的道理。

岐伯说：足阳明是胃的经脉，在五行中属土，听到木头撞击的声音会惊恐，就是因为木克土的缘故。

黄帝说：说得好！讨厌火是什么道理呢？

岐伯说：足阳明经主管肌肉，它的经脉血多气多，受到外邪的侵犯会发热，发热就会讨厌火。

黄帝问：为什么讨厌见人呢？

岐伯说：足阳明经气上逆，会导致呼吸喘促，心中郁闷，所以不愿见人。

黄帝说：足阳明经气上逆引起的喘促，有的可致死，有的却不会致死，这是为什么呢？

岐伯说：足阳明经气厥逆如果牵连内脏，就会使病情加重而死；如果只发生在外在的经脉上，病情就会较轻，可以治愈。

【原文】

帝曰：善。病甚则弃衣而走，登高而歌，或至不食数日，逾垣①上屋，所上之处，皆非其素②所能也，病反能者何也？岐伯曰：四支者诸阳之本也，阳盛则四支实，实则能登高也。帝曰：其弃衣而走者何也？岐伯曰：热盛于身，故弃衣欲走也。帝曰：其妄言骂詈③不避亲疏而歌者何也？岐伯曰：阳盛则使人妄言骂詈不避亲疏而不欲食，不欲食故妄走也。

【注释】

①逾垣：越墙而过。逾，越。垣，墙。

②素：向来、往常的意思。

③骂詈：《素问识》云："《韵会》：正斥曰骂，旁及曰詈。《一切经音义》云：詈，亦骂也。今解，恶言及之曰骂，诽谤咒诅曰詈。"在此皆指骂人。

【语译】

黄帝说：说得好！阳明经的病情严重时，有的病人会脱掉衣服，乱跑乱跳，登上高处大吼唱歌，或者几天不吃东西，但是还能登高上屋顶，并且登上的高处，都是其平时达不到的，有病后反而能上去，这是为什么？

岐伯说：四肢是阳气之本，阳气旺盛，四肢就充实，所以能登上高处。

黄帝问：病人为什么会脱掉衣服四处乱跑？

岐伯说：因为内热亢盛，所以不穿衣服四处乱跑。

黄帝问：病人疯言疯语，谩骂别人，不避亲疏，随意唱歌，这是为什么？

岐伯说：因为阳热过于亢盛，惊扰心神，所以病人神志失常，胡言乱语，谩骂别人，不避亲疏，不知进食，到处乱跑。

卷第九

热论篇第三十一

【题解】

本篇对热病的成因、证状、传变、治疗、预后、禁忌作了较详细的解释，是一篇最早而重要的热病文献。

【原文】

黄帝问曰：今夫热病者，皆伤寒之类也，或愈或死，其死皆以六七日之间其愈皆以十日以上者何也？不知其解，愿闻其故。岐伯对曰：巨阳者，诸阳之属也①，其脉连于风府②，故为诸阳主气也③。人之伤于寒也，则为病热，热虽甚不死；其两感④于寒而病者，必不免于死。

【注释】

①巨阳者，诸阳之属也：巨阳，即太阳。此指太阳统率诸阳。《类经》十五卷第三十九注："太阳为六经之长，统摄阳分，故诸阳皆其所属。"

②风府：穴名，在项上入发际一寸，属督脉，为足太阳、督脉、阳维之会。

③故为诸阳主气也：《太素》卷二十五热病决注："诸阳者，督脉、阳维脉也。督脉，阳脉之海，阳维维诸阳脉，总会风府，属于太阳，故足太阳脉为诸阳主气。"《类经》十五卷第三十九注："太阳经脉，覆于巅背之表，故主诸阳之气分。"

④两感：指相为表里的阴阳两经同时受病，如太阳、少阴同病，阳明、太阴同病，少阳、厥阴同病。

【语译】

黄帝问：现在所说的因外感风寒而得的热病，都属于伤寒病的范畴，其中有的人痊愈了，有的人死亡了，死亡的人会在患病六七天内死去，痊愈的人也都在十多天以后才能痊愈，这是为什么？我不知道其中的原因，想听您讲解一下。

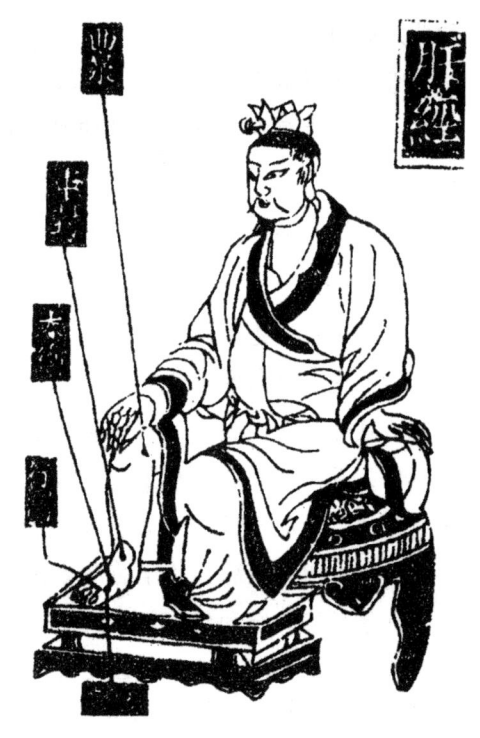

《铜人图经》五输穴图中的肝经图

岐伯说：太阳经是六经的统领，人体所有的阳经都隶属它。太阳的经脉连于风府，和督脉、阳维相交会，因为督脉对全身阳经脉气有统率、督促的作用，所以太阳为诸阳主气，主一身之表。人感受寒邪后，会发热，发热虽然严重，但通常不会死亡；假如阴阳表里两经同时感受寒邪而发生疾病，就一定会死亡。

【原文】

帝曰：愿闻其状。岐伯曰：伤寒一日，巨阳受之，故头项痛腰脊强。二日阳明受之，阳明主肉，其脉侠鼻络于目，故身热①目疼而鼻干，不得卧也。三日少阳受之，少阳主骨，其脉循胁络于耳，故胸胁痛而耳聋。三阳经络皆受其病，而未入于脏者，故可汗而已②。四日太阴受之，太阴脉布胃中络于嗌，故腹满而嗌干。五日少阴受之，少阴脉贯肾络于肺，系舌本，故口燥舌干而渴。六日厥阴受之，厥阴脉循阴器而络于肝，故烦满而囊缩③。三阴三阳，五脏六腑皆受病，荣卫不行，五脏不通，则死矣。

【注释】

①身热：《类经》十五卷第三十九注："伤寒多发热，而独此云身热者，盖

阳明主肌肉，身热尤甚也。"

②三阳经络皆受其病，……故可汗而已：三阳经络皆受邪而发病，是病仍在形体之表，尚未入里入阴，故均可通过发汗而病愈。张志聪注："脏者，里也，阴也。"

③烦满而囊缩：心中烦闷而阴囊收缩。满，在此同懑，闷的意思。

【语译】

黄帝说：我想了解伤寒病的症状有哪些。

岐伯说：患伤寒病的第一天，太阳经首先发病，因太阳主一身之表，所以会出现头颈部疼痛，腰脊部肌肉僵直的症状。第二天，病邪侵犯阳明经，因阳明主管肌肉，足阳明经脉挟鼻上行，络于眼目，下行至腹部，所以会出现身体发热、眼睛疼痛、鼻孔干燥、不能安稳卧息的症状。第三天，少阳经发病，少阳主管骨，因足少阳的经脉循行于胁肋部，上络于耳，所以会出现胸肋疼痛、耳聋的症状。如果三阳经脉和络脉都发病，而病邪还未深入五脏，就可以用发汗的方法治愈。第四天，太阴经发病，因足太阴经脉敷布胃中，上络咽喉，所以会出现腹中胀满、咽喉干燥的症状。第五天，少阴经发病，因足少阴经脉贯通于肾，络于肺，连于舌根，所以会出现口干舌燥而渴的症状。第六天，病邪到达厥阴经，因足厥阴经脉循绕阴器而络于肝，所以会出现郁闷、阴囊收缩的症状。假如三阴经、三阳经和五脏六腑都发病，导致荣卫气血不能循行，五脏经脉之气不通，人就会死亡。

【原文】

其不两感于寒者，七日巨阳病衰，头痛少愈①；八日阳明病衰，身热少愈；九日少阳病衰，耳聋微闻；十日太阴病衰，腹减如故，则思饮食；十一日少阴病衰，渴止不满，舌干已而嚏；十二日厥阴病衰，囊纵少腹微下，大气②皆去，病日已矣。帝曰：治之奈何？岐伯曰：治之各通其脏脉③，病日衰已矣，其未满三日者，可汗而已；其满三日者，可泄而已④。

【注释】

①七日巨阳病衰，头痛少愈：王冰注："邪气渐退，经气渐和，故少愈。"

②大气：王冰注："大气，谓大邪之气也。"

③治之各通其脏脉：《太素》卷二十五热病决注："量其热病在何脏之脉，知其所在，即于脉以行补泻之法。"此言治疗时应根据病在何脏经脉，分别通其脏脉，亦即随经分治之意。

④其未满三日者，可汗而已，其满三日者，可泄而已：此处所说的"可汗"与"可泄"，均系指针刺法而言。即用针刺以发汗或泄热。

【语译】

假如疾病不是阴阳表里两经同时感受寒邪而引起的，到第七天时，太阳之病就会衰减，头痛也会稍有好转；第八天，阳明之病会减弱，身热稍微减轻；第九天，少阳之病减弱，耳聋也会缓解，能逐渐恢复听力；第十天，太阴之病衰减，腹部胀满症状会消退，并很想吃东西；第十一天，少阴之病减轻，口不渴，舌不干，能打喷嚏；第十二天，厥阴之病衰退，阴囊松缓，少腹部的拘急也会减轻。这时大邪之气已经消退，疾病也就痊愈了。

黄帝问：如何治疗？

岐伯说：对病变所在的脏腑和经脉，分别通调，疾病就会逐渐衰退而痊愈。治疗这类病的原则是，发病不到三天，邪气仍在阳表的，可用发汗法疏散病邪；发病已满三天，邪气已经深入阴里的，用泻法泻除病邪，疾病即可痊愈。

【原文】

帝曰：热病已愈，时有所遗①者何也？岐伯曰：诸遗者，热甚而强食之，故有所遗也。若此者，皆病已衰而热有所藏，因其谷气相薄，两热相合②，故有所遗也。帝曰：善。治遗奈何？岐伯曰：视其虚实，调其逆从③，可使必已矣。帝曰：病热当何禁之？岐伯曰：病热少愈，食肉则复④，多食则遗，此其禁也。

【注释】

①遗：此指伤寒热病虽愈后，由于邪未尽去，胃气未尽复，而病有所遗留。《太素》卷二十五热病决注："遗，余也。大气虽去犹有残热在脏腑之内外，因多食，以谷气，热与故热相薄，重发热病，名曰余热病也。"

②两热相合：是指病之余热，与新食谷气之热相合。

③视其虚实，调其逆从：诊察病人经脉的虚实，然后根据其虚实进行补泻，以调治其阴阳的逆从。

④食肉则复：王冰注："是所谓戒食劳也。热虽少愈，犹未尽除，脾胃气虚，故未能消化，肉坚食驻，故热复生。复，谓旧病也。"

【语译】

黄帝问：热病已经痊愈，却经常会有余热滞留的情况，是为什么呢？

岐伯说：之所以会出现余热遗留不退的情况，是因为发热严重时勉强进食。

在病势减退但仍确邪热蕴藏在体内时，如强让病人吃东西，就会因为饮食不能消化而生热，此热与残留的余热相互迫近，两热相合，重新发热，就会出现余热不尽的情况。

黄帝说：很好。余热遗留该怎样治疗？

岐伯说：应当诊察疾病的虚实，或用补法或用泻法，选择适宜的治疗方法，就能治愈。

黄帝说：患热病有什么禁忌吗？

岐伯说：热势稍微减轻时，如果进食肉类食物，热病会复发；如果吃得过多，会使余热遗留，这都是热病病人应当注意的。

【原文】

帝曰：其病两感于寒者，其脉应与其病形何如？岐伯曰：两感于寒者，病一日则巨阳与少阴俱病，则头痛口干而烦满；二日则阳明与太阴俱病，则腹满身热，不欲食谵言①；三日则少阳与厥阴俱病，则耳聋囊缩而厥，水浆不入，不知人，六日死。

【注释】

①谵（zhān 沾）言：王冰注："谵言，谓妄谬而不次也。"或作病中说胡话解。

【语译】

黄帝说：表里两经同时受邪的两感证病人，发病的经脉和症状是怎样的？

岐伯说：阴阳表里两经同时感受寒邪后，第一天，太阳和少阴两经同时发病，表现为头痛、口干、心中烦闷；第二天，阳明和太阴两经同时发病，症状是身体发热、胡言乱语、腹部胀满、不想进食；第三天，少阳和厥阴两经同时发病，症状是耳聋、阴囊收缩、四肢发冷。假如病情发展至水浆不能饮入，神志昏迷，不省人事的地步时，到第六天就会死亡。

【原文】

帝曰：五脏已伤，六腑不通，荣卫不行，如是之后，三日乃死何也？岐伯曰：阳明者，十二经脉之长也，其血气盛，故不知人，三日其气乃尽，故死矣。

【语译】

黄帝说：当疾病发展到五脏已伤，六腑不通，荣卫气血不行的程度时，也要在三天以后才能死亡，这是为什么？

岐伯说：阳明经是十二经之长，这个经脉多气多血，所以感受病邪后，容易使人心神迷乱。而三天过后，阳明的气血才会耗尽而死亡。

【原文】

凡病伤寒而成温①者，先夏至日者为病温，后夏至日者为病暑，暑当与汗皆出，勿止。

【注释】

①温：在此指温热病而言。

【语译】

伤于寒邪而转变成温病的，如果病发在夏至日以前，就是温病；病发在夏至日以后，就是暑病。暑病多有汗出，暑热可通过汗液被疏散泄出，因此得了暑病出汗时，不可制止。

刺热篇第三十二

【题解】

本篇主要说明针刺热病的法则。论述了五脏热病的症状、色诊、愈期、预后、护理及针刺方法，并且又指出了根据热病始发症状的病位而确定刺法，以及热病五十九刺应用。同时又强调热病早期诊断和早期治疗的重要性。最后讨论治疗热病的气穴之取穴方法。

【原文】

肝热病者，小便先黄，腹痛多卧①，身热。热争②则狂言及惊，胁满痛，手足躁，不得安卧；庚辛甚，甲乙大汗③，气逆则庚辛死④。刺足厥阴、少阳。其逆则头痛员员⑤，脉引冲头也。

心热病者，先不乐，数日乃热。热争则卒心痛⑥，烦闷善呕，头痛面赤，无汗；壬癸甚，丙丁大汗，气逆则壬癸死。刺手少阴、太阳。

脾热病者，先头重，颊痛，烦心，颜⑦青，欲呕，身热。热争则腰痛⑧，不可用俯仰，腹满泄，两颔痛；甲乙甚，戊己大汗，气逆则甲乙死。刺足太阴、阳明。

肺热病者，先淅然⑨厥，起毫毛。恶风寒，舌上黄，身热。热争则喘咳，痛走胸膺⑩背，不得大息，头痛不堪，汗出而寒；丙丁甚，庚辛大汗，气逆则丙丁死。刺手太阴、阳明，出血如大豆，立已⑪。

肾热病者，先腰痛骱瘦，苦渴数饮，身热。热争则项痛而强，骱寒且竣，足下热，不欲言，其逆则项痛员员澹澹然[12]；戊己甚，壬癸大汗，气逆则戊己死。刺足少阴、太阳。诸汗者，至其所胜日汗出也[13]。

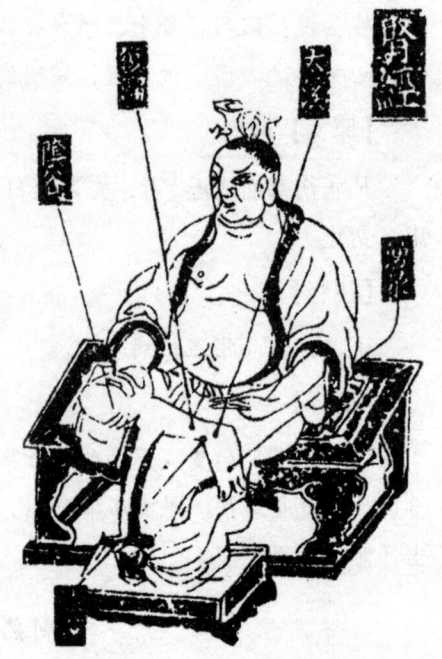

《铜人图经》五输穴图中的肾经图

【注释】

①多卧：张琦："肝胆同气，胆热故好眠。"

②争：谓热邪和正气相争，即邪正相争。

③庚辛甚，甲乙大汗：肝属木，庚辛属金，金能克木，故肝病逢庚辛日则加重。甲乙属木，为肝旺之日，肝病逢甲乙日则气旺，正能胜邪，故可大汗出而热退。此据五行生克之理，推测疾病的转归。余四脏均属此义。

④气逆则庚辛死：指邪热内淫而肝气逆乱，又遇庚辛所不胜之日，故死。

⑤员员：指眩晕。张志聪："员员，周转也。"

⑥辛心痛：辛，同"猝"。辛心痛，指突然发作心痛。

⑦颜：指额部，又称庭。《灵枢·五色》曰："庭者，颜也。"

⑧腰痛：张介宾："腰者，肾之府。热争于脾，则土邪乘肾，必注于腰，故为腰痛。"

⑨淅然：突然感到凛寒的样子。

⑩胸膺：胸之两旁高起处叫膺，两膺之间为胸。

⑪出血如大豆，立已：据高世栻注，这七个字应移在"刺足少阴、太阳"之下。丹波元简："余藏热病，不言出血，独于肺热病而言之，实为可疑，高说近是。"

⑫澹澹然：水波摇动起伏状。澹澹，亦作"淡淡"。

⑬诸汗者，至其所胜日汗出也：张介宾："气王之日，即所胜也。王则胜邪，故汗出而病愈"。又《黄帝内经太素》卷二十五五藏热病无此十一字。高世栻："此衍文也。下文云：诸当汗者，至其所胜日汗大出也。误重于此。"此说可参。

【语译】

　　肝脏感受热病时，先出现小便色黄、腹部疼痛、喜好卧床、身体发热的症状。当热邪侵入肝脏与正气相搏时，会出现惊恐不安、精神狂妄、语言粗鲁、胁部胀满疼痛、手足燥扰不宁、不得安稳卧息的症状；到庚辛日时，会因金克木而加重病情，到了甲乙日，木旺，就会发汗不止。如果邪气过盛，肝脏受损，病势会加重，将在庚辛日死亡。治疗时，应针刺足厥阴肝经和足少阳胆经。假如肝气上逆，会出现头痛眩晕的症状，这是热邪循着肝脉上逆至头部所造成的。

　　心脏感受热病时，先感觉心中不快，几天以后开始出现发热症状。当热邪进入心脏与正气相争时，就会出现突然心痛、烦闷、作呕、头疼、面红、无汗的症状；到壬癸日时，会因水克火而加重病情，到了丙丁日，火旺，就会发汗不止。如果邪气过盛，心脏受损，病情会加重，将在壬癸日死亡。治疗时，应针刺手少阴心经和手太阳小肠经。

　　脾脏感受热病时，先出现头重、脸颊痛、心烦、额头发青、想呕吐和身体发热的症状。当热邪进入脾脏与正气相争时，会导致腰部疼痛、不能弯腰、腹部胀满而泄泻、两颌部疼痛；到甲乙日时，会因木克土而加重病情，到了戊己日，土旺时，就会发汗不止。如果邪气过盛，脾脏受损，病势会加重，将在甲乙日死亡。治疗时，应针刺足太阴脾经和足阳明胃经。

　　肺脏感受热病时，先出现体表淅然寒冷、毫毛直立、害怕风寒、舌发黄、全身发热的症状。当热邪进入肺脏与正气相争时，会导致气喘、咳嗽、胸背疼痛、不能长呼吸、头痛严重、出汗、怕冷；到丙丁日时，会因火克金而加重病情，到庚辛日，金旺时，就会发汗不止。如果邪气过盛，损伤肺脏，病势会加重，将在丙丁日死亡。治疗时，应针刺手太阴肺经和手阳明大肠经，放出大豆粒般大小的血后，热邪即可退去，经脉调和，疾病痊愈。

　　肾脏感受热病时，先发觉腰部疼痛、小腿发酸、口渴难忍、频繁喝水、全身发热。当热邪到达肾脏与正气相争时，会出现颈部疼痛、勉强挺直、小腿寒凉酸痛、足心发热、不愿说话的症状，假如肾气上冲，会颈部疼痛、头晕而摇摆不停；在戊己日时，会因为土克水而使病情加重，到壬癸日，水旺，就会出汗不止，如果邪气过盛，损伤肾脏，病势会更加严重，将在戊己日死亡。治疗时，可针刺足少阴肾经和足太阳膀胱经。以上所述的各脏器大汗出，是因为到了各脏器旺之日，正气盛，邪气衰，所以大汗出，热邪消退，疾病痊愈。

【原文】

　　肝热病者，左颊先赤；心热病者，颜先赤；脾热病者，鼻先赤；肺热病者，

右颊先赤；肾热病者，颐先赤。病虽未发，见赤色者刺之，名曰治未病。热病从部所①起者，至期②而已；其刺之反者，三周而已；重逆③则死。诸当汗者，至其所胜日汗大出也。

【注释】

①部所：指五脏病色在面部所反映的部位，如心颜、脾鼻、肾颐等。

②期：谓所胜日。

③重逆：指治疗上的一误再误。

【语译】

肝脏感受热病时，左侧脸先出现红色；心脏感受热病时，额头先出现红色；脾脏感受热病时，鼻子先出现红色；肺脏感受热病时，右侧脸颊先出现红色；肾脏感受热病时，颐部最先出现红色。虽然疾病尚未发作，但面部已经出现红色的，就要立即进行针刺治疗，这就叫做"治未病"。

热病只在五脏色部所在的地方出现红色，而没有出现其他症状的，病情较轻，如果尽早治疗，到了该脏器当旺之日，就会痊愈；如果治疗方法不当，应该泻的反用补，应该补的反用泻，就会耽搁治病时间，这样要经过三个当旺之日，才能痊愈；如果继续错误治疗，就会使病情恶化，甚至会造成死亡。总而言之，各脏所患的热病，如及时正确治疗，在其当旺之日，就能够出汗而愈。

【原文】

诸治热病，以①饮之寒水，乃刺之；必寒衣之，居止寒处，身寒而止也。

【注释】

①以：《甲乙经》卷七第一上作"先"。可参。

【语译】

治疗热病，应该喝清凉饮料，以解除内里之热，然后再施针刺，而且要让病人穿得少一点，在阴凉处居住，以解除外表之热，表里之热都消退后，身体凉爽，疾病就会痊愈。

【原文】

热病先胸胁痛，手足躁，刺足少阳，补足太阴①，病甚者为五十九刺②。热病始手臂痛者，刺手阳明、太阴，而汗出止。热病始于头首者，刺项太阳而汗出止。热病始于足胫者，刺足阳明而汗出止③。热病先身重，骨痛，耳聋，好瞑④，刺足少阴，病甚为五十九刺。热病先眩冒而热，胸胁满，刺足少阴、少阳。

①刺足少阳，补足太阴：张志聪："刺足少阳以泻阳分之热，补足太阴以御外入之邪。盖邪在少阳，三阳为尽，太阴当受邪也。"

②五十九刺：指治热病的五十九穴，见《水热穴论篇》。根据王冰的注解，五十九刺所取穴位如下：上星、囟会、前顶、百会、后顶（计五穴），五处、承光、通天、络却、玉枕、临泣、目窗、正营、承灵、脑空（左右合二十穴），以上二十五穴，可以散泄诸阳经上逆之热邪。大杼、膺俞、缺盆、背俞，左右计八穴，可以泻泄胸中之热邪。气街、三里、巨虚上下廉，左右计八穴，可以泻泄胃中之热邪。云门、髃骨、委中、髓空，计八穴，可以泻泄四肢之热邪。魄户、神堂、魂门、意舍、志室，计十穴，可以泻泄五脏之热邪。

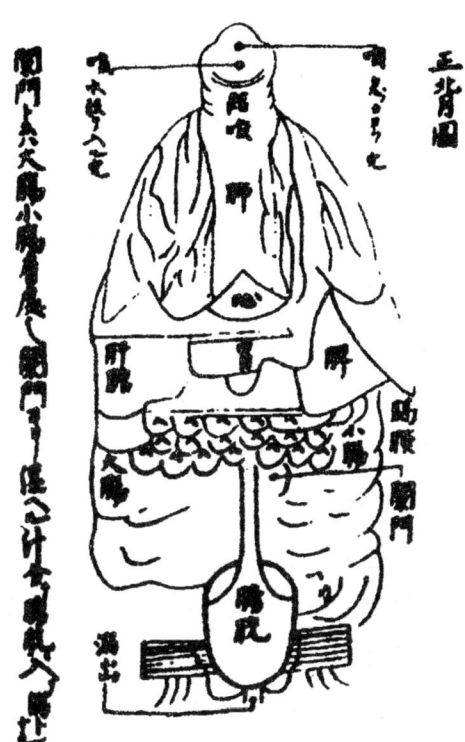

日本棍原性《顿医抄》中的正背图

③刺足阳明而汗出止：吴崑："不言孔穴，而混言其经者，取穴不泥于一，但在其经酌之可也。汗出止者，经气和也。"

④瞑（míng 明）：通"眠"。指小睡、假寐。

【语译】

热病先表现为胸膛至胁下疼痛、手足扰动不宁的，说明病邪在足少阳经，应该针刺足少阳经，以泻除阳分的热邪，补足太阴经，病情严重的就用"五十九刺"之法。

热病先表现为手臂疼痛的，说明病邪在上部而发于阳表，应针刺手阳明、太阴二经的穴位，大汗出，即可退热。

热病最先发生在头部的，是太阳之病，应刺足太阳经颈部的穴位，大汗出，即可退热。

热病开始于足胫部的，是病发于阳表而始于下部，应刺足阳明经的穴位，大汗出，即可退热。

热病最先表现为身体沉重、骨节疼痛、耳聋、困乏嗜睡的，是少阴有了热病，应刺足少阴经的穴位，病情严重的则用"五十九刺"之法。

热病先表现为头晕目眩，后发热、胸胁胀满的，是少阳有了疾病，并已传至少阴，使阴阳的枢机丧失功能，应刺足少阴和足少阳二经，可枢转邪气。

【原文】

太阳之脉，色荣颧骨①，热病也，荣未交②，曰今且得汗，待时③而已；与厥阴脉争见④者，死期不过三日，其热病内连肾。少阳之脉色也⑤。少阳之脉，色荣颊前，热病也，荣未交，曰今且得汗，待时而已；与少阴脉争见者，死期不过三日。

【注释】

①色荣颧骨：指赤色显现于颧骨部位。荣，指光耀，显现。

②荣未交：新校正："按《甲乙经》、《太素》作'荣未夭'，下文'荣未交'亦作'夭'。"按《玉机真藏论》："色夭不泽，谓之难已。"王冰："夭谓不明而恶。"据此，荣未夭是谓色泽未恶，病气尚浅，故可汗而已。

③待时：是指其当旺之时，也即上文所谓"所胜日"。

④与厥阴脉争见：张介宾："六经热病之序，其始太阳，其终厥阴，今始终争见，则六经两感俱已传遍。故当三日而死。证之下文，义尤明显。"张琦："'厥阴'当作'少阴'。若与少阴脉争见，则是一日府藏俱病，三日遍六经而死。缘其热本自肾发，故病内连肾也。"两说皆通。

⑤少阳之脉色也：新校正："旧本无'少阳之脉色也'六字，乃王氏所添。"《甲乙经》卷七第一、《黄帝内经太素》卷二十五五藏热病均无。疑衍。

【语译】

少阳经脉感受疾病时，如果红色出现在颧骨上，就是热病。如果颜色不沉暗，表明病情比较轻，在其当旺之日，可发汗使疾病痊愈。但如果同时又出现厥阴经的脉象，就是木盛水衰，不超过三天就会死亡。因为热病已内连于肾。太阳经脉感受疾病时，如果红色出现在面颊的前方，就是热病。如果颜色还不算沉暗，则表明疾病轻浅，在其当旺之日，可发汗使疾病痊愈。但如果同时又出现少阴经的脉象，就是母胜其子的死证，不超过三天就会死。

【原文】

热病气穴①：三椎下间主胸中热；四椎下间主鬲中热②；五椎下间主肝热；

六椎下间主脾热；七椎下间主肾热。荣在骶也③。项上三椎陷者中也④。颊下逆颧为大瘕⑤；下牙车⑥为腹满；颧后为胁痛；颊上者，膈上也。

【注释】

①热病气穴：指治疗热病所取用的俞穴。

②鬲中热：《甲乙经》卷七第一作"胃中热"。可参。

③荣在骶（dǐ 底）也：骶，指脊椎末端的尾骶骨，有长强穴。张介宾："盖既取阳邪于上，仍当补阴于下，故曰荣在骶也。"高世栻："荣为阴主下，若荣血之热病，其穴在脊骨尽处，故曰荣在骶也。"

④项上三椎陷者中也：张介宾："此取脊椎之大法也。项上三椎者，乃项骨三节，非脊椎也，三椎之下陷者中，方是第一节，穴名大椎"。丹波元简："荣在骶也，项上三椎陷者中也，此二句义未太明。"

⑤大瘕（jiǎ 假）：此指大瘕泄，是下利的一种，症状为腹泻里急后重而茎中痛。

⑥牙车：即颊车，在颊的下侧。

【语译】

可治疗热病的孔穴：第三脊椎下面，主治胸中的热病；第四脊椎下面，主治膈中的热病；第五脊椎下面，主治肝脏热病；第六脊椎下面，主治脾脏热病；第七脊椎下面，主治肾脏热病。治疗热病，要在上部取穴，泻除阳邪，当再取穴于下，以补阴气，下部在尾骶骨处取穴。颈部第三椎以下凹陷处的中央部位是大椎穴，从这里向下就是脊椎的开始。观察面色，就能推测腹部的疾病，如果面颊的红色从下向上一直达到颧骨，就是"大瘕泄"病；如果红色自颊下一直达到颊车部，就是腹部胀满；红色出现在颧骨后侧，就是胁痛之病。凡红色出现在脸颊上，表明膈有疾病。

评热病论篇第三十三

【题解】

本篇较详细地论述了阴阳交、风厥、劳风、风水诸病的病因、病机、症状、预后、治疗等问题。诸病皆因正气不足，外感邪气所致，且多有发热之状，多为外感热病之范畴，故篇名曰"评热病论"。

【原文】

黄帝问曰：有病温者，汗出辄①复热，而脉躁疾②不为汗衰，狂言不能食，病名为何？岐伯对曰：病名阴阳交③，交者死也汗。帝曰：愿闻其说。岐伯曰：人之所以汗出者，皆生于谷，谷生于精④，今邪气交争于骨肉而得汗者，是邪却而精胜也，精胜则当能食而不复热。复热者，邪气也，汗者精气也，今汗出而辄①复热者，是邪胜也，不能食者，精无俾⑤也，病而留者，其寿可立而倾⑥也。且夫《热论》⑦曰：汗出而脉尚躁盛者死。今脉不与汗相应，此不胜其病也，其死明矣。狂言者是失志，失志者死。今见三死⑧，不见一生，虽愈必死也。

【注释】

①辄（zhé 哲）：犹即也。

②脉躁疾：脉象躁动急疾。

③阴阳交：指热邪［阳邪］交入阴分，阴精被劫夺，而热邪仍不退，阴邪盛而阴精竭，故为死证。王冰注："交，谓交合。"

④人之所以汗出者，皆生于谷，谷生于精：此言人之出汗，是来自水谷所化的精气。王冰注："言谷气化为精，精气胜乃为汗。"

⑤精无俾：精气不能继续补益。《说文》："俾，益也。"可引伸为补益的意思。

⑥倾：危也。《荀子》儒效："齐一天下而莫能倾。"

⑦《热论》：王冰注："谓上古《热论》也。"

⑧三死：指文中之汗出复热不能食、汗出脉躁盛、狂言三证。

【语译】

黄帝问：有的温热病人，出汗以后又发热，脉象急促躁进，病情不但没有因为汗出而减弱，还出现了胡言乱语、饮食不下等症状，这是什么病？

岐伯说：这种病是阴阳交，是死症。

黄帝说：希望您能讲讲其中的道理。

岐伯说：人出汗依靠的是水谷进入胃里以后化生出了精微之气，水谷精气充盛，就能战胜邪气而出汗。如今邪气和正气在骨肉之间相争而出汗，表明邪气衰而正气胜，正气胜病人就能进饮食，并且不再发热。复发热是邪气遗留未尽，出汗是精气胜邪，如今汗出后又立即发热，是因为邪胜正衰。饮食不下，精气就得不到充养，而邪热留滞不去，将危及病人的生命。《热论》中也说过：汗出而脉象躁进急促，则预后不良。现在脉象和汗出之后的情况不相符，表明精气无法胜过邪气，死亡的征象已十分明显了。而且语言狂乱是神志失常的表现，神志失常则必死。现在已出现三种死证，而毫无生机，尽管疾病可能因汗出而稍微衰减，但这只是暂时的，病人迟早会死。

【原文】

帝曰：有病身热汗出烦满，烦满不为汗解，此为何病？岐伯曰：汗出而身热者风也，汗出而烦满不解者厥①也，病名曰风厥。帝曰：愿卒闻之。岐伯曰：巨阳主气，故先受邪，少阴与其为表里也，得热则上从之②，从之则厥也。帝曰：治之奈何？岐伯曰：表里刺之③，饮之服汤。

【注释】

①派：在此指下气上逆。

②得热则上从之：《类经》十五卷第三十注："巨阳主气，气言表也。表病则里应，故少阴得热，则阴分之气，亦从阳而上逆，逆则厥矣。"此处之"上从之"是指少阴之气，随从太阳之气上逆。故"厥"系指少阴气逆。

③表里刺之：指刺太阳、少阴两经。《类经》十五卷第三十注："阳邪盛者阴必虚，故当泻太阳之热，补少阴之气，合表里而刺之也"。

【语译】

黄帝说：有的病全身发热、汗出、顷闷，烦闷感不能因为汗出而得到衰减，这是什么病？

岐伯回答道：汗出而全身发热，是因为受了风邪的侵袭；烦闷而不得缓解，是因为下气上适，这种疾病叫风厥。

黄帝说：希望您能详细地讲一讲。

岐伯说：太阳经为诸阳主气，主一身之表，因此太阳经最先遭受风邪的侵犯。少阴和太阳互为表里，外表有病，内里必然与之相应，少阴受太阳发热的影响，其气也随之上逆，上逆就是厥。

黄帝问：如何治疗？

岐伯说：治疗时应针刺太阳、少阴表里两条经脉，刺太阳来泻除风热之邪，刺少阴来降上逆之气，同时还要饮服汤药。

【原文】

帝曰：劳风①为病何如？岐伯曰：劳风法在肺下②，其为病也，使人强上冥视③，唾出若涕④，恶风而振寒，此为劳风之病。帝曰：治之奈何？岐伯曰：以救俯仰⑤，巨阳引精者三日，中年者五日，不精者七日⑥，咳出青黄涕，其状如脓，大如弹丸，从口中若鼻中出，不出则伤肺，伤肺则死也。

【注释】

①劳风：《太素》卷二十五热病说注："劳中得风为病，名曰劳中，亦曰劳风。"

②法在肺下：指劳风的受邪部位常在肺下。法，《尔雅》释诂："常也。"

③强上冥视：强上，指头项强直而俯仰不能自如。脉解篇云："所谓强上引背者，阳气大上而争，故强上也。"王冰注："强上，谓颈项嗫强也。"冥视，目视物不明。《素问识》："盖冥视，即目眩之谓。"

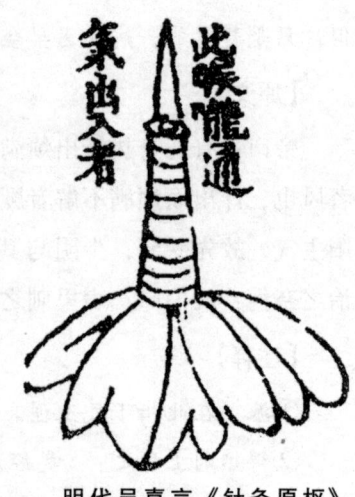

明代吴嘉言《针灸原枢》
脏腑图之喉咙图

④唾出若涕：唾出痰液若鼻涕一样粘稠，此系因肺中津液被风热煎灼所致。

⑤以救俯仰：劳风，其上则头项强直，中则肺下有风热邪气，而使肺气壅滞，故俯仰皆不利，治疗时，应先治其不得俯仰之症，意指应利肺气，散风热邪气。

⑥巨阳引精三日，……不精者七日：引，《太素》卷二十五热病说认为即针引，指针刺而言。吴崐注："巨阳与少阴肾相表里，肾者精之府，精，阴体也，不能自行，必巨阳之气引之，乃能施泄，故曰巨阳引精，是为少壮人也，水足以济火，故三日可愈。中年者，精虽未竭，比之少壮则弱矣，故五日可愈。老年之人，天癸竭矣，故不精，不精者真阴衰败，水不足以济火，故治之七日始愈。"《类经》十五卷第三十注："风邪之病肺者，必由足太阳膀胱经，风门肺俞等穴，内入于脏。太阳者水之府，三阳之表也，故当引精上行，则风从咳散。若巨阳气盛，引精速者，应在三日，中年精衰者，应在五日，衰年不精者，应在七日，当咳出青黄痰涕而愈。"此段文字，诸本不一，疑有误，姑引以上诸注，以作参考。

【语译】

黄帝问：劳风的症状是怎样的？

岐伯说：劳风病的病位通常在肺下，发病时人会感觉头项强滞，头昏目眩，视物不清，唾出黏痰如鼻涕状，怕风而且浑身战栗，这就是劳风病的症状。

黄帝问：如何治疗？

岐伯说：首先通畅胸中的气道，使呼吸顺畅。其次是借助服药引太阳经的阳气，以解郁闭之邪。经过适当的治疗，肾经旺盛的青年人，三天即可痊愈；精气稍减的中年人，五天即可痊愈；精气已竭的老年人，则需要七天才能痊愈。如果病人咯出青黄色黏痰，好像脓一样，或者凝结成块，像弹丸那么大，应该使之从口或鼻中排出，假如痰不排出，就会损伤肺脏，肺脏受到损伤，就会死亡。

【原文】

帝曰：有病肾风者，面㿏疭然壅，害于言①，可刺不②？岐伯曰：虚不当刺，不当刺而刺，后五日其气必至③。帝曰：其至何如？岐伯曰：至必少气时热，时热从胸背上至头，汗出手热，口干苦渴，小便黄，目下肿，腹中鸣，身重难以行，月事不来，烦而不能食，不能正偃④，正偃则咳甚，病名曰风水，论在《刺法》⑤中。

【注释】

①面㿏疭（māng）然壅，害于言：面目浮肿，妨害言语。王冰注："疭然，肿起貌。壅，谓目下壅，如卧蚕形也。肾之脉，从肾上贯肝膈，入肺中，循喉咙侠舌本，故妨害于言语。"㿏，浮肿。《山海经》西山经："浴之已疥，又可以已㿏。"郭璞注："治㿏肿也。"

②不：同否。

③虚不当刺，不当刺而刺，后五日其气必至：《类经》十五卷第三十一注："虚者本不当刺，若谓肿为实，以针泻之，则真气愈虚，邪必乘虚而至，后五日者，脏气一周而复至其所伤之脏，病气因而甚矣。"气，在此指病气。至，指病气来至。

④正偃（yǎn演）：即仰卧。

⑤刺法：王冰注："篇名，今经亡。"《类经》十五卷第三十一注："即水热穴论也。"当以王注为是。

【语译】

黄帝说：有的肾风病病人，面部浮肿，说话时气息打结、易激动而往往发不出声音，这种病可以针刺吗？

岐伯说：这种病属于虚证，不能用针刺法。如果不该用针刺而误用针刺，就会损伤真气，使肾脏气虚，五天后，邪气会再来，使病情加重。

黄帝问：邪气到来时的情况是怎样的？

岐伯说：病邪到来时，病人一定会感到气短，时而发热，并常常感觉热从胸背蔓延到头顶，并出现出汗、手发热、口渴、小便色黄、眼睑浮肿、腹中鸣响、身体重滞难以行动的症状。而妇女则会出现月经闭止、心中烦闷、不能进食、不能仰卧、仰卧就咳嗽加剧的症状。这种病就叫风水，《刺法》中对此进行了详细论述。

【原文】

帝曰：愿闻其说。岐伯曰：邪之所凑①，其气必虚，阴虚者阳必凑之，故少气时热而汗出也②。小便黄者，少腹中有热也。不能正偃者，胃中不和也。正偃则咳甚，上迫肺也。诸有水气者，微肿先见于目下也。帝曰：何以言？岐伯曰：水者阴也，目下亦阴也③，腹者三阴之所居，故水在腹者，必使目下肿也。真气上逆，故口苦舌干④，卧不得正偃，正偃则咳出清水也。诸水病者，故不得卧，卧则惊，惊则咳甚也。腹中鸣者，病本于胃也。薄脾则烦不能食，食不下者，胃脘隔也。身重难以行者，胃脉在足也。月事不来者，胞脉闭也，胞脉者属心而络于胞中，今气上迫肺，心气不得下通，故月事不来也⑤。帝曰：善。

【注释】

①凑（còu 腠）：聚合。

②阴虚者阳必凑之，故少气时热而汗出也：张志聪注："风邪伤肾，精气必虚，阴虚则阳往乘之，故时时发热。肾为生气之原，故少气也。阳加于阴则汗出。"

③目下亦阴也：《灵枢》大惑论云："肌肉之精为约束。"约束即眼胞，为肌肉之精，脾主肌肉，脾为阴，故目下亦阴也。张志聪注："太阴者至阴也，水邪上乘于腹，始伤胃而渐及于脾，故微肿先见于目下，脾主约束也。"

④真气上逆，故口苦舌干：张志聪注："真气者，脏真之心气也，心属水而恋水邪，水气上乘，则迫其心气上逆，是以口苦舌干。"

⑤月事不来者……故月事不来也：《类经》十五卷第三十一注："胞即子宫，相火之所在也，心主血脉，君火之所居也。阳气上下交通，故胞脉属心，而络于胞中以通月事。今气上迫肺，则阴邪遏绝阳道，心气不得下行，故胞脉闭而月事断矣。"

【语译】

黄帝说：希望您能讲讲其中的道理。

岐伯说：邪气能侵袭人体，是因体内的正气先虚弱。肾是阴脏，风为阳邪。肾脏亏虚，风阳就会趁机侵入，因而会呼吸气短、时时发热、出汗。小便颜色发黄的是因为腹中有热邪；不能平躺仰卧的是因为体内永气上乘至胃，导致胃中不和的缘故；仰卧就使咳嗽严重的是因为水气上逆迫肺的缘故；患了水气病的，一定是目下部先微有浮肿。

黄帝说：这是为什么呢？

岐伯说：水属阴，目下部位也属阴，腹部也是至阴之处，因此腹中有水时，必定会使目下部位微微浮肿。水邪之气上泛于心，迫使心之气火上逆，所以会口苦咽干，不能仰卧，仰卧就会使水气上逆而咳吐清水。水气病病人，都因为水气上乘于胃而不能仰卧，仰卧使水气上迫于心，就会导致惊恐不安；而惊恐不安，就会加重咳嗽。腹中鸣响，是因为胃肠中有水气流动，胃是发病的根本。如果水气迫于脾，就会出现心中烦闷、不能进食的症状；而不能饮食，是由于胃脘被水饮隔阻所致。身体重滞而难于行动，是因为胃的经脉下行至足部，水气也随经下流。妇女月经不来，是由水气阻滞于内，胞脉阻闭不通所致。胞脉属于心而下络于胞中，现在水气上逆于肺，使心气不得下行，胞血失其资源，所以月经不来。

黄帝说：说得太好了。

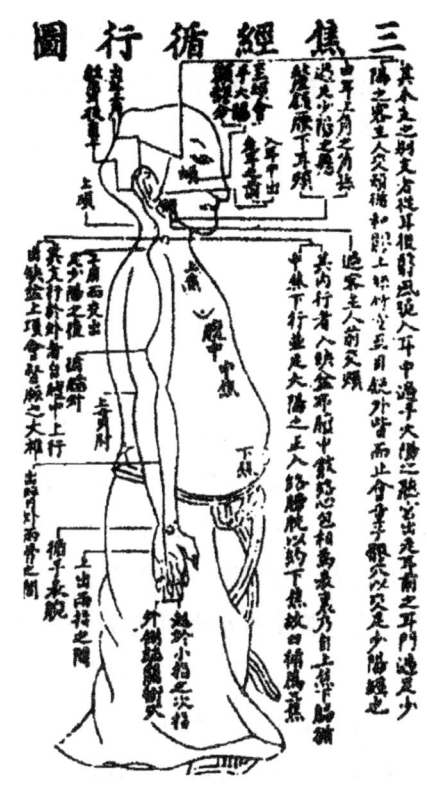

清代陈惠畴《经脉图考》经脉图中的三焦经

逆调论篇第三十四

【题解】

本篇论述了由于阴阳、荣卫失于调和所形成的内热、里寒、肉烁、骨痹、肉苛等病证，从而阐明阴阳偏胜、荣卫不调导致病变之理。因本篇所论病证皆属"逆调"为病，故篇名曰"逆调论"。

【原文】

黄帝问曰：人身非常温也，非常热也①，为之热而烦满者，何也？岐伯对曰：阴气少而阳气胜，故热而烦满也。帝曰：人身非衣寒也，中非有寒气也，寒从中生者何也？岐伯曰：是人多痹气②也，阳气少，阴气多，故身寒如从水中出。

帝曰：人有四支热，逢风寒如炙如火者，何也？岐伯曰：是人者，阴气虚，阳气盛。四支者，阳也。两阳相得③，而阴气虚少，少水不能灭盛火，而阳独治。独治者，不能生长也，独胜而止耳。逢风而如炙如火者，是人当肉烁④也。

帝曰：人有身寒，汤火不能热，厚衣不能温，然不冻栗，是为何病？岐伯曰：是人者，素肾气胜，以水为事⑤，太阳气衰，肾脂枯不长，一水不能胜两火⑥。肾者水也，而生于骨，肾不生，则髓不能满，故寒甚至骨也。所以不能冻栗者，肝一阳也，心二阳也，肾孤脏也，一水不能胜二火，故不能冻栗，病名曰骨痹，是人当挛节也。

帝曰：人之肉苛⑦者，虽近衣絮，犹尚苛也，是谓何疾？岐伯曰：荣气虚，卫气实也⑧。荣气虚则不仁，卫气虚则不用，荣卫俱虚，则不仁且不用，肉如故也⑨，人身与志不相有，曰死。

帝曰：人有逆气，不得卧而息有音者，有不得卧而息无音者，有起居如故而息有音者，有得卧、行而喘者，有不得卧、不能行而喘者，有不得卧、卧而喘者，皆何脏使然？愿闻其故。岐伯曰：不得卧而息有音者，是阳明之逆也。足三阳者下行，今逆而上行，故息有音也。阳明者，胃脉也。胃者，六腑之海，其气亦下行。阳明逆，不得从其道，故不得卧也。《下经》曰：胃不和则卧不安，此之谓也。夫起居如故而息有音者，此肺之络脉逆也，络脉不得随经上下，故留经而不行。络脉之病人也微，故起居如故而息有音也。夫不得卧，卧则喘者，是水气之客也。夫水者，循津液而流也。肾者，水脏，主津液，主卧与喘⑩也。帝曰：善！

【注释】

①非常温也，非常热也：非常，异于正常。此谓内伤病的温热症状，不同于一般的外感温热病症。

②痹气：指因阳虚气少，气机闭滞，以致血液凝涩不能运行。

③两阳相得：四肢属阳，风邪亦属阳，四肢感受风邪，故云两阳相得。

④肉烁（shuò 硕）：指肌肉干枯消瘦。

⑤以水为事：有三种解释：一是指工作及生活环境经常接触水湿；二是指房事过度；三是指膀胱之水胜。今从第一说。

⑥一水不能胜两火：衍文。

⑦肉苛：指肌肉麻木不仁之证。

⑧荣气虚，卫气实也：根据上下文义，"卫气实"应改为"卫气虚"。

⑨肉如故：一般认为此处应是"肉如苛"。

⑩主卧与喘：水气为病，其本在肾，其标在肺，水寒射肺，标本俱病，故喘息不得卧。

【语译】

黄帝说：有的人不因穿衣温暖而有发热而烦闷的现象，这是为什么呢？

岐伯说：这是因为阴气不足、阳气过盛才发热烦闷的。

黄帝说：有的人穿得并不单薄，也没有受到寒邪侵犯，却常常感觉寒气从内部生出，这是为什么？

岐伯说：这是因为这些人多痹气，阳气虚而阴气胜，所以总是感觉身体寒凉，如同刚从冷水中出来一样。

黄帝说：有的人四肢发热，一旦遭受风寒，就感觉身体像被烈火炙烤似的，这是为什么？

岐伯说：这是因为体内阴气虚弱，阳气旺盛。四肢属阳，风邪也属阳，属阳的四肢遭受属阳的风邪的侵袭，是两阳叠加，这样阳气就会过盛，体内的阴气就会逐渐虚少，这就像用很少的水无法浇灭旺盛的火，因而导致体内阳气独亢。阳气独亢，阴气就无法生长，阳气独亢到一定程度还会使人体的生机停止。因此，这种四肢遇到风邪就感觉体热，如同被火炙烤一样的病人，肌肉会渐渐瘦削。

黄帝说：有的人身体寒凉，热水、火烤也不能使他热，多穿衣服也不能使他温暖，但是他却不怕冷，也不会因冷而颤抖，这是什么病？

岐伯说：这样的人平时就是肾水旺盛，又常常接触水湿，致使水寒之气旺盛，太阳之阳气衰弱，太阳之阳气衰弱，肾脂就会枯耗不长。肾属水脏，主管骨髓，肾脂不能生长，骨髓就得不到补益，因此寒冷会侵入骨髓。病人不会战栗，是因为肝是一阳，心是二阳，一个独阴的肾水，不能制胜心、肝二阳之火，所以寒冷时也不会战栗，此病就是"骨痹"。患此病后，病人会出现骨拘急挛

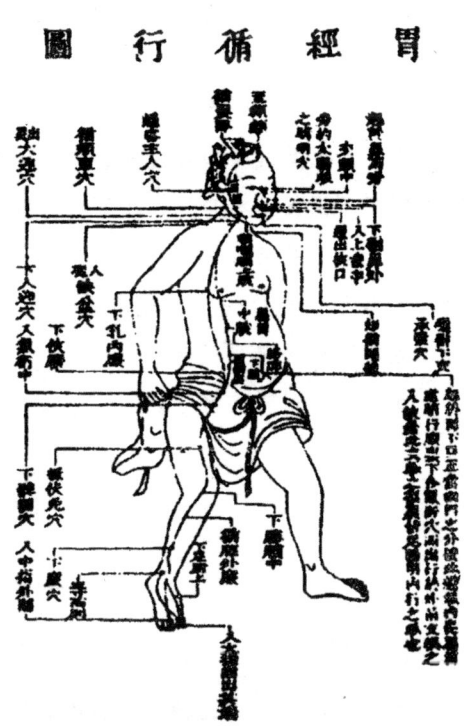

《刺灸心法要诀》中的胃经循行图

缩、肢节屈伸不利的症状。

黄帝说：有的人因皮肤肌肉失于荣养而出现麻木沉重的病症，即使肌肉接触到衣棉也毫无感觉，这是什么病？

岐伯说：这是由于荣卫气血运行失常，荣气虚弱而卫气充实所造成的。荣气虚弱，肌肉就会麻木，不知痛痒寒热；卫气虚弱，肢体就无法抬举；荣气和卫气都虚弱，就会同时出现皮肉麻木和肢体运动障碍的现象，但肌肉不会萎缩变化。如果人的形体和意志不统一、不相得，人就会死。

黄帝说：人出现气逆而不顺的病症时，有的人不能安稳卧息，并且呼吸有声；有的人不能安稳卧息，呼吸没有声音；有的人起居正常，呼吸有声；有的人能安稳卧息，但一旦行动就会气喘；有的人不能安稳卧息，也不能行动并且气喘；有的人不能安稳卧息，躺下就会气喘。之所以会出现这些情况，是哪些脏腑发生了病变呢？我想知道其中的道理。

岐伯说：不能安稳卧息且呼吸有声的，是阳明经脉之气上逆所造成的。足三阳的经脉，从头到脚，都是向下运行的，如今因为足阳明经脉气向上逆行，所以会呼吸不通畅，并且有声响。阳明是胃脉，胃为六腑之海，胃气也以向下运行为顺，如果阳明经脉气逆，胃气就不能循着正常的通道下行，所以不能平躺。《下经》中记载的："胃不和则卧不安。"说的就是这个意思。

起居正常而呼吸有声响的，是因为肺的络脉不顺，络脉之气不能随着经脉之气上下，所以其气停留在经脉，而不能运行到络脉。但络脉发病是较轻的，所以虽然呼吸不通畅，有声响，但可以正常起居。

不能安稳卧息且躺下就气喘的，是因为受到了水气的侵犯。水气是沿着津液流行的路径而流动的。肾是水脏，主管津液，如果肾病不能主水，水气上逆迫肺，人就不能平躺且气喘。

黄帝说：讲得太好了。

卷第十

疟论篇第三十五

【题解】

本篇讨论了疟疾的病因、病理、症状和治疗等，既系统又详明。由于是疟疾专论，所以篇名"疟论"。

【原文】

黄帝问曰：夫痎疟皆生于风，其蓄作①有时者何也？岐伯对曰：疟之始发也，先起于毫毛，伸欠②乃作，寒栗鼓颔③，腰脊俱痛；寒去则内外皆热，头痛如破，渴欲冷饮。

【注释】

①蓄作：不发之谓"蓄"，发作之谓"作"。

②伸欠：张介宾："伸者，伸其四体，邪动于经也。欠，呵欠也，阴阳争引而然。"

③寒栗鼓颔：因寒冷而全身发抖，下颔骨也随之鼓动。栗，战慄、发抖。颔，指下颔骨。

【语译】

黄帝问道：一般说来，疟疾都由于感受了风邪而引起，它的休作有一定时间，这是什么道理？岐伯回答说：疟疾开始发作的时候，先起于毫毛竖立，继而四体不舒，欲得引伸，呵欠连连，乃至寒冷发抖，下颔鼓动，腰脊疼痛；及至寒冷过去，便是全身内外发热，头痛有如破裂，口渴喜欢冷饮。

【原文】

帝曰：何气使然？愿闻其道。岐伯曰：阴阳上下交争①，虚实更作②，阴阳相移③也。阳交于阴，则阴实而阳虚，阳明虚则寒栗鼓颔也④；巨阳虚则腰背头项痛⑤；三阳俱虚，则阴气胜，阴气胜则骨寒而痛，寒生于内，故中外皆寒。阳盛则外热，阴虚则内热，外内皆热，则喘而渴，故欲冷饮也。此皆得之夏伤于暑，热气盛，藏于皮肤之内，肠胃之外，此荣气之所舍也。此令人汗空疏，腠理开，因得秋气，汗出遇风，及得之以浴，水气舍于皮肤之内，与卫气并居；卫气者，昼日行于阳，夜行于阴，此气得阳而外出，得阴而内薄，内外相薄，是以日作⑥。

【注释】

①阴阳上下交争：张介宾："阳气者，下行极而上；阴气者，上行极而下，邪气入之，则阴阳上下交争矣。"

②虚实更作：因为阴阳交争，阴胜则阳虚，阳胜则阴虚，疟疾发作时，阴阳更替相胜，故有寒有热，虚实更作。

③阴阳相移：指阳并于阴，阴并于阳，虚实互相移易转化的意思。

④阳明虚则寒粟鼓颔也：阳明主肌肉，其经脉交于颔下，故虚则恶寒战粟而颔动。

⑤腰背头项痛：滑寿："此下当有'少阳虚'一节。"

⑥是以日作：张介宾："风寒自表而入，则与卫气并居，故必随卫气以为出入。卫气一日一周，是以新感之疟，亦一日一作。"

【语译】

黄帝道：这是什么原因引起的？请说明它的道理。岐伯说：这是由于阴阳上下相争，虚实交替而作，阴阳相互移易转化的关系。阳气并入于阴分，使阴气实而阳气虚，阳明经气虚，就寒冷发抖乃至两颔鼓动；太阳经气虚，便腰背头项疼痛；三阳经气都虚，则阴气更胜，阴气胜则骨节寒冷而疼痛，寒从内生，所以内外都觉寒冷。如阴气并入阳分，则阳气实而阴气虚。阳主外，阳盛就发生外热，阴主内，阴虚就发生内热，因此外内都发热，热甚的时候就气喘口渴，所以喜欢冷饮。这都是由于夏天伤于暑气，热气过盛，并留藏于皮肤之内，肠胃之外，亦即荣气居留的所在。由于暑热内伏，使人汗孔疏松，腠理开泄，一遇秋凉，汗出而感受风邪，或者由于洗澡时感受水气，风邪水气停留于皮肤之内，与卫气相合；而卫气白天行于阳分，夜里行于阴分，邪气也随之循行于阳分时则外出，循行于阴分时则内搏，阴阳内外相搏，所以每日发作。

【原文】

帝曰：其间日而作者何也？岐伯曰：其气之舍深，内薄于阴，阳气独发，阴邪内著，阴与阳争不得出，是以间日而作也。帝曰：善！

其作日晏与其日早者，何气使然？岐伯曰：邪气客于风府，循膂而下①，卫气一日一夜大会于风府，其明日日下一节，故其作也晏，此先客于脊背也。每至于风府，则腠理开，腠理开则邪气入，邪气入则病作，以此日作稍益晏也。其出于风府，日下一节，二十五日下至骶骨②；二十六日入于脊内，注于伏膂之脉③；其气上行，九日出于缺盆④之中。其气日高，故作日益早也。其间日发者⑤，由邪气内薄于五藏，横连募原⑥也，其道远，其气深，其行迟，不能与卫气俱行，不得皆出，故间日乃作也。

【注释】

①循膂（lǚ 吕）而下：指病邪沿着脊骨而向下。膂，脊椎骨。

②骶（dǐ 底）骨：指尾骶骨。

③伏膂之脉：即冲脉。《甲乙经》作"太冲之脉"。《黄帝内经太素》卷二十

五疟解作"伏冲之脉"。丹波元简："太冲、伏冲、伏膂，皆一脉耳。"

④缺盆：丹波元简："缺盆非阳明胃经之缺盆。《灵枢·本输》云：缺盆之中，任脉也，名曰天突。乃指任脉天突穴而言耳。"

⑤其间日发者：由此至"故间日乃作也"，此四十四字，高世栻移前，为"帝曰：其间日而作者何也"之答语，置于"其气之舍深"之上，谓此段旧本在"故作日益早"之下，今改正于此。丹波元简亦谓："此一节乃前节答语，其为错简明矣。"此说可参。

⑥募原：又名膜原。考历代医家释募原大致有二：一指胸腹肉理之间的空隙处；一指脏腑之外，与胃相近之脂膜，乃半表半里部位。

【语译】

黄帝道：疟疾有隔日发作的，为什么？岐伯说：因为邪气舍留之处较深，向内迫近于阴分，致使阳气独行于外，而阴分之邪留着于里，阴邪与阳气相争而不能即出，所以隔一天才发作一次。

黄帝道：讲得好！疟疾发作的时间，有逐日推迟，或逐日提前的，是什么缘故？岐伯说：邪气从风府穴侵入之后，循脊骨逐日逐节下移，卫气是一昼夜会于风府，而邪气却每日向下移行一节，所以其发作时间也就一天迟一天，这是由于邪气先侵袭于脊骨的关系。每当卫气会于风府时，则腠理开发，腠理开发则邪气侵入，邪气侵入与卫气交争，病就发作，因邪气日下一节，所以发病时间就日益推迟了。这种邪气侵袭风府，逐日下移一节而发病的，约经二十五日，邪气下行至骶骨；二十六日，又入于脊内，而流注于伏冲脉；再沿冲脉上行，至九日上至于缺盆之中。因为邪气日见上升，所以发病的时间也就一天早一天。至于隔一天发病一次的，是因为邪气内迫五脏，横连于膜原，它所行走的道路较远，邪气深藏，循行迟缓，不能和卫气并行，邪气与卫气不得同时皆出，所以隔一天才能发作一次。

【原文】

帝曰：夫子言卫气每至于风府，腠理乃发，发则邪气入，入则病作。今卫气日下一节，其气之发也，不当风府，其日作者奈何？岐伯曰：此邪气客于头项①，循膂而下者也，故虚实不同，邪中异所，则不得当其风府也。故邪中于头项者，气②至头项而病；中于背者，气至背而病；中于腰脊者，气至腰脊而病；中于手足者，气至手足而病；卫气之所在，与邪气相合，则病作。故风无常府③，卫气之所发④，必开其腠理，邪气之所合，则其府也⑤。帝曰：善！

【注释】

①此邪气客于头项：新校正："按全元起本及《甲乙经》、《太素》自'此邪气客于头项'至下'则病作故'八十八字并无。"丹波元简："以下八十八字，《外台》有，此疑古注文。"

②气：指卫气。

③风无常府：马莳："风之所感无常所，则无常府。府者，凡物之所聚，皆可以言府也，非风府之病也。"

④卫气之所发：《灵枢》、《巢氏病源》"发"作"应"。丹波元简："按下文云：卫气应乃作。发，当作'应'。"

⑤则其府也：府，指风邪侵袭集聚之处。新校正云："按《甲乙经》、巢元方，'则其府也'作'则其病作'。"可参。

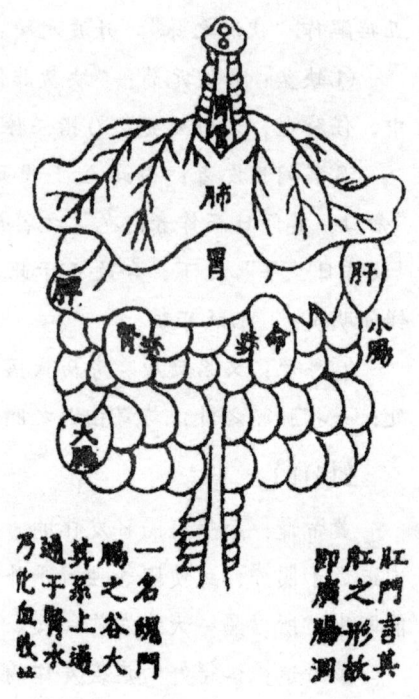

明代汪机《医学原理》中的伏人脏图

【语译】

黄帝道：您说卫气每至于风府时，腠理开发，邪气乘机袭入，邪气入则病发作。现在又说卫气与邪气相遇的部位每日下行一节，那么发病时，邪气就并不恰在于风府，而能每日发作一次，是何道理？岐伯说：以上是指邪气侵入于头项，循着脊骨而下者说的，但人体各部分的虚实不同，而邪气侵犯的部位也不一样，所以邪气所侵，不一定都在风府穴处。例如：邪中于头项的，卫气行至头项而病发；邪中于背部的，卫气行至背部而病发；邪中于腰脊的，卫气行至腰脊而病发；邪中于手足的，卫气行至手足而病发；凡卫气所行之处，和邪气相合，那病就发作。所以说风邪侵袭人体没有一定的部位，只要卫气与之相应，腠理开发，邪气得以凑合，这就是邪气袭入的地方，也就是发病的所在。黄帝道：讲得好！

【原文】

夫风之与疟也，相似同类，而风独常在，疟得有时而休者，何也？岐伯曰：风气留其处，故常在；疟气随经络沉①以内薄，故卫气应乃作。

帝曰：疟先寒而后热者，何也？岐伯曰：夏伤于大暑，其汗大出，腠理开发，因遇夏气凄沧②之水寒，藏于腠理皮肤之中，秋伤于风，则病成矣。夫寒者，阴气也；风者，阳气也。先伤于寒而后伤于风，故先寒而后热也，病以时作，名曰寒疟。

帝曰：先热而后寒者，何也？岐伯曰：此先伤于风，而后伤于寒，故先热而后寒也，亦以时作，名曰温疟。

其但热而不寒者，阴气先绝，阳气独发；则少气烦冤③，手足热而欲呕，名曰瘅④疟。

【注释】

①沉：深也。

②凄沧：寒凉之意。王冰："凄沧，薄寒也。"

③冤：郁闷。《黄帝内经太素》卷二十五三疟作"悗"。义同。

④瘅（dān 单）：王冰："瘅，热也，极热为之也。"

【语译】

风病和疟疾相似而同属一类，为什么风病的症状持续常在，而疟疾却发作有休止呢？岐伯说：风邪为病是稽留于所中之处，所以症状持续常在；疟邪则是随着经络循行，深入体内，必需与卫气相遇，病才发作。

黄帝道：疟疾发作有先寒而后热的，为什么？岐伯说：夏天感受了严重的暑气，因而汗大出，腠理开泄，再遇着寒凉水湿之气，便留藏在腠理皮肤之中，到秋天又伤了风邪，就成为疟疾了。所以水寒，是一种阴气，风邪是一种阳气。先伤于水寒之气，后伤于风邪，所以先寒而后热，病的发作有一定的时间，这名叫寒疟。

黄帝道：有一种先热而后寒的，为什么？岐伯说：这是先伤于风邪，后伤于水寒之气，所以先热而后寒，发作也有一定的时间，这名叫温疟。

还有一种只发热而不恶寒的，这是由于病人的阴气先亏损于内，因此阳气独旺于外，病发作时，出现少气烦闷，手足发热，要想呕吐，这名叫瘅疟。

【原文】

帝曰：夫经言①有余者写之，不足者补之。今热为有余，寒为不足。夫疟者之寒，汤火不能温也，及其热，冰水不能寒也。此皆有余不足之类。当此之时，良工不能止，必须其自衰乃刺之，其故何也？愿闻其说。岐伯曰：经言无刺熇熇之热，无刺浑浑②之脉，无刺漉漉③之汗，故为其病逆，未可治也。夫疟之始发也，阳气并于阴，当是之时，阳虚而阴盛，外无气④，故先寒栗也；阴气逆极，则复出之阳，阳与阴复并于外，则阴虚而阳实，故先热而渴。夫疟气者，并于阳则阳胜，并于阴则阴胜；阴胜则寒，阳胜则热。疟者，风寒之气不常也，病极则复⑤。至病之发也，如火之热，如风雨不可当也。故经言曰：方其盛时必毁⑥，因其衰也，事必大昌⑦。此之谓也。夫疟之未发也，阴未并阳，阳未并阴，因而调之，真气得安，邪气乃亡。故工不能治其已发，为其气逆也。帝曰：善！

【注释】

①经言：张介宾："引《灵枢·逆顺篇》也。"丹波元简："出《灵枢·逆顺第五十五篇》，下同。"

②浑浑：形容脉象纷乱。张介宾："阴阳虚实未定也。"

③漉漉（lù 鹿）：形容汗出不止。

④外无气：吴崐："外无气，谓卫气并入于阴而表虚也。"

⑤病极则复：说明正邪交争，阴阳胜复的规律。疟疾的发作是阴阳之气俱逆极，但极则病衰，经过一个休止时期再复发。下文云："极则阴阳俱衰，卫气相离，故病得休；卫气集，则复病也。"就是病极则复的意思。

⑥方其盛时必毁：盛，指邪气盛。毁，指正气受伤。这是说当邪气盛时不可攻邪，攻之则正气受伤，因为疟邪是与正气相并而居的。

⑦大昌：含有胜利成功的意思，此旨邪去康复。

【语译】

黄帝道：医经上说有余的应当泻，不足的应当补。今发热是有余，发冷是不足。而疟疾的寒冷，虽然用热水或向火，亦不能使之温暖，及至发热，即使用冰水，也不能使之凉爽。这些寒热都是有余不足之类。但当其发冷、发热的时候，良医也无法制止，必须待其病势自行衰退之后，才可以施用刺法治疗，这是什么缘故？请你告诉我。岐伯说：医经上说过，有高热时不能刺，脉搏纷乱时不能刺，汗出不止时不能刺，因为这正当邪盛气逆的时候，所以未可立即治疗。疟疾刚开始发作，阳气并于阴分，此时是阳虚而阴盛，外表阳气虚，所以先寒冷发抖；至阴气逆乱已极，势必复出于阳分，于是阴气与阴气相并于外，此时阴分虚而阳分实，所以先热而口渴。因为疟疾并于阳分，则阳气胜，并于阴分，则阴气胜；阴气胜则发寒，阳气胜则发热。由于疟疾感受的风寒之气变化无常，所以其发作至阴阳之气俱逆极时，则寒热休止，停一段时间，又重复发作。当其病发作的时候，象火一样的猛烈，如狂风暴雨一样迅不可当。所以医经上说：当邪气盛极的时候，不可攻邪，攻之则正气也必然受伤，应该乘邪气衰退的时候而攻之，必然获得成功，便是这个意思。因此治疗疟疾，应在未发的时候，阴气尚未并于阳分，阳气尚未并于阴分，便进行适当的治疗，则正气不致于受伤，而邪气可以消灭。所以医生不能在疟疾发作的时候进行治疗，就是因为此时正当正气和邪气交争逆乱的缘故。黄帝道：讲得好！

【原文】

攻之奈何？早晏何如？岐伯曰：疟之且①发也，阴阳之且②移也，必从四末始也③。阳已伤，阴从之，故先其时坚束其处④，令邪气不得入，阴气不得出；审候见之，在孙络盛坚而血者，皆取之，此真往而未得并者也。

【注释】

①且：将要，将近。

②必从四末始也：张介宾："阴阳且移，必从四末始者，以十二经井原之气，皆本于四支也。故凡疟之将发，则四支先有寒意，此即其候。"

③坚束其处：因疟之将发，必从四末开始，故于发作之前，用细绳紧捆手足十指，使邪气不得入，阴气不得出。这可能是古代的治疟方法。《千金方》："先其时一食顷，用细左索紧束其手足十指。令邪气不得入，阴气不得出，过时乃解。"

【语译】

疟疾究竟怎样治疗？时间的早晚应如何掌握？岐伯说：疟疾将发，正是阴阳将要相移之时，它必从四肢开始。若阳气已被邪伤，则阴分也必将受到邪气的影响，所以只有在未发病之先，以索牢缚其四肢末端，使邪气不得入，阴气不得出，两者不能相移；牢缚以后，审察络脉的情况，见其孙络充实而郁血的部分，都要刺出其血，这是当真气尚未与邪气相并之前的一种"迎而夺之"的治法。

【原文】

帝曰：疟不发，其应何如？岐伯曰：疟气者，必更盛更虚，当气之所在也，病在阳，则热而脉躁；在阴，则寒而脉静；极则阴阳俱衰，卫气相离，故病得休；卫气集，则复病也。

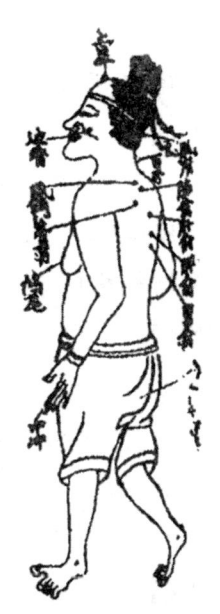

明代何楝《针灸捷径》针灸方图中的吐血衄血取穴图

【语译】

黄帝道：疟疾在不发作的时候，它的情况应该怎样？岐伯说：疟气留舍于人体，必然使阴阳虚实，更替而作，当邪气所在的地方是阳分，则发热而脉搏躁急；病在阴分，则发冷而脉搏较静；病到极期，则阴阳二气都已衰惫，卫气和邪气互相分离，病就暂时休止；若卫气和邪气再相遇合，则病又发作了。

【原文】

帝曰：时有间二日或至数日发，或渴或不渴，其故何也？岐伯曰：其间日者，邪气与卫气客于六府①，而有时相失，不能相得，故休数日乃作也。疟者，阴阳更胜也，或甚或不甚，故或渴或不渴。

【注释】

①客于六府：丹波元简："考上文并无'客于六府'之说，疑是'风府'之讹。"可从。

【语译】

黄帝道：有些疟疾隔二日，或甚至隔数日发作一次，发作时有的口渴，有的不渴，是什么缘故？岐伯说：其所以隔几天再发作，是因为邪气与卫气相会于风府的时间不一致，有时不能相遇，不得皆出，所以停几天才发作。疟疾发病，是由于阴阳更替相胜，阳胜于阴则热甚，阴胜于阳则寒甚，所以有的口渴，有的不渴。

【原文】

帝曰：论言夏伤于暑，秋必病疟，今疟不必应者，何也？岐伯曰：此应四时者也。其病异形者，反四时也。其以秋病者寒甚，以冬病者寒不甚，以春病者恶风，以夏病者多汗。

【语译】

黄帝道：医经上说夏伤于暑，秋必病疟，而有些疟病，并不是这样，是什么道理？岐伯说：夏伤于暑，秋必病疟，这是指和四时发病规律相应的而言。亦有些疟疾形症不同，与四时发病规律相反的。如发于秋天的，寒冷较重；发于冬天的，寒冷较轻；发于春天的，多恶风；发于夏天的，汗出得很多。

【原文】

帝曰：夫病温疟与寒疟，而皆安舍？舍于何藏？岐伯曰：温疟者，得之冬中于风寒，气藏于骨髓之中，至春则阳气大发①，邪气不能自出，因遇大暑，脑髓烁②，肌肉消，腠理发泄，或有所用力，邪气与汗皆出。此病藏于肾，其气先从内出之于外也。如是者，阴虚而阳盛，阳盛则热矣，衰则气复反入，入则阳虚，阳虚则寒矣，故先热而后寒，名曰温疟。帝曰：瘅疟何如？岐伯曰：瘅疟者，肺素有热，气盛③于身，厥逆上冲，中气实而不外泄，因有所用力，腠理开，风寒舍于皮肤之内、分肉之间而发，发则阳气盛，阳气盛而不衰，则病矣。其气不及于阴，故但热而不寒，气内藏于心，而外舍于分肉之间，令人消烁脱肉，故命曰瘅疟。帝曰：善！

【注释】

①阳气大发：春天气候渐暖，一切生物都有生发的气象，人体机能也随着时令的生气而活跃，这种情况，称之为"阳气大发"。

②脑髓烁：指暑热上熏，使人头脑昏沉，精神疲倦。烁，消熔。

③气盛：肺热则肺气实，所以说气盛。下面所说的中气实，正是由于气盛上冲所致。

【语译】

黄帝道：有病温疟和寒疟，邪气如何侵入？逗留在哪一脏？岐伯说：温疟是由于冬天感受风寒，邪气留藏在骨髓之中，虽到春天阳气生发活跃的时候，邪气仍不能自行外出，及至夏天，因暑热炽盛，使人精神倦怠，脑髓消烁，肌肉消瘦，腠理发泄，皮肤空疏，或由于劳力过甚，邪气才乘虚与汗一齐外出。这种病邪原是伏藏于肾，故其发作时，是邪气从内而出于外。这样的病，阴气先虚，而阳气偏盛，阳盛就发热，热极而衰，则邪气又回入于阴，邪入于阴则阳气又虚，阳气虚便出现寒冷，所以这种病是先热而后寒，名叫温疟。黄帝道：瘅疟的情况怎样？岐伯说：瘅疟是由于肺脏素来有热，肺气壅盛，气逆而上冲，以致胸中气实，不能发泄，适因劳力之后，腠理开泄，风寒之邪便乘机侵袭于皮肤之内、肌肉之间而发病，发病则阳气偏盛，阳气盛而不见衰减，于是病就但热不寒了。为什么不寒？因邪气不入于阴分，所以但热而不恶寒，这种病邪内伏于心脏，而外出则留连于肌肉之间，能使人肌肉瘦削，所以名叫瘅疟。黄帝道：讲得好！

刺疟篇第三十六

【题解】

此篇是承接上篇而讨论刺疟之法，并按照经络脏腑系统详细地记载了六经、脏腑疟疾的症状和治疗方法。因本篇的重点是讨论针刺治疟，所以篇名"刺疟"。

【原文】

足太阳之疟，令人腰痛头重，寒从背起，先寒后热，熇熇喝喝①然，热止汗出，难已，刺郄中②出血。足少阳之疟，令人身体解㑊，寒不甚，热不甚，恶见人，见人心惕惕然③，热多，汗出甚，刺足少阳。足阳明之疟，令人先寒，洒淅洒淅④，寒甚久乃热，热去汗出，喜见日月光火气⑤，乃快然，刺足阳明跗上⑥。足太阳之疟，令人不乐，好大息⑦，不嗜食，多寒热汗出，病至则善呕，呕已乃衰，即取之⑧。足少阴之疟，令人呕吐甚，多寒热，热多寒少，欲闭户牖而处，其病难已⑨。足厥阴之疟，令人腰痛，少腹满，小便不利，如癃状，非癃也，数便，意恐惧，气不足，腹中悒悒⑩，刺足厥阴。

【注释】

①熇熇（hè 贺）喝喝（yè 噎）：皆热势炽盛貌。

②郄（xì 戏）中：委中穴别名，在膝弯中央横纹中。

③惕惕然：恐惧的样子。

④洒（xiǎn 显）淅（xī 希）：恶寒的感觉。

⑤喜见日月光火气：阳明本多气多血，热邪甚应恶火热，而今反喜见火气，是因为阳明感受阴邪，胃气虚弱，故喜暖。

⑥跗上：指足背上，正当冲阳穴。

⑦大息：即太息，指深长的呼吸。

⑧即取之：丹波元简："《甲乙》此下有"足太阴'三字，依上文例，当有此三字。"

⑨其病难已：丹波元简："《甲乙》此下有'取太溪'三字，依上文例，当有此三字。"

⑩悒悒（yì 意）：不舒畅貌。

【语译】

足太阳经的疟疾，使人腰痛头重，寒冷从脊背而起，先寒后热，热势很盛，热止汗出，这种疟疾，不易痊愈，治疗方法，刺委中穴出血。足少阳经的疟疾，使人身倦无力，恶寒发热都不甚厉害，怕见人，看见人就感到恐惧，发热的时间比较长，汗出亦很多，治疗方法，刺足少阳经。足阳明经的疟疾，使人先觉怕冷，逐渐恶寒加剧，很久才发热，退热时便汗出，这种病人，喜欢亮光，喜欢向火取暖，见到亮光以及火气，就感到爽快，治疗方法，刺足阳明经足背上的冲阳穴。足太阴经的疟疾，使人闷闷不乐，时常要叹息，不想吃东西，寒热多发，汗出亦多，病发作时容易呕吐，吐后病势减轻，治疗方法，取足太阴经的孔穴。足少阴经的疟疾，使人发生剧烈呕吐，寒热多发，热多寒少，常常喜欢紧闭门窗而居，这种病不易痊愈。足厥阴经的疟疾，使人腰痛，少腹胀满，小便不利，似乎癃病，而实非癃病，只是小便频数不爽，病人心中恐惧，气分不足，腹中郁滞不畅，治疗方法，刺足厥阴经。

【原文】

肺疟者，令人心寒①，寒甚热，热间善惊，如有所见者，刺手太阴、阳明。心疟者，令人烦心甚，欲得清水，反寒多，不甚热②，刺手少阴。肝疟者，令人色苍苍然，太息③，其状若死者，刺足厥阴见血。脾疟者，令人寒，腹中痛，热则肠中鸣，鸣已汗出④，刺足太阴。肾疟者，令人洒洒然⑤，腰脊痛宛转⑥，大便难，目眴眴然⑦，手足寒，刺足太阳、少阴。胃疟者，令人且病⑧也，善饥而不能食，食而支满⑨腹大，刺足阳明、太阴横脉⑩出血。

【注释】

①心寒：张介宾："肺者，心之盖也。以寒邪而乘所不胜，故肺疟者令人心寒。"

②反寒多，不甚热：因热郁不越，阴气格外，故反而寒多不甚热。马莳："惟其热甚则反寒多，盖热极生寒也。"

③苍苍然，太息："苍苍，深青貌。丹波元简：《甲乙》无'太息'二字，据下文'如死者'三字，必剩文。"

④鸣已汗出：张介宾："寒已而热，则脾气行，故肠中鸣，鸣已则阳气外达，故汗出而解也。"

⑤洒洒然：形容寒冷。

⑥宛转：犹展转，转侧。

⑦眴眴（xuàn漩）然：目眩状。张介宾："眴眴然，眩动貌。目视不明，水之亏也。"

⑧且病：新校正云，"太素且病作瘟病。"可参。

⑨支满：胀满而有支撑感。

⑩横脉：当为足内踝前横行的足太阴经脉。张介宾："盖即商丘也。"

【语译】

肺疟，使人心里感到发冷，冷极则发热，热时容易发惊，好象见到了可怕的事物，治疗方法，刺手太阴、手阳明两经。心疟，使人心中烦热得很厉害，想喝冷水，但身上反觉寒多而不太热，治疗方法，刺手少阴经。肝疟，使人面色苍青，时欲太息，厉害的时候，形状如死，治疗方法，刺足厥阴经出血。脾疟，使人发冷，腹中痛，待到发热时，则脾气行而肠中鸣响，肠鸣后阳气外达而汗出，治疗方法，刺足太阴经。肾疟，使人洒淅寒冷，腰脊疼痛，难以转侧，大便困难，目视眩动不明，手足冷，治疗方法，刺足太阳、足少阴两经。胃疟，发病时使人易觉饥饿，但又不能进食，进食就感到脘腹胀满膨大，治疗方法，取足阳明、足太阴两经横行的络脉，刺出其血。

【原文】

疟发身方热，刺跗上动脉，开其空，出其血，立寒；疟方欲寒，刺手阳明太明、足阳明太阴。疟脉满大急，刺背俞，用中针傍伍胠俞[1]各一，适肥瘦，出其血也。疟脉小实急，灸胫少阴、刺指井[2]。疟脉满大急[3]，刺背俞，用五胠俞、背俞各一，适行至于血也。疟脉缓大虚，便宜用药，不宜用针。凡治疟，先发如食顷[4]，乃可以治，过之则失时也。诸疟而脉不见，刺十指间出血，血去必已；先视身之赤如小豆[5]者，尽取[6]之。十二疟[7]者，其发各不同时，察其病形，以知其何脉之病也。先其发时如食顷而刺之，一刺则衰，二刺则知，三刺则已；不已，刺舌下两脉出血；不已，刺郄中盛经[8]出血，又刺项已下侠脊者，必已。舌下两脉者，廉泉也。

【注释】

①伍胠俞：脊背上五脏俞穴的两旁，靠近胁处的五个俞穴：魄户、神堂、魂门、意舍、志室，称为"五胠俞"。

②井：指井穴，即四肢最远端之孔穴。

③疟脉满大急：新校正认为此下二十二字与前重复，当删。

④如食顷：约一顿饭的时间。

⑤赤如小豆：疟热内盛，迫及营血，故皮肤上出血点如赤小豆一样。

⑥取：是"刺"的意义。

⑦十二疟：指上文六经疟、五脏疟和胃疟。

⑧盛经：血盛的经络。张志聪："郄中盛经者，谓血气盛于此也。"

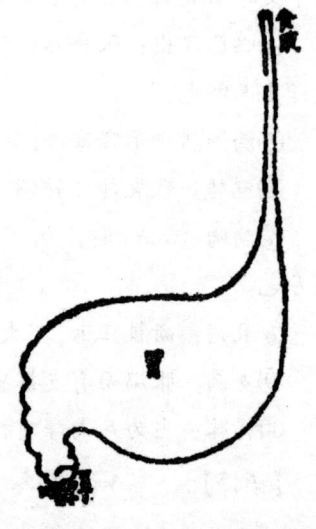

明代高武《针灸聚英》脏腑图之胃图

治疗疟疾，在刚要发热的时候，刺足背上的动脉，开其孔穴，刺出其血，可立即热退身凉；如疟疾刚要发冷的时候，可刺手阳明、太阴和足阳明、太阴的俞穴。如疟疾病人的脉搏满大而急，刺背部的俞穴，用中等针按五胠俞各取一穴，并根据病人形体的胖瘦，确定针刺出血的多少。如疟疾病人的脉搏小实而急的，灸足胫部的少阴经穴，并刺足趾端的井穴。如疟疾病人的脉搏满大而急，刺背部俞穴，取五胠俞、背俞各一穴，并根据病人体质，刺之出血。如疟疾病人的脉搏缓大而虚的，就应该用药治疗，不宜用针刺。大凡治疗疟疾，应在病没有发作之前约一顿饭的时候，予以治疗，过了这个时间，就会失去时机。凡疟疾病人脉沉伏不见的，急刺十指间出血，血出病必愈；若先见皮肤上发出象赤小豆色的红点，应都用针刺去。上述十二种疟疾，其发作各有不同的时间，应观察病人的症状，从而了解病属于那一经脉。如在没有发作以前约一顿饭的时候就给以针刺，刺一次病势衰减，刺二次病就显著好转，刺三次病即痊愈；如不愈，可刺舌下两脉出血；如再不愈，可取委中血盛的经络，刺出其血，并刺项部以下挟脊两旁的经穴，这样，病一定会痊愈。上面所说的舌下两脉，就是指的廉泉穴。

【原文】

刺疟者，必先问其病之所先发者，先刺之。先头痛及重者，先刺头上及两额、两眉间出血。先项背痛者，先刺之。先腰脊痛者，先刺郄中出血。先手臂痛者，先刺手少阴、阳明十指间。先足胫痠痛者，先刺足阳明十指间出血。风疟，疟发则汗出恶风，刺三阳经背俞之血者。骺痠痛甚，按之不可，名曰胕髓病①，以鑱针②针绝骨出血，立已。身体小痛，刺至阴。诸阴之井，无出血，间日一刺。疟不渴，间日而作，刺足太阳；渴而间日作，刺足少阳；温疟汗不出，为五十九刺。

【注释】

①胕：通"附"。因邪深伏于骨髓，故谓胕髓病。

②鑱（chán 馋）针：古时九针之一，其状头大而锐。

【语译】

凡刺疟疾，必先问明病人发作时最先感觉症状的部位，给以先刺。如先发头痛头重的，就先刺头上及两额、两眉间出血。先发颈项脊背痛的，就先刺颈项和背部。先发腰脊痛的，就先刺委中出血。先发手臂痛的，就先刺手少阴、手阳明的十指间的孔穴。先发足胫痠痛的，就先刺足阳明十趾间出血。风疟，发作时是汗出怕风，可刺三阳经背部的俞穴出血。小腿痠痛剧烈而拒按的，名叫附髓病，可用鑱针刺绝骨穴出血，其痛可以立止。如身体稍感疼痛，刺至阴穴。但应注意，凡刺诸阴经的井穴，皆不可出血，并应隔日刺一次。疟疾口不渴而间日发作的，刺足太阳经；如口渴而间日发作的，刺足少阳经；温疟而汗不出的，用"五十九刺"的方法。

<h2>气厥论篇第三十七</h2>

【题解】

本篇论述了脏腑之气逆而不顺，因而寒热相移，演为种种疾病，所以篇名"气厥论"。

【原文】

黄帝问曰：五脏六腑，寒热相移者可？岐伯曰：肾移寒于脾，痈肿少气①。脾移寒于肝，痈肿筋挛。肝移寒于心，狂②隔中③。心移寒于肺，肺消④，肺消者饮一溲二，死不治。肺移寒于肾，为涌水⑤，涌水者，按腹不坚，水气客于大肠，疾行则鸣濯濯⑥如囊裹浆，水之病也。

【注释】

①痈肿水气：《类经》十五卷第四十六注："痈者，壅也。肾以寒水之气反传所胜，侵侮脾土，故壅为浮肿。……少气者，寒盛则阳虚于下，阳虚则无以化气也。"

②狂：王冰注："心为阳脏，神处其中，寒迫之则神乱离，故狂也。"

③隔中：王冰注："阳气与寒相迫，故隔塞而不通也。"隔中又为病名，《灵枢》邪气脏腑病形篇云："脾脉……微急为隔中，食饮入而还出，后沃沫。"此指前者。

④肺消：病名。《太素》卷二十六寒热相移注："心将寒气与肺，肺得寒发热，肺焦为渴，名曰肺消。"

⑤涌水：病名。《类经》十五卷第四十六注："涌水者，水自下而上，如泉之涌也。水者阴气也，其本在肾，其末在肺，肺移寒于肾，则阳气不化于下，阳气不化，则水泛为邪，而客于大肠，以大肠为肺之合也。"

⑥濯濯（zhuózhuó 浊浊）：水激荡之声。此指肠鸣。王冰注："肠鸣则濯濯有声。"

【语译】

黄帝问道：五脏六腑寒热相移的情况是怎样的呢？岐伯说：肾的寒邪移传于脾，则气血壅滞而为肿，元气亏损而少气。脾的寒邪移传于肝，则气血凝滞而为肿，筋脉受寒而拘挛。肝的寒邪移传于心，则损伤心阳而神乱无主发为狂，阳被寒抑隔塞不通为隔中。心的寒邪移传于肺，则发热而渴为肺消，肺消病是饮水一分而小便两分，属不可治的死症。肺的寒邪移传于肾，则阳虚水泛为涌水，涌水病，其腹部按之不甚坚硬，是水气留居于大肠，故快走时肠中濯濯鸣响，好象用袋子盛着水浆，这是水气所形成的疾病。

【原文】

脾移热于肝，则为惊衄。肝移热于心，则死。心移热于肺，传为鬲消①。肺移热于肾，传为柔痉②。肾移热于脾，传为虚，肠澼死，不可治。胞移热于膀胱③，则癃溺血。膀胱移热于小肠，鬲肠不便，上为口糜。小肠移热于大肠，为虑瘕，为沉④。大肠移热于胃，善食而瘦入，谓之食亦⑤。胃移热于胆，亦曰食亦。胆移热于脑，则辛颈⑥鼻渊，鼻渊者，浊涕下不止也，传为衄蔑⑦瞑目。故得之气厥⑧也。

【注释】

①鬲消：病名。《类经》十五卷第四十六注："肺属金，其化本燥，心复以热移之，则燥愈甚而传为鬲消。鬲消者，鬲上焦烦，饮水多而善消也。"

②柔痉（chì zhǐ）：属痉病的一种，主要症状是头项强急，用弓反张，四肢抽搐，发热汗出等。《素问经注节解》注："痉者，筋脉抽掣，木之病也，木养于水，今肾受肺热，水枯不能养筋，故令抽搐不已，但比刚痉稍缓，故曰柔也。"

③胞移热于膀胱：《太素》卷二十六移热移寒注："胞，女子胞也。女子胞中有热，传于膀胱尿胞。"王冰注："膀胱为津液之府，胞为受纳之司，故热入膀胱，胞中外热，阴络内溢，故不得小便而溺血也。"马蒔注："王安道曰：膀胱固为津液之府，又有胞居膀胱之中。《灵枢》五味

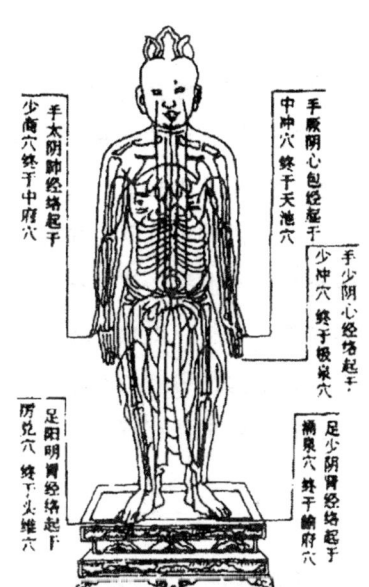

明正统年间的石刻铜人图中的正人图摹本，描绘了人体的经络

篇曰：膀胱之胞薄以懦。《类纂》曰：膀胱者胞之室。今胞中热极，乃移热于膀胱。"据以上诸说，胞有女子之胞，有膀胱之胞，本处文义，当指膀胱之胞。

④为虑瘕（fújiǎ 服假），为沉：古韵虑通伏，瘕为腹中积块，积块沉伏在内，故称虑瘕。《类经》十五卷第四十六注："小肠之热下行，则移于大肠，热结不散，则或气或血，留聚于曲折之处，是为瘕。"沉，指沉痔而言。张志聪注："沉，痔也。小肠主火，大肠主金，火热淫金，则为肠痔。"一指闭塞不通，大便秘结。阴阳类论云："九窍皆沉。"王冰注："九窍沉滞而不通利。"姑从张注。

⑤食亦：病名。其症消谷善食，而身体消瘦无力。张志聪注："胃主受纳水谷，大肠为传导之官，大肠热邪反逆乘于胃，是以胃热则消谷善食，阳明燥热，则荣卫津液不生，故虽能食而瘦，亦懈㑊也。"

⑥辛頞（è 饿）：鼻梁处有辛辣的感觉。吴崐注："脑通于頞，頞通于鼻，惟脑受其热，故令頞中辛辣。"頞，鼻梁凹陷处。

⑦衄蔑（miè 灭）：皆指鼻中出血。蔑，《篇海》："鼻出血也。"

⑧故得之气厥：此总结全篇之义，盖诸症皆由气逆所致。气厥，气上逆厥。

【语译】

脾的热邪移传于肝，则风热交炽而为惊骇、鼻衄。肝的热邪移传于心，风火相煽则阳极神绝而死。心的热邪移传于肺，则火灼肺金津液耗伤而为鬲消。肺的热邪移传于肾，则水枯不能养筋而为柔痉。肾的热邪移传于脾，则脾肾阴亏而为虚损；若湿热相搏则为肠澼下利脓血，日久不愈，脾肾俱败，成为不可治的死症。胞的热邪移传于膀胱，水被火灼，则为小便不利或尿血。膀胱的热邪移传于小肠，热邪闭塞肠道则大便不通；其热上蒸则为口疮糜烂。小肠的热邪移传于大肠，气血留滞不行则为虑瘕，或为沉痔。大肠的热邪移传于胃，胃热则消谷，虽能食而肌肉消瘦，病名叫食亦。胃的热邪移传于胆，胆热薰蒸也叫食亦病。胆的热邪移传于脑，则鼻梁内感觉辛辣发为鼻渊，鼻渊的症状是鼻流浊涕而不止，如果日久不愈，则转成鼻中出血和头目不清的症状。以上各症都是由于寒热之气厥逆，在脏腑中互相移传的结果。

咳论篇第三十八

【题解】

本篇从整体观念出发，系统地论述咳嗽的病因、病机、分类、症状、传变受治疗等问题，为论咳之专篇，故篇名曰"咳论"。

【原文】

黄帝问曰：肺之令人咳，何也？岐伯对曰：五藏六府皆令人咳，非独肺也。帝曰：愿闻其状。岐伯曰：皮毛者，肺之合也，皮毛先受邪气，邪气以从其合也。其寒饮食入胃，从肺脉上至于肺则肺寒，肺寒则外内合邪，因而客之，则为肺咳。五藏各以其时受病，非其时，各传以与之。

人与天地相参，故五藏各以治时感于寒则受病，微则为咳，甚则为泄、为痛。乘秋则肺先受邪，乘春则肝先受之，乘夏则心先受之，乘至阴则脾先受之，乘冬则肾先受之。

帝曰：何以异之？岐伯曰：肺咳之状，咳而喘息有音，甚则唾血。心咳之状，咳则心痛，喉中介介如梗状，甚则咽肿喉痹。肝咳之状，咳则两胁下痛，甚则不可以转，转则两胠下满。脾咳之状，咳则右胁下痛，阴阴引肩背，甚则不可以动，动则咳剧。肾咳之状，咳则腰背相引而痛，甚则咳涎。

帝曰：六府之咳奈何？安所受病？岐伯曰：五藏之久咳，乃移于六府。脾咳不已，则胃受之，胃咳之状，咳而呕，呕甚则长虫出。肝咳不已，则胆受之，胆咳之状，咳呕胆汁。肺咳不已，则大肠受之，大肠咳状，咳而遗失[1]。心咳不已，则小肠受之，小肠咳状，咳而失气[2]，气与咳具失。肾咳不已，则膀胱受之，膀胱咳状，咳而遗溺。久咳不已，则三焦受之，三焦咳状，咳而腹满，不欲食饮。此皆聚于胃，关于肺，使人多涕唾而面浮肿气逆也。

帝曰：治之奈何？岐伯曰：治藏者，治其俞；治府者，治其合；浮肿者，治其经，帝曰：善。

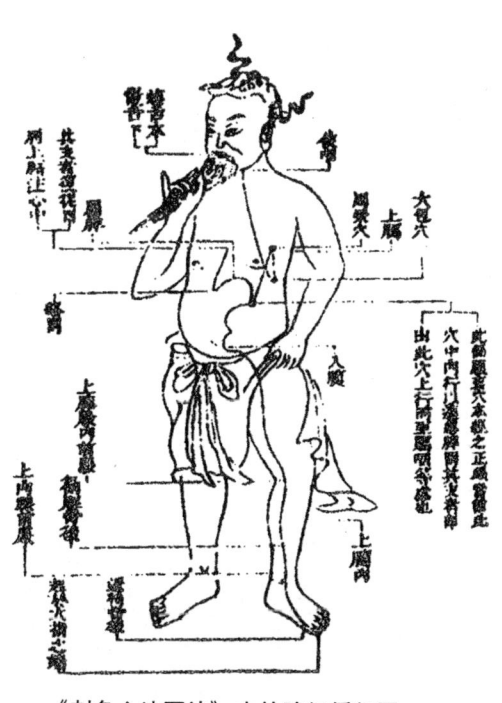

《刺灸心法要诀》中的脾经循行图

【注释】

①遗失：《太素》卷二十九咳论、《甲乙》卷九第三，均作"遗矢"。矢，通屎，遗矢，即大便失禁。

②失气：俗称放屁，亦称矢气。

【语译】

黄帝说：肺脏有病能使人咳嗽这

是什么道理？岐伯答道：五脏六腑有病都能使人咳嗽，不单是肺的问题。黄帝说：我想听听咳嗽产生的情况。岐伯说：皮毛与肺相合，若皮毛感受了外邪，外邪可直接传给内合的肺脏。如果再吃了寒冷的饮食，则寒气经肺脉上达于肺，又引起肺寒，这样外在的寒邪与内在的寒饮共同侵犯于肺就形成了肺咳。一般地说，五脏是在各自所主的时令受病，如果咳嗽不是在肺所主的秋令发生，那么，其它时令的咳嗽则是五脏先受邪然后传给肺而产生的。

人和自然界是相互通应的，五脏在其所主的时令受了寒邪而得病，如果寒邪轻微，通过在表的经脉传给肺而表现咳嗽，若寒邪严重深而入里，则可产生泄泻或疼痛的咳嗽兼有症。寒邪趁着秋季而入，则肺先受邪；趁着春天而入，则肝先受邪；趁着夏天而入，则心先受邪；趁着长夏而入，则脾先受邪；趁着冬天而入，则肾先受邪。

黄帝说：这些咳嗽应怎样区别呢？岐伯说：肺咳的症状是，咳嗽气喘，呼吸有声，病重则合并唾血；心咳的症状是，咳嗽则心痛，喉中好象有物梗塞一样，病重则咽喉肿痛闭塞；肝咳的症状是，咳嗽则两侧胁下作痛，病重则痛不能转侧，转动则胁下空软部胀满不舒；脾咳的症状是，咳嗽则右胁下疼痛，并牵引背部隐隐作痛，病重则不能活动，活动则咳嗽加剧；肾咳的症状是，咳嗽则腰背互相牵引而痛，病重则咳吐痰涎。

黄帝说：六腑咳的症状如何？它是怎样形成的？岐伯说：五脏咳日久不愈，则传给六腑。如脾咳不愈，传于胃则为胃咳，胃咳的症状是，咳嗽合并呕吐，严重时会呕出蛔虫；肝咳不愈，传于胆则为胆咳，胆咳的症状是，咳嗽时会呕吐胆汁；肺咳不愈，传于大肠则为大肠咳，大肠咳的症状是，咳嗽的同时会遗出大便；心咳不愈，传于小肠则为小肠咳，小肠咳的症状是，咳嗽时会矢气，即咳嗽与矢气同时发生；肾咳不愈，传于膀胱则为膀胱咳，膀胱咳的症状是咳嗽时小便失禁；久咳不愈，传于三焦则为三焦咳，三焦咳的症状是，咳嗽合并腹满，不想饮食。总之，咳嗽的发生都是邪气聚于胃，而关系到肺，故使人多涕唾，面部浮肿，咳嗽气逆。

黄帝说：治疗的方法如何？岐伯说：治五脏的咳嗽，取用本经的俞穴；治六腑的咳嗽，取用本经的合穴；治咳而浮肿的，取用有关脏腑的经穴。黄帝说：好！

卷第十一

举痛论篇第三十九

【题解】

本篇说明症证的病因，主要是因于寒，但无论是因寒或因热，痛的病灶，总是在经脉里；痛的病变，总是在气和血方面，这是一定的。此外，篇中另外叙述了九气之病的证状和病理。

【原文】

黄帝问曰：余闻善言天者，必有验于人；善言古者，必有合于今；善言人者，必有厌于己^①。如此，则道不惑而要数极，所谓明也^②。今余问于夫子，令言而可知，视而可见，扪而可得^③，令验于己而发蒙解惑^④，可得而闻乎？岐伯再拜稽首对曰：何道之问也？帝曰：愿闻人之五脏卒痛，何气使然？岐伯对曰：经脉流行不止，环周不休，寒气入经而稽迟^⑤，泣而不行，客于脉外则血少，客于脉中则气不通，故卒然而痛。

【注释】

①善言天者，……必有厌于己：《类经》十七卷第六十六注："天与人一理，其阴阳气数，无不相合，故善言天者必有验于人。古者今之鉴，欲察将来，须观既往，故善言古者，必有合于今。彼之有善，可以为法，彼之有不善，可以为戒，故善言人者，必有厌于己。"厌，合的意思，《国语》周语："克厌天心。"注："厌，合也。"

②道不惑而要数极，所谓明也：道，道理，事物运动变化的规律。要数，即要理，最重要的道理。《太素》卷二十七邪客注："如此，人有三善之行，于道不惑。所以然者，得其要理之极，明达故也。"

③言而可知，视而可见，扪而可得：指通过问诊、望诊、切诊等方法能够得知病情。言，即指问诊。视，即望诊。扪，即切诊。

④发蒙解惑：启发蒙昧，解除迷惑。

⑤稽迟：留滞不行的意思。稽，《说文》："留止也。"验于人事；善于谈论历史的，必能应合于今事；善于谈论人事的，必能结合自己的情况。这样，才能掌握事物的规律而不迷惑，了解事物的要领极其透彻，这就是所谓明达事理的

人。现在我想请教先生，将问诊所知，望诊所见，切诊所得的情况告诉我，使我有所体验而发蒙解惑，你能否告诉我呢？岐伯再次跪拜回答说：你要问的是哪些道理呢？黄帝说：我想听听人体的五脏突然作痛，是什么邪气造成的呢？岐伯回答说：人体经脉中的气血流行不止，如环无端，如果寒邪侵入了经脉，则经脉气血的循行迟滞，凝涩而不畅行，故寒邪侵袭于经脉内外，则使经脉凝涩而血少，脉气留止而不通，所以突然作痛。

【语译】

黄帝问：我听闻善论天道之人，必能将天道验证于人事；善论历史之人，必能将历史与今事相合；善论人事之人，必能将人事与已事相结合。只有这样，才能通晓事理而不迷惑，透彻地明白事物关键，才是所谓的明达事理之人。现在我想请您把关于问诊所知、望诊所见、切诊所得的情况都告诉我，让我有所体验、得到启发、消除疑惑，可以吗？

岐伯跪拜回答说：您想知道的是哪些道理呢？

黄帝问：我想知道是什么邪气使人的五脏突然疼痛？

岐伯回答说：人的经脉中的气血是周流不止、循环不息的，倘若寒邪侵入经脉，那么它的气血运行就会迟缓、凝涩而不畅通。假如寒邪侵袭在经脉之外，会出现脉涩而血小的现象；寒邪侵袭在经脉之内，则会出现脉气停滞不通的现象，如此五脏便会突然疼痛起来。

【原文】

帝曰：其痛或卒然而止者，或痛甚不休者，或痛甚不可按者，或按之而痛止者，或按之无益者，或喘动应手①者，或心与背相引而痛者，或威胁与少腹相引而痛者，或腹痛引阴股②者，或痛宿昔③而成积者，或卒然痛死不知人有少间复生者，或痛而呕者，或腹痛而后泄者，或痛而闭不通者，凡此诸痛，各不同形，别之奈何？岐伯曰：寒气客于脉外则脉寒，脉寒则缩踡④，缩则脉绌急⑤，绌急则外引小路，故卒然而痛，得炅⑥则痛立止。因重中于寒，则痛久矣。寒气客于经脉之中，与炅气相薄则脉满，满则痛而不可按也，寒气稽留，炅气从上，则脉充大而血气乱，故痛甚不可按也。寒气客于肠胃之间，膜原之下，血不得散，小络急引故痛，按之则血气散，故按之痛止。寒气客于侠脊之脉⑦则深，按之不能及，故按之无益也。寒气客于冲脉，冲脉起于关元，随腹直上，寒气客则脉不通，脉不通则气因之，故喘动应手矣。寒气客于背俞之脉⑧则脉泣，脉泣则血虚，血虚则痛，其俞注于心，故相引而痛。按之则热气至，热气至则痛止矣。寒气客于厥阴之脉，厥阴之脉者，络阴器系于肝，寒气客于脉中，则血泣脉急，故胁肋与少腹相引痛矣。厥气客于阴股，寒气上及少腹，血泣在下相引，故腹痛引阴股。寒气客于小肠膜原之间，络血之中，血泣不得注于大经，血气稽留不得行，故宿昔而成积矣。寒气客于五脏，厥逆上泄，阴气竭，阳气未入，故卒然痛死不知人，气复反则生矣⑨。寒气客于肠胃，厥逆上出，故痛而呕也。寒气客于小肠，小肠不得成聚⑩，故后泄腹痛矣。热气留于小肠，肠中痛，瘅热焦渴则坚干不得出，故痛而闭不通矣。

【注释】

①喘动应手：指痛处跳动应手。喘，在此与揣义同，动也。

②阴股：大腿内侧近前阴处。《太素》卷二十七邪客注："髀内为股，阴下之股为阴股也。"

③宿昔：经久的意思。如《论衡》感虚："师旷能鼓清角，……宿昔习弄，非直一再奏也。"

④缩踡（quán 全）：收缩不伸。踡，踡曲不伸，不舒展貌。

⑤绌（chù 触）急：屈曲拘急的样子。绌，屈曲也。急，拘急也。

⑥炅（jiǒng 炯）：王冰注："炅，热也。"《通雅》："灵素之炅，当与热同。"

⑦侠脊之脉：王冰注："侠脊之脉者，当中督脉也，次两旁足太阳脉也。"因督脉循脊里，太阳脉贯膂筋，故邪客之则深，而按之不能及。

⑧背俞之脉：指足太阳脉。背俞为五脏在背部足太阳经的俞穴。

⑨厥逆上泄，……气复反则生矣：《太素》卷二十七邪客注："寒气入五脏中，厥逆上吐（吐，出也），遂令阴气竭绝，阳气未入之间，卒痛不知人，阳气入脏还生也。"上泄，上越的意思。反，为返的同音假借字。

⑩小肠不得成聚：《类经》十七卷第六十六注："小肠为丙火之府，而寒邪胜之，则阳气不化，水谷不得停留，故为后泄腹痛。"

【语译】

黄帝说：其疼痛有突然停止的，有痛得很剧

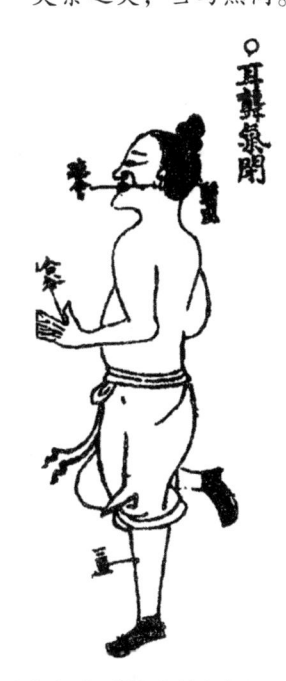

明代何柬《针灸捷径》针灸方图中的耳聋气闭取穴图

烈而不停止的，有痛得很剧烈而不能按压的，有按压而疼痛停止的，有按压也不见缓解的，有疼痛跳动应手的，有心和背部相互牵引而痛的，有胁肋和少腹相互牵引而痛的，有腹痛牵引阴股的，有疼痛日久而成积聚的，有突然疼痛昏厥如死不知人事稍停片刻而又清醒的，有痛而呕吐的，有腹痛而后泄泻的，有痛而大便闭结不通的，以上这些疼痛的情况，其病形各不相同，如何加以区别呢？岐伯说：寒邪侵袭于脉外，则经脉受寒，经脉受寒则经脉收缩不伸，收缩不伸则屈曲拘急，因而牵引在外的细小脉络，内外引急，故突然发生疼痛，如果得到热气，则疼痛立刻停止。假如再次感受寒邪，卫阳受损就会久痛不止。寒邪侵袭经脉之中，和人体本身的热气相互搏争，则经脉充满，脉满为实，不任压迫，故痛而不可按。寒邪停留于脉中，人体本身的热气则随之而上，与寒邪相搏，使经脉充满，气血运行紊乱，故疼痛剧烈而不可触按。寒邪侵袭于肠胃之间，膜原之下，以致血气凝涩而不散，细小的络脉拘急牵引，所以疼痛，如果以手按揉，则血气散行，故按之疼痛停止。寒邪侵袭于侠脊之脉，由于邪侵的部位较深，按揉难以达到病所，故按揉也无济于事。寒邪侵袭于冲脉之中，冲脉是从小腹关元穴开始，循腹上行，如因寒气侵入则冲脉不通，脉不通则气因之鼓脉欲通，故腹痛而跳动应手。寒邪袭于背俞足太阳之脉，则血脉流行滞涩，脉涩则血虚，血虚则疼痛，因足太阳脉循脊当心入散，故心与背相引而痛，按揉能使热气来复，热气来复则寒邪消散，故疼痛即可停止。寒邪侵袭于足厥阴之脉，足厥阴之脉循股阴入毛中，环阴器抵少腹，布胁肋而属于肝，寒邪侵入于脉中，则血凝涩而脉紧急，故胁肋与少腹牵引作痛。寒厥之气客于阴股，寒气上行少腹，气血凝涩，上下牵引，故腹痛引阴股。寒邪侵袭于小肠膜原之间、络血之中，使络血凝涩不能流注于大的经脉，血气留止不能畅行，故日久便可结成积聚。寒邪侵袭于五脏，迫使五脏之气逆而上行，以致脏气上越外泄，使阴气竭于内，阳气不得入，阴阳暂时相离，故突然疼痛昏厥如死不知人事，如果阳气复返，阴阳相接，则可以苏醒。寒邪侵袭于肠胃，迫使肠胃之气逆而上行，故出现疼痛而呕吐。寒邪复袭于小肠，小肠为受盛之腑，因寒而阳气不化，水谷不得停留，故泄泻而腹痛。如果是热邪留蓄于小肠，也可发生肠中疼痛，由于内热伤津而唇焦口渴，粪便坚硬难以排出，故腹痛而大便闭结不通。

【原文】

帝曰：所谓言而可知者也。视而可见奈何？岐伯曰：五脏六腑固尽有部[1]，视其五色，黄赤为热，白为寒，青黑为痛[2]，此所谓视而可见者也。

【注释】

①五脏六腑固尽有部：指五脏六腑在面部各有一定的分部。马莳注："盖五脏六腑，虽在于内，而面上分部，皆尽有之。"

②黄赤为热，白为寒，青黑为痛：《类经》十七卷第六十六注："黄赤色者，火动于经，故为热；白色者，阳气衰微，血不上荣，故为寒；青黑色者，血凝气滞，故为痛。"

【语译】

黄帝说：以上所说从问诊中可以了解。至于望诊可见又是怎样的呢？岐伯说：五脏六腑在面部各有所属的部位，望面部五色的变化就可以诊断疾病，如黄色赤色主热，白色主寒，青色黑色主痛，这就是通过望诊可以了解的。

【原文】

帝曰：扪而可得奈何？岐伯曰：视其主病之脉，坚而血及陷下者①，皆可扪而得也。

【注释】

①坚而血及陷下者：《类经》十七卷第六十六注："脉坚者，邪之聚也。血留者，络必盛而起也。陷下者，血气不足，多阴候也。"

【语译】

黄帝说：用手切诊而知病情是怎样的呢？岐伯说：看他主病的经脉，然后以手循按，如果脉坚实的，是有邪气结聚；属气血留滞的，络脉必充盛而高起；如果脉陷下的，是气血不足，多属阴证。这些都是可以用手扪切按循而得知的。

【原文】

帝曰：善。余知百病生于气①也，怒则气上，喜则气缓，悲则气消，恐则气下，寒则气收，炅则气泄，惊则气乱，劳则气耗，思则气结，九气不同，何病之生？岐伯曰：怒则气逆，甚则呕血及飧泄②，故气上矣。喜则气和志达，荣卫通利，故气缓矣③。悲则心系急，肺布叶举④，而上焦不通，荣卫不散，热气在中，故气消矣。恐则精却⑤，却则上焦闭，闭则气还，还则下焦胀，故气下行矣。寒则腠理闭，气不行，故气收矣⑥。炅则腠理开，荣卫通，汗大泄，故气泄。惊则心无所倚，神无所归，虑无所定，故气乱矣。劳则喘息汗出，外内皆越，故气耗矣④。思则心有所存，神有所归，正气留而不行，故气结矣。

①百病生于气：《类经》十五卷第二十六注："气之在人，和则为正气，不和则为邪气，凡表里虚实，逆顺缓急，无不因气而至，故百病皆生于气。"

②怒则气逆，甚则呕血及飧泄：怒伤肝则肝气上逆，血随气逆，故甚则呕血。肝气横逆，克乘脾土，故为飧泄。飧泄，指完谷不化的泄泻证。

③喜则气和志达，荣卫通利，故气缓矣：《类经》十五卷第二十六注："气脉和调，故志畅达，荣卫通利，故气徐缓，然喜甚则气过于缓，而渐至涣散，……本神篇曰：喜乐者，神惮散而不藏。义可知也。"

④肺布叶举：布，张也；举，起也。张志聪注："肺脏布大，而肺叶上举。"

⑤精却：精气退缩的意思。《类经》十五卷第二十六注："恐惧伤肾则伤精，故致精却。却者，退也。"

⑥寒则腠理闭，气不行，故气收矣：王冰注："腠，为津液渗泄之所；理，谓文理逢会之中；闭，谓密闭；气，谓卫气；行，谓流行；收，谓收敛也。身寒则卫气沉，故皮肤文理及渗泄之处，皆闭密而气不流行，卫气收敛于中而不发散也。"

⑦劳则喘息汗出，外内皆越，故气耗矣：马蒔注："人有劳役，则气动而喘息，其汗必出于外。夫喘则内气越，汗出则外气越，故气以之而耗散也。"

【语译】

黄帝说：好。我已知道许多疾病的发生，都是由气机失调引起的，如暴怒则气上逆，喜则气舒缓，悲哀则气消沉，恐惧则气下却，寒冷则气收敛，火热则气外泄，受惊则气紊乱，过劳则气耗散，思虑则气郁结，这九种气的变化各不相同，会发生怎样的疾病呢？岐伯说：大怒则使肝气上逆，血随气逆，甚则呕血，或肝气乘脾发生飧泄，所以说是气上。喜则气和顺而志畅达，荣卫之气通利，所以说是气缓。悲哀太过则心系急迫，但悲为肺志，悲伤肺则肺叶张举，上焦随之闭塞不通，营卫之气得不到布散，热气郁闭于中而耗损肺气，所以说是气消。恐惧伤肾则使精气下却，精气下却则升降不交，故上焦闭塞，上焦闭塞则气还归于下，气郁于下则下焦胀满，所以说是气下行。寒冷之气侵袭人体，则使腠理闭密，荣卫之气不得畅行而收敛于内，所以说是气收。火热之气能使人腠理开放，荣卫通畅，汗液大量外出，致使气随津泄，所以说是气泄。受惊则心悸动无所依附，神志无所归宿，思虑无所决定，所以说是气乱。劳役过度则气动喘息，汗出过多，喘则内气越，汗出过多则外气越，内外之气皆泄越，所以说是气耗。思则精力集中，必有所存，神归一处，以致正气留结而不运行，所以说是气结。

腹中论篇第四十

【题解】

本篇讨论了鼓胀、血枯、伏梁、热中、消中、厥逆等病证的病机和治法。由于这些疾病皆生于腹中，故篇名曰"腹中论"。

【原文】

黄帝问曰：有病心腹满，旦食则不能暮食，此为何病？岐伯对曰：名为鼓胀。帝曰：治之奈何？岐伯曰：治之以鸡矢醴①，一剂知，二剂已。帝曰：其时有复发者，何也？岐伯曰：此饮食不节，故时有病也。虽然其病且已，时故当病，气聚于腹也。

帝曰：有病胸胁支满者，妨于食，病至则先闻腥臊臭，出清液，先唾血，四支清，目眩，时时前后血，病名为何？何以得之？岐伯曰：病名血枯。此得之年少时有所大脱血，若醉入房中，气竭肝伤，故月事衰少不来也。帝曰：治之奈何？复以何术？岐伯曰：以四乌贼骨一蘆茹二物并合之，丸以雀卵，大如小豆，以五丸为后饭，饮以鲍鱼②汁，利肠中及伤肝也。

帝曰：病有少腹盛，上下左右皆有根，此为何病？可治不？岐伯曰：病名曰伏梁。帝曰：伏梁何因而得之？岐伯曰：裹大脓血，居肠胃之外，不可治，治之每切按之致死。帝曰：何以然？岐伯曰：此下则因阴，必下脓血，上则迫胃脘，生鬲，侠胃脘内痈，此久病也，难治。居齐上为逆，居齐下为从，勿动亟夺。论在《刺法》中。

帝曰：人有身体髀股胻皆肿，环齐而痛，是谓何病？岐伯曰：病名伏梁，此风根也。其气溢于大肠，而著于肓，肓之原在齐下，故环齐而痛也。不可动之，动之为水溺涩之病。

帝曰：夫子数言热中、消中③，不可服高梁、芳草、石药，石药发瘨，芳草发狂。夫热中、消中者，皆富贵人也，今禁高梁，是不合其心；禁芳草、石药，是病不愈，愿闻其说。岐伯曰：夫芳草之气美，石药之气悍，二者其气急疾坚劲，故非缓心和人，不可以服此二者。帝曰：不可以服此二者，何以然？岐伯曰：夫热气慓悍，药气亦然，二者相遇，恐内伤脾。脾者土也，而恶木，服此药者，至甲乙日更论。

帝曰：善！有病膺肿颈痛，胸满腹胀，此为何病？何以得之？岐伯曰：名厥逆④。帝曰：治之奈何？岐伯曰：灸之则喑，石⑤之则狂，须其气并，乃可治也，帝曰：何以然？岐伯曰：阳气重上，有余于上，灸之则阳气入阴，入则喑；石之则阳气虚，虚则狂。须其气并而治之⑥，可使全也。

帝曰：善！何以知怀子之且生也？岐伯曰：身有病而无邪脉也。

帝曰：病热而有所痛者，何也？岐伯曰：病热者，阳脉也。以三阳之动也，人迎一盛少阳，二盛太阳，三盛阳明。入阴也，夫阳入于阴，故病在头与腹，乃䐜胀而头痛也。帝曰：善！"。

【注释】

①鸡矢醴：是古人用以治疗鼓胀的药酒名称。方用鸡矢白晒干，焙黄一两，米酒三碗，煎数沸，去滓，澄清，空心热服，一日两次。

②鲍鱼：今之淡干鱼也，诸鱼皆可为之，唯石首（黄花鱼），鲫鱼为胜。

③热中、消中：王冰："多饮数溲，谓之热中；多食数溲，谓之消中。"

④厥逆：病名。张介宾："此以阴并于阳，下逆于上，故名厥逆"。

⑤石：指砭石，是古代针具之一。

⑥气并而治之：马莳："必须阳气从上而降，阴气从下而升，阴阳相并，然后治之，或灸或刺，可使全也"。

【语译】

黄帝问：心腹胀满的病，早上吃了东西，到晚上却不想再吃，这种病是什么呢？岐伯道：这种病叫做鼓胀。黄帝又问：那该怎样治疗呢？岐伯说：用鸡矢醴治疗，一剂就可见效，两剂病就好了。黄帝又问：这种病，会不时复发，又是什么缘故？岐伯说：这是由于不节制饮食，所以有时会复发，另一种情况是，病虽接近痊愈，但因为受风，冷气便会聚于腹中，也是要复发的。

黄帝问：胸胁胀满的病，要妨碍饮食，发病时先闻到有腥臊气味，鼻流清涕，吐血，四肢寒冷，目眩晕，大小便经常出血，这种病叫什么？因什么而得？岐伯说：这种病，叫做血枯，是因为年少时，曾经有过大出血病而留下了病根；或者大醉以后行房事，致使精气耗竭，肝脏损伤，又致月经衰少，或停止不来。

黄帝问：怎样治疗呢？用什么方法，能使血气恢复？岐伯说：用四分乌鲗骨、一分芦茹，两种药合并，用雀卵制成如小豆大的丸药，先服药后吃饭，用鲍鱼汁送下，这样能利肠中而下行，并能补益受伤的肝脏。

黄帝问：少腹盛满的病，上下左右都有根蒂，这是什么病？可治疗否？岐伯说：这种病叫做伏梁。黄帝问：伏梁病是因为什么而得的呢？岐伯说：少腹里裹着脓血，生在肠胃外面，不易治疗，在治疗时，疼得厉害，如按重了，甚至可以致死。黄帝问：怎会这样呢？岐伯说：
这种病，如按重了，向下就会伤阴流脓
血，向上就会迫胃至膈，使胃脘内生痈。
这种病根深蒂固，是很难治的。这种病，
生在脐上，算是逆症，生在脐下，就是
顺症，注意别过度劳累。这些都详细的
论述和记载在《刺法》里。

　　黄帝问：有人髀、股、胻都发肿，
而且环脐疼痛，这是什么病？岐伯说：
病名叫做伏梁，这是因为宿受风寒而发
病的。风寒之气由大肠外泄，滞留在肠
外的脂膜上，肠外脂膜的根源在气海，
所以环脐要疼痛。对这种病不可轻率攻
下，如果攻下不当，就会小便涩滞。

　　黄帝问道：你数次说患热中、消中
的病，不能吃厚味精粮，也不可以用芳
草石类药物；因为吃了石类药物容易发

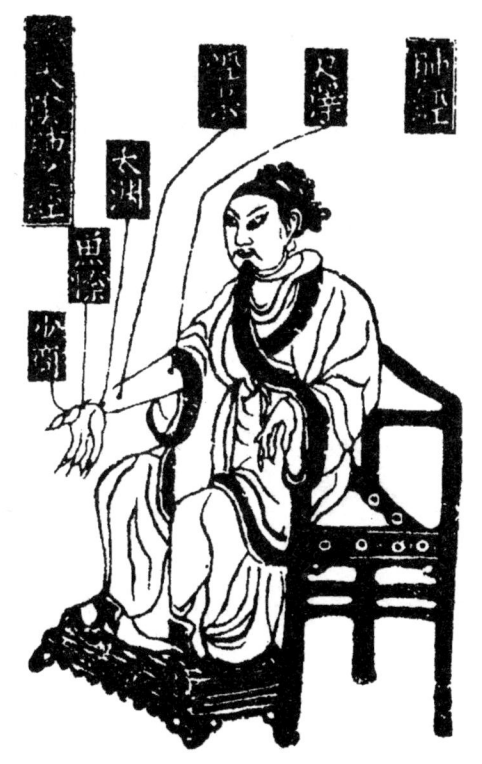

《铜人图经》五输穴图中的肺经图

癫，吃了芳草药物容易发狂。但患热中、消中之病的，多是富贵之人，禁忌吃厚
味精粮，显然不合他的心愿，但如果不用芳草石药，病又不能治愈，希望能听到
你的具体意见。岐伯说：芳香药草的性质多香美，石类药物的性质多猛烈，这两
类药物，都有急疾坚劲的性质，所以不是心气暖和的人，不能服用这两类药物。
黄帝问：为什么不能服用这两类药呢？岐伯说：热气本身是轻捷猛烈的，药物之
气也同样如此，两者若遇在一起，脾气就要受损伤，脾气属土，土恶木克，服用
这类药物，逢到甲乙日，再看病情是加重还是减轻。

　　黄帝道：很有道理！有一种患膺肿颈痛，胸满腹胀的，这是什么病？病得怎
样得的？岐伯说：病名叫做厥逆。黄帝问：那该怎样治疗呢？岐伯说：用灸法则
会失音，用砭法则会发狂，须等待它的上下之气交合，才可以进行治疗。黄帝
问：为什么？岐伯说：阳气重，则上部有余，假如再用灸法，那就是以火济火，
阳盛入阴，就会产生失音的症状；若用砭石刺之，则阳气就会随刺外出，阳气外
出，就会出现神志失常以致发狂的症状，所以对这种病的处理，必须等待上下之
气交合，然后进行治疗，才可以达到痊愈的目的。

　　黄帝道：有道理！怎样可以知道妇女怀孕将要分娩呢？岐伯说：诊察的方

法，是看她身上似乎有病，但又切不出来有病象的脉息。

黄帝道：有一种病的症状是发热且觉得身体有的地方疼痛，这是何缘故？岐伯说：凡是发热的病，都可见阳脉。见三阳之脉动盛，若人迎大一倍于寸口，病在少阴；大两倍于寸口，病在太阳；大三倍于寸口，病在阳明。病邪由阳入阴，病在头部与腹部，就会发生腹胀和头痛。黄帝道：说得很有道理！

刺腰痛篇第四十一

【题解】

本篇讨论了许多经脉病变所引起腰痛病的临床表现和针刺治疗方法，故篇名"刺腰痛"。

【原文】

足太阳脉令人腰痛，引项脊背如重伏①，刺其郄中②，太阳正经③出血。春无见血④。

【注释】

①足太阳脉令人腰痛，引项脊尻背如重状：王冰注："足太阳脉，别下项，循肩髆内，挟脊抵腰中，别下贯臀，故令人腰痛，引项脊尻背如负重之状也。"尻，此指脊骨末端。

②郄中：即委中穴。王冰注："在膝后屈处椢中央约纹中动脉，足太阳脉之所入也。"

③太阳正经：有二说。一指昆仑穴。一指委中穴，因足太阳之正，别入椢中。今从后说，即取委中穴处刺出其血。

④春无见血：王冰注："太阳合肾，肾旺于冬，水衰于春，故春无见血也。"

【语译】

足太阳经脉发病使人腰痛，痛时牵引项脊尻背，好象担负着沉重的东西一样，治疗时应刺其合穴委中，即在委中穴处刺出其恶血。若在春季不要刺出其血。

【原文】

少阳令人腰痛，如以针刺其皮中，循循然不可以俯仰，不可以顾①，刺少阳成骨②之端出血，成骨在膝外廉之骨独起者，夏无见血③。

【注释】

①少阳令人腰痛，……不可以顾：足少阳之脉，循胁里，出气街，绕毛际，横入髀厌中，故可令人腰痛。少阳属火主于夏，夏气在皮肤，故皮中如针刺。循循然，依次貌。足少阳脉行身之侧，故不可以俯仰。其脉起于目锐眦，上抵头角，下耳后，循颈下胸中，故不可以顾。顾，回首也。

②成骨：又名骺骨，即胫骨。因能成立其身，故名成骨。王冰注："成骨，谓膝外近下，胻骨上端，……胻骨所成柱膝髀骨，故谓之成骨也。"

③夏无见血：王冰注："少阳合肝，肝旺于春，木衰于夏，故无见血。"

【语译】

足少阳经脉发病使人腰痛，有如用针刺于皮肤中，逐渐加重不能前后俯仰，并且不能左右回顾。治疗时应刺足少阳经在成骨的起点出血，成骨即外侧高骨独起处，若在夏季则不要刺出其血。

【原文】

阳明令人腰痛，不可以顾，顾如有见者，善悲①，刺阳明于胻前三痏，上下和之出血②，秋无见血③。

【注释】

①阳明令人腰痛，……善悲：足阳明之筋，上循胁属脊，故阳明脉病可以令人腰痛。其脉循喉咙入缺盆，故不可以回顾。阳明为水谷之海，气血营卫皆由此生，阳明病则神气虚乱，故目见怪异而善悲哀。

②刺阳明于胻（héng 衡）前三骨髀，上下和之出血：诸注不同。《太素》卷三十腰痛注："足阳明……下循悃外廉，故刺之以和上下。"王冰注："刺胻前三骺，则正三里穴也。"马蒔同此注。《类经》二十二卷第四十九注："胻前三骺，即三里也。上下和之，兼上下巨虚而言也。"高士宗注："胻前三骺，三里、上廉、下廉也，故曰上下和之，乃三里合上廉、下廉以和之，而出其血也。"按：以《类经》注义较明，今从之。胻骨，为小腿胫、腓骨之通称。《医宗金鉴》正骨心法要旨云："其骨二根，在前者名成骨，其形粗；在后者名辅骨，其形细，又俗名劳堂骨。"足三里穴，在膝下三寸，胫骨外侧两筋之间。上巨虚，即巨虚上廉，在足三里下三寸处。下巨虚，即巨虚下廉，在足三里下六寸处。

③秋无见血：王冰注："阳明合脾，脾旺长夏，土衰于秋，故秋无见血。"

【语译】

阳明经脉发病而使人腰痛，颈项不能转动回顾，如果回顾则神乱目花犹如妄见怪异，并且善于悲伤，治疗时应刺足阳明经在股骨前的足三里穴三次，并配合上、下巨虚穴刺出其血，秋季则不要刺出其血。

【原文】

足少阴令人腰痛，痛引脊内廉①，刺少阴于内踝上②二痏，春无见血③。出血太多，不可复也④。

【注释】

①足少阴令人腰痛，痛引脊内廉：足少阴脉贯脊属肾，腰为肾之府，故其病如是。

②少阴于内踝上：即复溜穴。在内踝上同身寸二寸。

③春无见血：马时注："春时木旺则水衰，故春无见血。"

④不可复也：马时注："肾气不可复也。"《素问识》云："据《甲乙》，谓血虚不可复也。"少阴脉属肾，气血外泄，必伤肾气，当以前说为是。

【语译】

足少阴脉发病使人腰痛，痛时牵引到脊骨的内侧，治疗时应刺足少阴经在内踝上的复溜穴两次，若在春季则不要刺出其血。如果出血太多，就会导致肾气损伤而不易恢复。

【原文】

厥阴之脉令人腰痛，腰中如张弓弩弦①，刺厥阴之脉，在腨踵鱼腹之外，循之累累然②，乃刺之，其病令人言默默然不慧③，刺之三痏④。

【注释】

①厥阴之脉令人腰痛，腰中如张弓弩弦：足厥阴脉，其支者与太阳、少阳之脉同结于腰踝下中胶、下胶之间，故厥阴之脉病则令人腰痛。肝主筋，肝足厥阴之脉现则筋急，筋急则腰部强直拘急，故如新张弓弩之弦。

②腨踵鱼腹之外，循之累累然：王冰注："腨踵者，言脉在腨外侧，下当足跟也。腨形势如卧鱼之腹，故曰鱼腹之外也。循其分肉，有血络累累然，乃刺出之。此正当蠡沟穴分，足厥阴之络，在内踝上五寸。"腨，腿肚。踵，足跟。累累然，如串珠之状。

③言默默然不慧：指沉默寡言而精神不爽。

【语译】

厥阴经脉发病使人腰痛，腰部强急如新张的弓弩弦一样，治疗时应刺足厥阴的经脉，其部位在腿肚和足跟之间鱼腹之外的蠡沟穴处，摸之有结络累累然不平者，就用针刺之，这种病常使人沉默寡言而精神抑郁不爽，可以针刺三次。

【原文】

解脉令人腰痛，痛引肩，目䀮然，时遗溲①，刺解脉，在膝筋肉分间郄外廉之横脉出血，血变而止②。

解脉令人腰痛如引带，常如折腰状，善恐③，刺解脉，在郄中结络如黍米，刺之血射以黑，见赤血而已。

【注释】

①解脉令人腰痛，……时遗溲：王冰注："解脉，散行脉也，言不合而别行也。此足太阳之经，起于目内眦，上额交巅上，循肩髆侠脊抵腰中，入循膂，络肾属膀胱，下入腘中。故病斯候也。

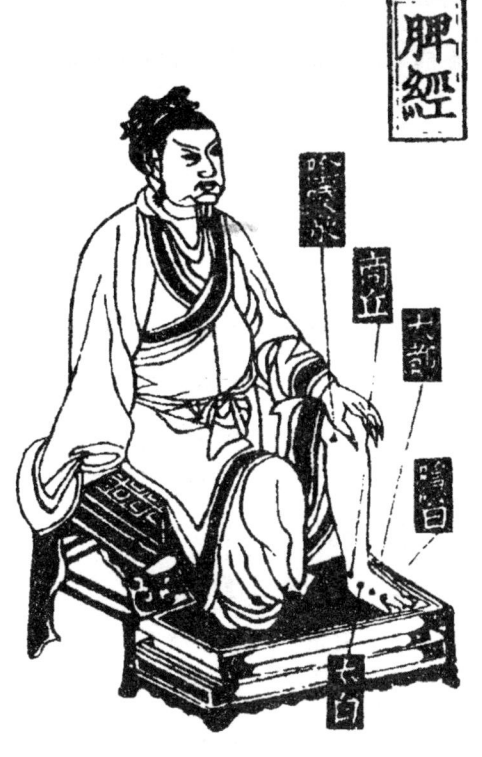

《铜人图经》五输穴图中的脾经图

又其支别者，从髆内别下贯胛，循髀外后廉而下合于腘中。两脉如绳之解股，故名解脉也。"䀮䀮然，不明貌。溲，小便。

②膝筋肉分间郄外廉之横脉出血，血变而止：膝筋肉分间指委中穴处，亦即郄中。此外侧之横脉，指委阳穴处。王冰注："膝后两旁，大筋双上，股之后，两筋之间，横纹之处，努肉高起，则郄中之分也……当取郄外廉有血络横见，迢然紫黑而盛满者，乃刺之，当见黑血，必候其血色变赤乃止。"《医学纲目》卷二十八腰痛注："膝外廉筋肉分间，即委阳穴是也。"

③令人腰痛如引带，常如折腰状，善恐：足太阳之脉，其支者从腰中下挟脊，贯臀入腘中，故其痛如引带，如腰折。其脉络肾，肾志为恐，故善恐。

【语译】

解脉发病使人腰痛，痛时会牵引到肩部，眼睛视物不清，时常遗尿，治疗时应取解脉在膝后大筋分肉间（委中穴）外侧的委阳穴处，有血络横见，紫黑盛满，要刺出其血直到血色由紫变红才停止。

解脉发病使人腰痛，好象有带子牵引一样，常好象腰部被折断一样，并且时常有恐惧的感觉，治疗时应刺解脉，在郄中有络脉结滞如黍米者，刺之则有黑色血液射出，等到血色变红时即停止。

【原文】

同阴之脉①令人腰痛，痛如小锤居其中，怫然肿②，刺同阴之脉，在外踝上绝骨之端③，为三痏。

【注释】

①同阴之脉：王冰注："足少阳之别络也，并少阳经上行，去足外踝上同身寸之五寸，乃别走厥阴，并经下络足跗，故曰同阴脉也。"

②怫然肿：肿起之状。怫，《说文》："郁也。"黄元御注："怫然，肿貌。"

③绝骨之端：指足少阳经之阳辅穴，在足外踝上四寸。

【语译】

同阴之脉发病使人腰痛，痛时胀闷沉重，好象有小锤居于基保，病处怫然肿胀，治疗时应刺同阴之脉，在外踝上绝骨之端的阳辅穴处，针三次。

【原文】

阳维之脉令人腰痛，痛上怫然肿，刺阳维之脉，脉与太阳合腨下间，去地一尺所①"。

【注释】

①脉与太阳合腨下间，去地一尺所：指承山穴处。《类经》二十二卷第四十九注："阳维脉气所发，别于金门而上行，故与足太阳合于腨下间。去地一尺所，即承山穴也。"

【语译】

阳维之脉发病使人腰痛，痛处怫然肿胀，应刺阳维脉的承山穴，因为阳维脉与足太阳脉会合于腿肚下端的中间，即离地一尺左右的承山穴。

【原文】

衡络①之脉令人腰痛，不可以俯仰，仰则恐仆，得之举重伤腰，衡络绝，恶血归之②，刺之在郄阳筋之间，上郄数寸，衡居为二痏出血③。

【注释】

①衡络：王冰注："衡，横也，谓太阳之外络，自腰中横入髀外后廉，而下与中经合于腘中者。"

②举重伤腰，衡络绝，恶血归之：《类经》二十二卷第四十九注："若举重伤腰，则横络阻绝，而恶血归之，乃为腰痛。"

③郄阳筋之间，上郄数寸，衡居为二出血：郄阳，指委阳穴。郄阳筋间上行数寸，乃殷门穴处。当视其血络横居盛满者，针刺二次，使之出血。衡，横也。殷门，《外台》卷三十九第十一膀胱腑人："主腰痛是不得仰，仰则痛，得之举重，恶血归之。"正与本文合。

【语译】

衡络之脉发病使人腰痛，不可以前俯和后仰，后仰则恐怕跌倒，这种病大多得之于用力举重伤及腰部，使横络阻绝不通，瘀血留滞在里，治疗时应刺委阳大筋间上行数寸处的殷门穴，视其血络横居盛满者针刺二次，令其出血。

【原文】

会阴之脉①令人腰痛，痛上漯漯然汗出，汗干令人欲饮，饮已欲走②，刺直阳之脉③上三，在跷上郄下五寸横居④，视其盛者出血。

【注释】

①会阴之脉：有二说。一是认为指足太阳之中经。王冰注："足太阳之中经也，其脉循腰下会于后阳故曰会阴之脉。"姚止庵同此说。二是认为指任督之脉，二脉会于前后二阴的会阴穴处，故名会阴之脉。马莳注："会阴者，本任脉经之穴名，督脉由会阴而行于背，则会阴之脉，自腰下会于后阴。"高士宗注："会阴在大便之前，小便之后，任督二脉相会于前后二阴间，故曰会阴。"吴崐、张介宾、张志聪等均同此说，不知孰是，姑从王注。

②令人腰痛，……饮已欲走：太阳之脉行身之背，挟脊抵腰中，故令有腰痛。太阳为巨阳热盛，阳热迫津外泄，故痛上漯漯然汗出。汗干阴液消亡，故令人饮水自救。饮已正复，正邪又相交争，故令人烦躁而欲奔走。漯（tà 蹋）漯然，汗出貌。

③直阳之脉：诸说不一。一指太阳之脉。王冰注："直阳一脉则太阳之脉，侠背下行贯臀，下至腘中，下循，过外踝之后，条直而行者，故曰直阳之脉也。"马莳、吴崐、张介宾、姚止庵等同此说。二指督脉。张志聪注："直阳之脉，督脉也，督脉总督一身之阳，贯脊直上，故曰直阳。"三指太阳与督脉相合之脉。高士宗注："直阳，太阳与督相合之脉也。"不知孰是，姑从王注。

④跷上郄下五寸横居：诸说不一。王冰注："跷为阳跷所生申脉穴，在外踝下也。郄下，则腘下也。言此刺处在腘下同身寸之五寸，上承郄中之穴，下当申

脉之位，是谓承筋穴，即中央如外陷者中也，太阳脉气所发，禁不可刺，可灸三壮。今云刺者，谓刺其血络之盛满者也。"张介宾同此说。高士宗注："跻上郄下，各相去五寸之承山，皆有血络横居，视其盛者，刺出其血。……不必拘于穴也。"不知孰是，姑从王注。

【语译】

会阴之脉发病使人腰痛，痛处漯漯然汗出，汗止则欲饮水，饮水后又欲奔走，治疗时应刺直阳之脉上三次，其部位在阳跻申脉穴上、足太阳郄中穴下五寸的承筋穴处，视其左右有络脉横居、血络盛满的，刺出其血。

【原文】

飞阳之脉①令人腰痛，痛上怫怫然②，甚则悲以恐③，刺飞阳之脉，在内踝上二寸，少有之前，与阳维之会④。

【注释】

①飞阳之脉：诸说不一。《太素》卷三十腰痛注："足太阳别，名曰飞阳，……太阳去外踝上七寸，别走足少阴。"《太素》卷九十五络脉注："此太阳络，别走向少阴经，迅疾如飞，故名飞阳也。"王冰注："是阴维之脉也，去内踝上同身寸之五寸［疑"二寸"之误］分中，并少阴经而上也。"《类经》二十二卷第四十九注："飞阳，足太阳之络穴，别走少阴者也。"《素问识》云："考经脉篇，飞阳在去踝七寸，且在少阴之后，而下文云，在内踝上五寸，又云少阴之前，乃知飞阳非太阳经之飞阳也。下文云阴维之会，亦知飞阳是非阴维之脉也。盖此指足厥阴蠡沟穴。"张志聪注："足太阳之别名曰飞阳，去踝七寸，别走少阴。阴维之脉，起于足少阴筑宾穴，为阴维之郄。故名飞阳者，谓阴维之原，从太阳之脉，走少阴而起者也。"姑从杨、王及张志聪等注。

②怫怫然：黄元御注："气郁而不行也。"

③悲以恐：悲者生于心肺，恐者生于肾。足少阴脉属肾，从肾上贯肝膈入肺中，其支别者，从肺出络心，故其脉病，甚则悲以恐。

④在内踝上二寸，少阴之前，与阴维之会：王冰注："内踝后上同身寸之二寸（原作五寸，据气穴论注改）复溜穴，少阴脉所行，刺可入同身寸之三分。内踝后筑宾穴，阴维之郄，……少阴之前阴维之会，以三脉会在此穴分也，……今《中诰》经文，正同此法。"

【语译】

飞阳之脉发病使人腰痛，痛处的筋脉肿胀，严重时出现情志悲哀而恐惧，治疗时应刺飞阳之脉，其部位是在内踝上二寸，足少阴之前，与阴维相会之处的筑宾穴。

【原文】

昌阳之脉①令人腰痛，痛引膺，目然，甚则反折，舌卷不能言②，刺内筋③为二，在内踝上大筋前太阴后，上踝二寸所。

【注释】

①昌阳之脉：王冰、高士宗以为阳跷脉。马莳、张介宾、吴崐以为足少阴肾脉。马莳注："昌阳，系足少阴肾经穴名，又名复溜。"《甲乙》卷三第三十二："复溜者，金也一名伏白，一名昌阳。"据此，当以后说为是。

②昌阳之脉令人腰痛，……舌卷不能言：足少阴脉属肾，腰为肾之府，故为腰痛。肾脉注胸中，故痛引膺。肾之精为瞳子，故目然。少阴经合于太阳，太阳脉行于脊背，故甚则反折。肾脉循喉咙，挟舌本，故舌卷不能言。

③内筋：《类经》二十二卷第四十九注："内筋，筋之内也，即复溜穴，在足太阴经之后，内踝上二寸所。"

【语译】

昌阳之脉发病使人腰痛，疼痛牵引胸膺部，眼睛视物昏花，严重时腰背向后反折，舌卷短不能言语，治疗时应取筋内侧的复溜穴刺二次，其穴在内踝上大筋的前面，足太阳经的后面，内踝上二寸处。

【原文】

散脉①令人腰痛而热，热甚生烦，腰下如有横木居其中，甚则遗溲②，刺散脉，在膝前骨肉分间，络外廉③，束脉有三。

【注释】

①散脉：诸说不一。一云足厥阴、足少阳脉，杨上善注："散脉在膝前肉分间者，十二经脉中唯足厥阴、足少阳在膝前，主溲，故当是此二经之别名。"一云足太阳之别络，王冰注："散脉，足太阴之别也，散

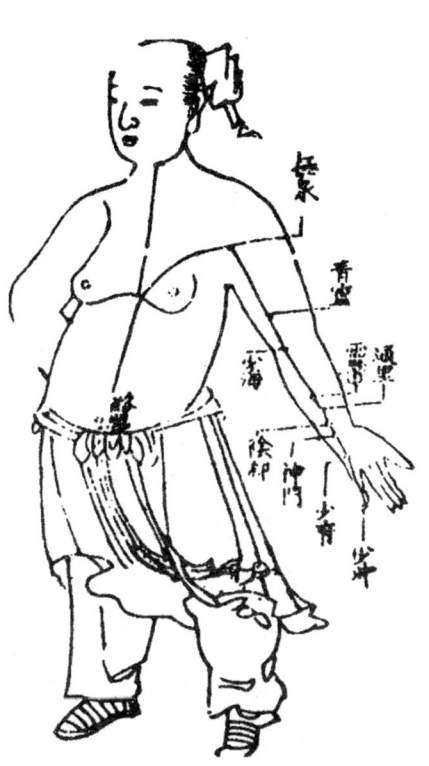

手少阴心之经图

行而上，故以名焉。"张介宾同此说。一云冲脉，张志聪注："冲脉者，起于胞中，上循背里，为经络之海，其浮而外者，循腹右上行至胸中，而散灌于皮肤，渗于脉外，故名散脉也。"高士宗同此说。一云阳明别络，吴崐注："散注，阳明别络之散行者也。"姑从张志聪冲脉之说。

②令人腰痛而热，……甚则遗溲：张志聪注："冲脉为十二经脉之原，心主血脉，故痛而热，热甚生烦。其循于腹者，出于气街，侠脐下两旁各五分，至横骨一寸，经脉阻滞于其间，故腰下如有横木居其中。起于胞中，故甚则遗溺。"

③刺散脉，……络外廉：张志聪注："其俞上在于大杼，下出于巨虚之上下廉，故取膝前外廉者，取冲脉之下俞也。"巨虚上下廉，即上、下巨虚穴，其穴在膝前下方外侧骨肉分间。

【语译】

散脉发病使人腰痛而发热，热甚则生心烦，腰下好象有一块横木梗阻其中，甚至会发生遗尿，治疗时应刺散脉下俞之巨虚上廉和巨虚下廉，其穴在膝前外侧骨肉分间，看到有青筋缠束的脉络，即用针刺三次。

【原文】

肉里之脉①令人腰痛，不可以咳，咳则筋缩急②，刺肉里之脉为二，在太阳之外，少阳绝骨之后③。

【注释】

①肉里之脉：王冰注："肉里之脉，少阳所生，则阳维之脉气所发也。"据王冰注文之义，肉里当指分肉穴之里。

②不可以咳，咳则筋缩急：少阳主筋，其脉循胸过季胁，故病则不能咳，咳则相引而痛，且筋脉拘急挛缩。

③在太阳之外，少阳绝骨之后：王冰注："如指曰，在太阳之外，少阳绝骨之后也。分肉穴在足外踝直上绝骨之端如后，同身寸之二分，筋肉分间，阳维脉气所发。"按：足少阳在足太阳经的外侧前，故云在太阳之外。以太阳经而论，则分肉穴又在绝骨之后矣。

【语译】

肉里之脉发病使人腰痛，痛得不能咳喇，咳喇则筋脉拘急挛缩，治疗时应刺肉里之脉二次，其穴在足太阳的外前方，足少阳绝骨之端的后面。

【原文】

腰痛侠脊而痛至头几几然①，目欲僵仆，刺足太阳郄中出血。

①腰痛侠脊而痛至头几（shū 殳）几然：马莳注："此言腰痛之证，有关于足太阳者，当即其本经而刺之也。足太阳膀胱经之脉，起于目内眦，上额交巅，其直者从巅入络脑，还出别下项，循肩膊内，侠脊抵腰中，故腰痛之疾，有侠脊而痛者至头。"几几然拘强不舒貌。

【语译】

腰痛挟脊背而痛，上连头部拘强不舒，眼睛昏花，时欲跌仆，治疗时应刺足太阳经的委中穴出血。

【原文】

腰痛上寒，刺足太阳、阳明；上热，刺足厥阴；不可以俯仰，刺足少阳；中热而喘，刺足少阴①，刺郄中出血。

【注释】

①腰痛上寒，……刺足少阴：《类经》二十二卷第四十九注："上寒上热，皆以上体言也。寒刺阳经。去阳分之阴邪；热刺厥阴，去阴中之风热也。少阳脉行身之两侧，故俯仰不利者当刺之。少阴主水，水病无以制火，故中热；少阴之脉贯肝膈入肺中，故喘，当刺足之少阴，涌泉、大钟悉主之。"

【语译】

腰痛时上部有寒冷感觉的，应刺足太阳经和足阳明经，以散阳分之阴邪；上部有火热感觉的，应刺足厥阴经，以去阴中之风热；腰痛不能俯仰的，应刺足少阳经，以转枢机关；若内热而喘促的，应刺足少阴经，以壮水制火，并刺委中的血络出血。

【原文】

腰痛，上寒不可顾，刺足阳明；上热，刺足太阴①；中热而喘，刺足少阴。大便难，刺足少阴②。少腹满，刺足厥阴③。如折不可以俯仰，不可举，刺足太阳④。引脊内廉，刺足少阴⑤。

【注释】

①腰痛，……刺足太阴：足阳明脉上络头项，故病则不可以顾。腰痛上寒，为阳分阴邪盛，故刺足阳明以散其阴邪。上热，为阴分阳热盛，故刺足太阴以泻其阳热。王冰注："上寒，阴市主之。……不可以顾，三里主之。……上热，地机主之。"

②大便难，刺足少阴：肾开窍于二阴，肾病关门不利，故大便难，应刺足少

阴肾经。王冰注："涌泉主之。"

③少腹满，刺足厥阴：足厥阴脉环阴器抵少腹，故病则少腹胀满，应刺足厥阴经。王冰注："太冲主之。"

④如折不可以俯仰，不可举，刺足太阳：足太阳之脉循腰背，故其病如是，应刺足太阳。王冰注："如折，束骨主之。不可以俯仰，京骨、昆仑悉主之。不可举，申脉、仆参悉主之。"

⑤引脊内廉，刺足少阴：足少阴循行脊内廉，故腰痛引脊内廉者，应刺足少阴经。王冰注："复溜主之。"

【语译】

腰痛时，感觉上部寒冷，头项强急不能回顾的，应刺足阳明经；感觉上部火热的，应刺足太阴经；感觉内里发热兼有气喘的，应刺足少阴经。大便困难的，应刺足少阴经。少腹胀满的，应刺足厥阴经。腰痛有如折断一样不可前后俯仰，不能举动的，应刺足太阳经。腰痛牵引脊骨内侧的，应刺足少阴经。

【原文】

腰痛引少腹控䏚①，不可以仰，刺腰尻交者②，两髁胂③上，以月生死为痏数④，发针立已，左取右，右取左。

【注释】

①控䏚（miǎo 秒）：控，牵引的意思。䏚，季胁之上髂嵴之下空软处。

②腰尻交者：指下髎穴。王冰注："谓髁下尻骨两旁四骨空，左右八穴，俗呼此骨为八髎骨也。此腰痛取腰髁下第四髎，即下髎穴也。足太阴、厥阴、少阳三脉，左右交结于中，故曰腰尻交者也。"

③髁（kē 稞）胂（shèn 申）：髁，即髋骨，由髂骨、坐骨和耻骨组成。胂，指高起丰满的肌肉群，如脊椎两旁或髂嵴以下的肌肉等是。王冰注："两髁胂，谓两髁骨下坚起肉也。"

④以月生死为痏数：即以月亮的圆缺变化作为计算针刺的次数。详见缪刺论。

【语译】

腰痛时牵引少腹上控䏚部，不能后仰的，治疗时应刺腰尻交处的下髎穴，其部位在两髁骨下挟脊两旁的坚肉处，针刺时以月亮的盈缺计算针刺的次数，针后会立即见效，并采用左痛刺右侧、右痛刺左侧的方法。

卷第十二

风论篇第四十二

【题解】

本篇论述了风邪的性质、致病特点，以及多种风病的病因、病机、分类、症状和诊察方法。由于专论风之为病，故篇名为"风论"。

【原文】

黄帝问曰：风之伤人也，或为寒热，或为热中①，或为寒中②，或为疠风③，或为偏枯④，或为风也⑤。其病各异，其名不同，或内至五藏六府，不知其解，愿闻其说。岐伯对曰：风气藏于皮肤之间，内不得通，外不得泄；风者善行而数变，腠理开则洒然⑥寒，闭则热而闷，其寒也则衰食饮，其热也则消肌肉，故使人怢栗⑦而不能食，名曰寒热。风气与阳明入胃，循脉而上至目内眦，其人肥，则风气不得外泄，则为热中而目黄；人瘦，则外泄而寒，则为寒中而泣出。风气与太阳俱入，行诸脉俞，散于分肉之间⑧，与卫气相干，其道不利，故使肌肉愤膜⑨而有疡；卫气有所凝而不行，故其肉有不仁也。疠者，有⑩荣气热胕⑪，其气不清，故使其鼻柱坏而色败，皮肤疡溃。风寒客于脉而不去，名曰疠风，或名曰寒热⑫。

【注释】

①热中：病名。此指风邪侵入人体，因腠理致密，邪气不得外泄而从热化，表现为身热、目黄的病症。

②寒中：病名。此指腠理疏松之人，感受风邪后，因风性疏泄，阳气外泄，因而出现阴寒性病变，表现为畏寒、泪出的病症。

③疠风：病名。又称"大风"、"癞风"、"大麻风"。即今之麻风病。

④偏枯：病名。亦称"偏瘫"、"半枯"、"半身不遂"。指一侧肢体瘫痪，多见于中风后遗症。

⑤或为风也：风，泛指脑风、目风、内风、首风、肠风、泄风等各种风病。丹波元简："恐'为风'之间有脱字。"可参。

⑥洒（xiǎn 显）然：寒栗貌。

⑦怢（tǔ 突）栗：王冰："振寒貌"。新校正："详'怢栗'全元起本作'失味'，《甲乙经》作'解㑊'。"

⑧分肉之间：肌肉与肌肉之间。又指近骨之肉与骨相分之处。

⑨愤䐜（chēn 嗔）：肿胀。吴崑："愤䐜，肿起也。"

⑩有：《黄帝内经太素》无。

⑪㾓：通"腐"。张介宾："㾓，腐同。"

⑫或名曰寒热：丹波元简："此衍文，诸注属强解。"

【语译】

黄帝问道：风邪侵犯人体，或引起寒热病，或成为热中病，或成为寒中病，或引起疬风病，或引起偏枯病，或成为其他风病。由于病变表现不同，所以病名也不一样，甚至侵入到五脏六腑，我不知如何解释，愿听你谈谈其中的道理。岐伯说：风邪侵犯人体

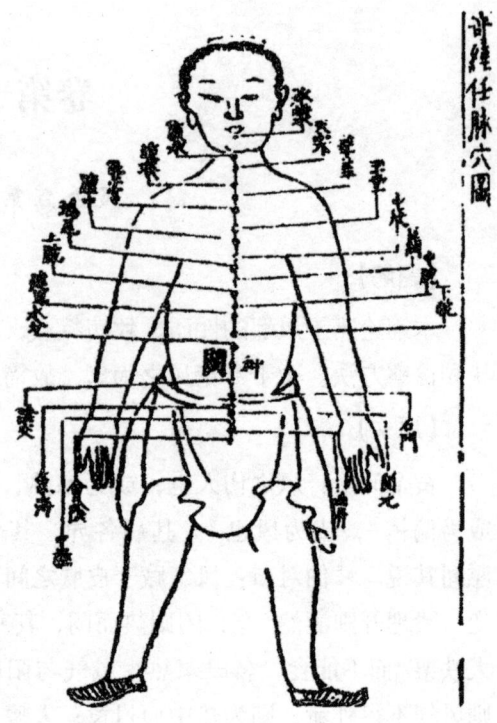

明代高武《针灸聚英》经穴图中的奇经任脉穴图

常常留滞于皮肤之中，使腠理开合失常，经脉不能通调于内，卫气不能发泄于外；然而风邪来去迅速，变化多端，若使腠理开张则阳气外泄而洒淅恶寒，若使腠理闭塞则阳气内郁而身热烦闷，恶寒则引起饮食减少，发热则会使肌肉消瘦，所以使人振寒而不能饮食，这种病称为寒热病。风邪由阳阴经入胃，循经脉上行到目内眦。假如病人身体肥胖，腠理致密，则风邪不能向外发泄，稽留体内郁而化热，形成热中病，症见目珠发黄；假如病人身体瘦弱，腠理疏松，则阳气外泄而感到畏寒，形成寒中病，症见眼泪自出。风邪由太阳经侵入，遍行太阳经脉及其腧穴，散布在分肉之间，与卫气相搏结，使卫气运行的道路不通利，所以肌肉肿胀高起而产生疮疡；若卫气凝涩而不能运行，则肌肤麻木不知痛痒。疬风病是营气因热而腐坏，血气污浊不清所致，所以使鼻柱蚀坏而皮色衰败，皮肤生疡溃烂。病因是风寒侵入经脉稽留不去，病名叫疬风。

【原文】

以春甲乙伤于风者为肝风①；以夏丙丁伤于风者为心风；以季夏②戊己伤于邪③者为脾风；以秋庚辛中于邪③者为肺风；以冬壬癸中于邪③者为肾风。

【注释】

①以春甲乙伤于风者为肝风：春，春季。甲乙，指甲日与乙日（古代以干支纪日）。春季、甲日、乙日均属木，故于此时伤于风则肝应之，成为肝风。下心风、脾风、肺风、肾风四句按此类推。高世栻："各以五行之时日受邪，而五脏之气应之，则为五脏之风。"

②季夏：指农历六月，即长夏。

③邪：此指风邪。

【语译】

在春季或甲日、乙日感受风邪的，形成肝风；在夏季或丙日、丁日感受风邪的，形成心风；在长夏或戊日、己日感受风邪的，形成脾风；在秋季或庚日、辛日感受风邪的，形成肺风；在冬季或壬日、癸日感受风邪的，形成肾风。

【原文】

风中五藏六俯之俞，亦为藏府之风，各入其门户①，所中则为偏风②。

【注释】

①门户：指俞穴。

②偏风：义同"偏枯"。《神巧万全方》："指风则谓之偏风，指疾则谓之半身不遂，其肌肉偏小者呼为偏枯。"盖偏枯系风邪偏中于人体一侧所致，言偏风是为了强调病因。吴崐："此明风为偏枯之故。"

【语译】

风邪侵入五脏六腑的俞穴，沿经内传，也可成为五脏六腑的风病。俞穴是机体与外界相通的门户，若风邪入侵，或左或右中于一侧，则成为偏风病。

【原文】

风气循风府而上，则为脑风①；风入系头②，则为目风眼寒；饮酒中风，则为漏风③；入房汗出中风，则为内风④；新沐⑤中风，则为首风⑥；久风入中，则为肠风、飧泄⑦；外在腠理，则为泄风。故风者，百病之长也。至⑧其变化，乃为他病也，无常方，然致有风气也。

【注释】

①脑风：病名。吴崐："脑风，脑痛也。"张杲："脑风，头旋偏痛。"姚止庵："脑风者，风入于脑，触风则头晕微痛，时流清涕，与鼻渊相似也。"可

互参。

②系头：丹波元简："《甲乙》注一本作'头系'，……今据《甲乙》注改'头系'。头系，乃头中之目系。"目系，眼球与脑相连的脉络。

③漏风：病名。张介宾："酒性温散，善开玄府，酒后中风则汗漏不止，故曰漏风。《病能论》谓之酒风。"

④内风：病名。张志聪："入房则阴精内竭，汗出则阳气外弛，是以中风则风气直入于内而为内风也。"

⑤沐：洗头。

⑥首风：病名。张志聪："以水灌首曰沐。新沐则首之毛腠开，中风则风入于首之皮肤，而为首风也。"

⑦久风入中，则为肠风、飧（sūn 孙）泄：中，指胃肠。肠风，病名，多因风热或湿热蕴结大肠，损伤阴络所致，常见大便下血如溅，血色鲜红等症。飧泄，病名，指泄泻写谷不化，因脾胃气虚阳弱，或风、湿、寒、热诸邪客犯肠胃所致。张介宾："久风不散，传变而入于肠胃之中，热则为肠风下血，寒则水谷不化而为飧泄泻痢。"

⑧至：《甲乙经》卷十第二上、《黄帝内经太素》卷二十八诸风数类并作"故"。义胜。

【语译】

风邪由风府穴上行入脑，就成为脑风病；风邪侵入头部累及目系，就成为目风病，两眼畏惧风寒；饮酒之后感受风邪，成为漏风病；行房汗出时感受风邪，成为内风病；刚洗过头时感受风邪，成为首风病；风邪久留不去，内犯肠胃，则形成肠风或飧泄病；风邪停留于腠理，则成为泄风病。所以，风邪是引起多种疾病的首要因素。故当它侵入人体而产生变化，就能引起其他疾病，且无一定的常规，然而总不外是风邪入侵所致。

【原文】

帝曰：五藏风之形状不同者何？愿闻其诊及其病能①。岐伯曰：肺风之状，多汗恶风，色皏②然白，时咳短气，昼日则差③，暮则甚，诊在眉上④，其色白。心风之状，多汗恶风，焦绝⑤，善怒吓⑥，赤色，病甚则言不可快，诊在口⑦，其色赤。肝风之状，多汗恶风，善悲，色微苍，嗌干善怒，时憎女子，诊在目下，其色青。脾风之状，多汗恶风，身体怠惰，四支不欲动，色薄微黄，不嗜食，诊在鼻上⑧，其色黄。肾风之状，多汗恶风，面庞然⑨浮肿，脊痛⑩不能正立，其色炻⑪，隐曲不利⑫，诊在肌⑬上，其色黑。胃风之状，颈多汗，恶风，食饮不下，鬲塞不通，腹善满，失衣则䐜胀，食寒则泄，诊形瘦而腹大。首风之状，头面多汗⑭，恶风，当先风一日则病甚，头痛不可以出内，至其风日，则病少愈。漏风之状，或多汗，常不可单衣，食则汗出，甚则身汗⑮，喘息恶风，衣常⑯濡，口干善渴，不能⑰劳事。泄风之状，多汗，汗出泄衣上，口中干，上渍⑱，其风不能⑲劳事，身体尽痛则寒。帝曰：善！

【注释】

①病能（tài 态）：能，通"态"。病能，即病态。

②訬：（pěng 捧）：浅白色。

③差（chài 瘥）：同"瘥"。病势减轻。

④眉上：指两眉间之处，亦称阙中，为肺在面部的望诊部位。

⑤焦绝：因津血枯焦而唇舌焦燥的意思。

⑥善怒吓（hè 贺）：吓，怒叱声。善怒吓，即易发怒。

⑦口：《素问直解》作"舌"，高世栻："舌，旧本讹口，今改。"

⑧鼻上：即鼻准，为脾在面部的望诊部位。

⑨痝（máng 芒）然：臃肿貌。

⑩脊痛：《甲乙经》卷十第二上、《黄帝内经太素》卷二十八诸风状论并作"腰脊痛"。

⑪炲（tái 台）：煤烟灰。

⑫隐曲不利：此指小便不利。

⑬肌：《黄帝内经太素》卷二十八诸风状论作"颐"。杨上善："颐上，肾部也。有本为'肌上'，误也。"

⑭头面多汗：《甲乙经》卷十第二上作"头痛，面多汗"。

⑮身汗：《素问直解》作"自汗"。高世栻："自汗，旧本讹'身汗'，今改。"

⑯常：《黄帝内经太素》卷二十八诸风状论作"裳"。

⑰能（nài 耐）：通"耐"。

⑱上渍：腰以上多汗如水渍一样。

【语译】

黄帝问道："五脏风证的临床表现有何不同？希望你讲讲诊断要点和病态表现。岐伯回答道：肺风的症状，是多汗恶风，面色淡白，不时咳嗽气短，白天减

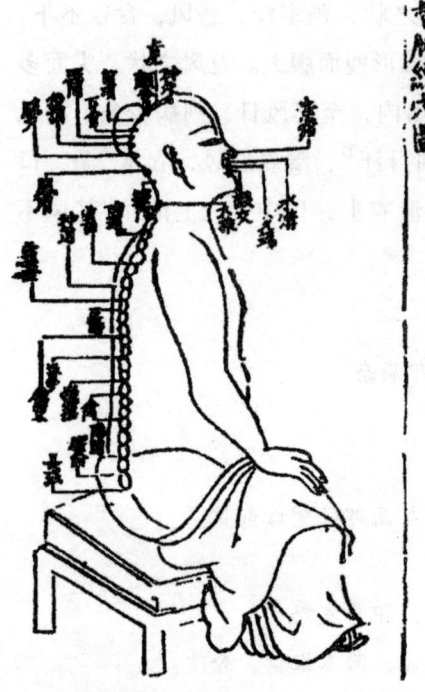

明代高武《针灸聚英》经穴图中的督脉经穴图

轻，傍晚加重，诊察时要注意眉上部位，往往眉间可出现白色。心风的症状，是多汗恶风，唇舌焦燥，容易发怒，面色发红，病重则言语謇涩，诊察时要注意舌部，往往舌质可呈现红色。肝风的症状，是多汗恶风，常悲伤，面色微青，咽喉干燥，易发怒，有时厌恶女性，诊察时要注意目下，往往眼圈可发青色。脾风的症状，是多汗恶风，身体疲倦，四肢懒于活动，面色微微发黄，食欲不振，诊察时要注意鼻尖部，往往鼻尖可出现黄色。肾风的症状，是多汗恶风，颜面疣然而肿，腰脊痛不能直立，面色黑如煤烟灰，小便不利，诊察时要注意颐部，往往颐部可出现黑色。胃风的症状，是颈部多汗，恶风，吞咽饮食困难，隔塞不通，腹部易作胀满，如少穿衣，腹即膜胀，如吃了寒凉的食物，就发生泄泻，诊察时可见形体瘦削而腹部胀大。首风的症状，是头痛，面部多汗，恶风，每当起风的前一日病情就加重，以至头痛得不敢离开室内，待到起风的当日，则痛势稍轻。漏风的症状，是汗多，不能少穿衣服，进食即汗出，甚至自汗出，喘息恶风，衣服常被汗浸湿，口干易渴，不耐劳动。泄风的症状，是多汗，汗出湿衣，口中干燥，上半身汗出如水渍一样，不耐劳动，周身疼痛发冷。黄帝道：讲得好！

痹论篇第四十三

【题解】

痹，闭也，闭阻不通之义。痹病为邪气侵袭于肌肉骨节经络之间，导致气血运行不畅或闭阻不通，引起肢节疼痛、麻木、屈伸不利的病症；还包括邪气入于脏腑所引起的全身性的多种疾病在内。由于本篇系统论述了痹病的病因、病机、症状、分类、治法和预后等，所以篇名叫做"痹论"。

【原文】

黄帝问曰："痹之安生？岐伯对曰，风寒湿三气杂至，合而为痹也。其风气胜者为行痹①；寒气胜者为痛痹②，湿气胜者为著痹③也。

帝曰：其有五者何也？岐伯曰：以冬遇此者为骨痹；以春遇此者为筋痹；以夏遇此者为脉痹；以至阴④遇此者为肌痹；以秋遇此者为皮痹。

【注释】

①行痹：以肢节游走性疼痛为特点。因"风者善行而数变"，所以风气胜者为行痹，亦称"风痹"。

②痛痹：以疼痛较重而部位固定为特点。此病因寒邪偏胜所致，故亦称"寒痹"。寒性收引凝滞，气血得寒则凝涩不通，故疼痛较剧。

③著痹：著，"着"的本字。留着难去之义。著痹以疼痛较轻，肢体沉重，或顽麻不仁为特点。此病以湿邪偏胜所致，故亦称"湿痹"。湿性重着粘滞，故肢节酸重，病程缠绵。

④至阴：指长夏。

【语译】

黄帝问道：痹病是怎样产生的？岐伯回答说：由风、寒、湿三种邪气杂合伤人而形成痹病。其中风邪偏胜的叫行痹，寒邪偏胜的叫痛痹，湿邪偏胜的叫着痹。

黄帝问道：痹病又可分为五种，为什么？岐伯说：在冬天得病的称为骨痹；在春天得病的称为筋痹；在夏天得病的称为脉痹；在长夏得病的称为肌痹；在秋天得病的称为皮痹。

【原文】

帝曰：内舍①五藏六府，何气使然？岐伯曰：五藏皆有合②，病久而不去者，内舍于其合也。故骨痹不已，复感于邪，内舍于肾；筋痹不已，复感于邪，内舍于肝；脉痹不已，复感于邪，内舍于心；肌痹不已，复感于邪，内舍于脾；皮痹不已，复感于邪，内舍于肺。所谓痹者，各以其时重感于风寒湿之气也。

【注释】

①内舍：舍，稽留。内舍，即病邪侵入机体后稽留于体内的意思。

②五藏皆有合：合，应合。指五脏都有与其相应的组织器官。如《素问·五藏生成篇》所说的："心之合脉也，……肺之合皮也，……肝之合筋也，……脾之合肉也，……肾之合骨也。"即属此义。

【语译】

黄帝问道：痹病的病邪又有内侵而累及五脏六腑的，是什么道理？岐伯说：五脏都有与其相合的组织器官，若病邪久留不除，就会内犯于相合的内脏。所以，骨痹不愈，再感受邪气，就会内舍于肾；筋痹不愈，再感受邪气，就会内舍于肝；脉痹不愈，再感受邪气，就会内舍于心；肌痹不愈，再感受邪气，就会内舍于脾；皮痹不愈，再感受邪气，就会内舍于肺。总之，这些内脏痹症是各脏在所主季节里重复感受了风、寒、湿气所造成的。

【原文】

凡痹之客五藏者：肺痹者，烦满喘而呕。心痹者，脉不通，烦则心下鼓①，暴上气而喘，嗌干善噫，厥气上则恐。肝痹者，夜卧则惊，多饮数②小便，上为引如怀③。肾痹者，善胀，尻以代踵，脊以代头④。脾痹者，四支解堕，发咳呕汁，上为大塞。肠痹者，数饮而出不得，中气喘争⑤，时发飧泄。胞痹⑥者，少腹膀胱按之内痛，若沃⑦以汤，涩于小便，上为清涕。

【注释】

①心下鼓：心下鼓动，即心悸。

②数（suò 朔）：屡次；频繁。

③上为引如怀：谓肝脉牵引少腹作痛，痛如怀孕之状。马莳："上引少腹而痛，如怀妊之状也。"

④尻以代踵（zhǒng 肿），脊以代头：踵，足跟。尻以代踵，谓足不能行，行步时臀部着地。脊以代头，谓脊柱曲屈高耸于头部，呈驼背畸形。

⑤中气喘争：指腹中有气攻窜而肠鸣。

⑥胞痹：即膀胱痹。张介宾："胞，膀胱之脬也。"

⑦沃：灌。

【语译】

凡痹病侵入到五脏，症状各有不同：肺痹的症状是烦闷胀满，喘逆呕吐。心痹的症状是血脉不通畅，烦躁则心悸，突然气逆上壅而喘息，咽干，易嗳气，厥逆气上则引起恐惧。肝痹的症状是夜眠多惊，饮水多而小便频数，疼痛循肝经由上而下牵引少腹如怀孕之状。肾痹的症状是腹部易作胀，骨萎而足不能行，行步时臀部着地，脊柱曲屈畸形，高耸过头。脾痹的症状是四肢倦怠无力，咳嗽，呕吐清水，上腹部痞塞不通。肠痹的症状是频频饮水而小便困难，腹中肠鸣，时而发生完谷不化的泄泻。膀胱痹的症状是少腹膀胱部位按之疼痛，如同灌了热水似的，小便涩滞不爽，上部鼻流清涕。

【原文】

阴气①者，静则神藏，躁则消亡。饮食自倍，肠胃乃伤。淫气②喘息，痹聚在肺；淫气忧思，痹聚在心；淫气遗溺，痹聚在肾；淫气乏竭③，痹聚在肝；淫气肌绝，痹聚在脾。诸痹不已，亦益内④也。其风气胜者，其人易已也。

【注释】

①阴气：指五脏之精气。脏为阴，故称其精气为阴气。

②淫气：指致痹之邪气。

③乏竭：阴血亏耗，疲乏力竭的意思。

④益内：病变进一步向内发展。益，更加。

【语译】

五脏精气，安静则精神内守，躁动则易于耗散。若饮食过量，肠胃就要受损。致痹之邪引起呼吸喘促，是痹发生在肺；致痹之邪引起忧伤思虑，是痹发生在心；致痹之邪引起遗尿，是痹发生在肾；致痹之邪引起疲乏衰竭，是痹发生在肝；致痹之邪引起肌肉瘦削，是痹发生在脾。总之，各种痹病日久不愈，病变就会进一步向内深入。其中风邪偏盛的容易痊愈。

【原文】

帝曰：痹，其时有死者，或疼久者，或易已者，其故何也？岐伯曰：其入藏者死，其留连筋骨间者疼久，其留皮肤间者易已。

帝曰：其客于六府者，何也？岐伯曰：此亦①其食饮居处，为其病本也。六府亦各有俞，风寒湿气中其俞，而食饮应之，循俞而入，各舍其府也。

帝曰：以针治之奈何？岐伯曰：五藏有俞②，六府有合③，循脉之分，各有所发，各随其过，则病瘳④也。

【注释】

①亦：此后《黄帝内经太素》卷二十八痹论有"由"字。

②俞：针灸穴位分类名。指井、荥、输、经、合五类穴位中的输穴。

③合：针灸穴位分类名。指井、荥、输、经、合五类穴位中的合穴。

④瘳（chōu 抽）：病愈。

【语译】

黄帝问道：患了痹病后，有的死亡，有的疼痛经久不愈，有的容易痊愈，这是什么缘故？岐伯说：痹邪内犯到五脏则死，痹邪稽留在筋骨间的则疼久难愈，痹邪停留在皮肤间的容易痊愈。

黄帝问道：痹邪侵犯六腑是何原因？岐伯说：这也是以饮食不节、起居失度为导致腑痹的根本原因。六腑也各有俞穴，风寒湿邪在外侵及它的俞穴，而内有饮食所伤的病理基础与之相应，于是病邪就循着俞穴入里，留滞在相应的腑。

黄帝问道：怎样用针刺治疗呢？岐伯说：五脏各有输穴可取，六腑各有合穴可取，循着经脉所行的部位，各有发病的征兆可察，根据病邪所在的部位，取相应的输穴或合穴进行针刺，病就可以痊愈了。

【原文】

帝曰：荣卫之气，亦令人痹乎？岐伯曰：荣者，水谷之精气也，和调于五藏，洒陈①于六府，乃能入于脉也，故循脉上下，贯五藏，络六府也。卫者，水谷之悍气也，其气慓疾滑利②，不能入于脉也，故循皮肤之中，分肉之间，熏于肓膜③，散④于胸腹。逆其气则病，从其气则愈。不与风寒湿湿气合，故不为痹。帝曰：善！

【注释】

①洒陈：散布的意思。

②慓疾滑利：慓疾，急疾的意思。慓疾滑利，形容卫气运行急疾而滑利。

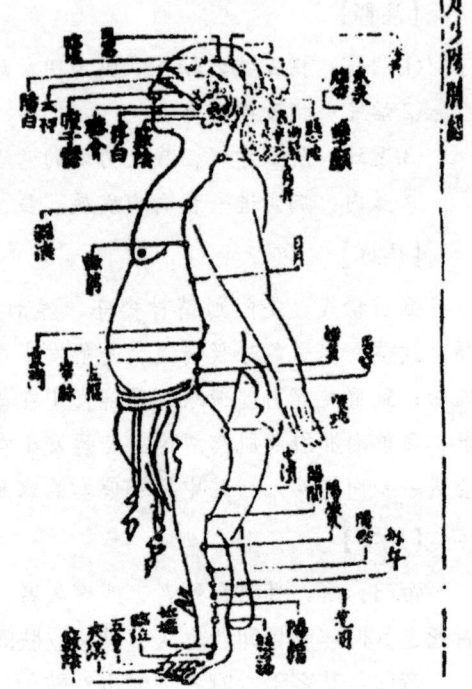

明代高武《针灸聚英》经穴图中的足少阳胆经图

③肓膜：指体腔内脏之间及肌肉纹理之间的筋膜。张介宾："凡腔腹肉理之间，上下空隙之处，皆谓之肓。……膜，筋膜也。"

④散：《甲乙经》卷十第一上作聚"。

【语译】

黄帝问道：营卫之气亦能使人发生痹病吗？岐伯说：营是水谷所化生的精气，它平和协调地运行于五脏，散布于六腑，然后汇入脉中，所以营气循着经脉上下运行，起到连贯五脏，联络六腑的作用。卫是水谷所化生的悍气，它流动迅疾而滑利，不能进入脉中，所以循行于皮肤肌肉之间，熏蒸于肓膜之间，敷布于胸腹之内。若营卫之气的循行逆乱，就会生病，只要营卫之气顺从和调了，病就会痊愈。总的来说，营卫之气若不与风寒邪相合，则不会引起痹病。黄帝说：讲得好！

【原文】

痹，或痛，或不痛，或不仁，或寒，或热，或燥，或湿，其故何也？岐伯曰：痛者，寒气多也，有寒，故痛也。其不痛、不仁者，病久入深，荣卫之行涩，经络时疏①，故不通②；皮肤不营，故为不仁。其寒者，阳气少，阴气多，与病相益③，故寒也。其热者，阳气多，阴气少，病气胜，阳遭阴④，故为痹热。其多汗而濡者，此其逢湿甚也，阳气少，阴气盛，两气相感，故汗出而濡也。

【注释】

①疏：空虚的意思。

②通：《黄帝内经太素》卷二十八痹论、《甲乙经》卷十第一下并作"痛"。义胜。

③益：增益、增加、助长的意思。

④病气胜，阳遭阴：遭，《甲乙经》卷十第一下作"乘"。张琦从之，并注云："本阳气多，复遇风胜，两阳相合而乘阴，故热也。"

【语译】

痹病，有的疼痛，有的不痛，有的麻木不仁，有的表现为寒，有的表现为热，有的皮肤干燥，有的皮肤湿润，这是什么缘故？岐伯说：痛是寒邪偏胜，有寒所以才痛。不痛而麻木不仁的，系患病日久，病邪深入，营卫之气运行涩滞，致使经络中气血空虚，所以不痛；皮肤得不到营养，所以麻木不仁。表现为寒象的，是由于机体阳气不足，阴气偏盛，阴气助长寒邪之势，所以表现为寒象。表现为热象的，是由于机体阳气偏盛，阴气不足，偏胜的阳气与偏胜的风邪相合而乘阴分，所以出现热象。多汗而皮肤湿润的，是由于感受湿邪太甚，加之机体阳气不足，阴气偏盛，湿邪与偏盛的阴气相合，所以汗出而皮肤湿润。

【原文】

帝曰：夫痹之为病，不痛何也？岐伯曰：痹在于骨则重；在于脉则血凝而不流；在于筋则屈不伸；在于肉则不仁；在于皮则寒。故具此五者，则不痛也。凡痹之类，逢寒则虫①，逢热则纵②。帝曰：善！

【注释】

①虫：《黄帝内经太素》卷二十八痹论、《甲乙经》卷十第一下均作"急"，拘急之义，与下句"纵"字对应为是。

②纵：弛缓。

【语译】

黄帝问道：痹病而不甚疼痛的是什么缘故？岐伯说：痹发生在骨则身重；发生在脉则血凝涩而不畅；发生在筋则屈曲不能伸；发生在肌肉则麻木不仁；发生

在皮肤则寒冷。如果具有这五种情况，就不甚疼痛。凡痹病一类疾患，遇寒则筋脉拘急，遇热则筋脉弛缓。黄帝道：讲得好！

痿论篇第四十四

【题解】

痿，是指肢体软弱无力，不能随意活动，日久肌肉萎缩的病症。本篇以五脏与五体相合的理论为根据，分别论述了痿躄、脉痿、筋痿、肉痿、骨痿等五种痿症的病因、病机、症候、鉴别要点及治疗原则，所以篇名叫做"痿论"。

【原文】

黄帝问曰：五脏使人痿①何也？岐伯对曰：肺主身之皮毛，心主身之血脉，肝主身之筋膜②，脾主身之肌肉，肾主身之骨髓。故肺热叶焦，则皮毛虚弱急薄，著则生痿躄也③。心气热，则下脉厥而上，上则下脉虚，虚则生脉痿，枢折挈，胫纵而不任地也④。肝气热，则胆泄口苦筋膜干，筋膜干则筋急而挛，发为筋痿⑤。脾气热，则胃干而渴，肌肉不仁，发为肉痿⑥。肾气热，则腰脊不举，骨枯而髓减，发为骨痿⑦。

【注释】

①痿：病名。由于致病原因以及邪侵的部位不同，又分各种痿症。

②筋膜：《类经》十七卷第七十一注："盖膜犹幕也，凡肉里脏腑之间，其成片联络薄筋，皆谓之膜，所以屏障血气者也。凡筋膜所在之处，脉络必分，血气必聚。"

③故肺热叶焦，……著则生痿躄（bì 壁）也：肺中有热，则津液耗伤，故肺叶焦槁。肺主身之皮毛，肺热津伤不能输精于皮毛，则皮毛虚弱拘急不适。热气日久留著于肺，则气血津液不能敷布，筋脉骨肉无以滋养，故发生足弱不能行走的痿症。焦，燥也。薄，迫也。躄，足弱不能行走。

④心气热，……胫纵而不任地也：《类经》十七卷第七十一注："心气热则火独上炎，故三阴在下之脉，亦皆厥逆而上，上逆则下虚，乃生脉痿。脉痿者，凡四肢关节之处，如枢纽之折，而不能提挈，足胫纵缓，而不能任地也。"枢，此指四肢关节之处，其动如枢纽，故名。挈，提的意思。

⑤肝气热，……发为筋痿：肝合胆，肝气热则胆汁溢泄，故口苦；肝主身之筋膜，肝热耗伤阴血，筋膜失养，故筋膜干燥，拘急挛缩，发为筋痿症。

⑥脾气热，……发为肉痿：脾合胃，开窍于口，脾气热则胃液受灼，故胃中干燥。津液不足，故口渴。脾主肌肉四肢，脾热津亏，四肢肌肉失养，故发为肌肉不仁、四肢痿弱的肉痿症。

⑦肾气热，……发为骨痿：肾藏精，主骨，生髓，腰为肾之府，其脉贯脊，肾气热则耗精，精髓不足，骨失所养，故骨枯髓减而腰脊不举，发为痿软无力的骨痿症。

【语译】

黄帝问道：五脏能使人发生痿症是什么道理呢？岐伯回答说：肺主全身的皮毛，心主全身的血脉，肝主全身的筋膜，脾主全身的肌肉，肾主全身的骨髓。所以肺中有热，则津液耗伤而肺叶干燥，肺不能输精于皮毛，则皮毛虚弱急迫不适，热气日久留着于肺，则发生下肢痿弱不能行走的痿躄症。心气热，则下部之脉厥而上行，上行则下部脉虚，脉虚则发生脉痿，四肢关节弛缓如折，不能提举，足胫纵缓不能站立于地。肝气热，则胆汁外泄而口苦，阴血耗伤不能滋养筋膜而使其干燥，筋膜干燥则筋脉拘急而挛缩，发为筋痿症。脾气热，则耗伤胃中津液而口渴，肌肉失于营养而麻痹不仁，发为肉痿症。肾气热，则精液耗竭，髓减骨枯而腰脊不能举动，发为骨痿症。

【原文】

帝曰：何以得之？岐伯曰：肺者，脏之长也①，为心之盖也，有所失亡②，所求不得，则发肺鸣，鸣则肺热叶焦。故曰：五脏因肺热叶焦，发为痿躄。此之谓也。悲哀太甚，则胞络绝③，胞络绝则阳气内动，发则心下崩、数溲血也④。故《本病》⑤曰：大经空虚，发为脉痹，传为脉痿。思想无穷，所愿不得，意淫于外，入房太甚，宗筋⑥弛纵，发为筋痿，及为白淫⑦。故《下经》⑧曰："筋痿者，生于肝，使内⑨也。有渐⑩于湿，以水为事，若有所留，居处相湿，肌肉濡渍⑪，痹而不仁，发为肉痿。故《下经》曰：肉痿者，得之湿地也。有所远行劳倦，逢大热而渴，渴则阳气内伐⑫，内伐则热舍于肾，肾者水脏也，今水不胜火，则骨枯而髓虚，故足不任身，发为骨痿。故《下经》曰：骨痿者，生于大热也。

【注释】

①肺者，脏之长也：肺居心上，为五脏六腑之华盖，朝百脉而行气于脏腑，故为脏腑之长。

②失亡：此指事不随心的意思。

③胞络绝：胞络，说法不一。杨上善、王冰、高士宗指为心包络；马莳、吴崐、张介宾指为女子胞宫络脉；张志聪指为冲脉。当以心包络为是。胞络绝，即心包络阻绝不通。

④悲哀太甚，……数溲血也：诸注不同。《太素》卷二十五五脏痿注："心悲哀太甚，则令心上胞络脉绝，手少阳气内动有伤，心下崩损，血循手少阳脉下

尿血。"王冰注："悲则心系急，肺布叶举，而上焦不通，荣卫不散，热气在中，故胞络绝而阳气内鼓动，发则心下崩数溲血也。心下崩，谓心包内崩而下血也。"高士宗注："悲哀太甚，则心气内伤，故包络绝。包络，心包之络也。包络绝，则血外溢，而阳热之气内动，其发病也，则心气下崩。下崩则数溲血也。"今从高士宗注。盖悲哀太甚则心气内伤，包络阻绝不通，阳气鼓动于内，致使络破血溢，流于膀胱，随小便而出也。崩，败坏也。《论语》阳货云："三年不为乐，乐必崩。"

⑤《本病》：王冰注："古经论篇名也。"刘衡如按："《本病论》乃本书卷二十一第七十三篇篇名，已亡佚。王注未能确指。"

⑥宗筋：筋的会集处。又，前阴亦称宗筋。详见后节按语。

⑦白淫：指男子败精淋、白浊及女子带下之类的疾病。王冰注："白淫，谓白物淫衍，如精之状，男子因溲而下，女子阴器中绵绵而下也。"

⑧《下经》：王冰注："上古之经名也。"已亡佚。

⑨使内：浸渍的意思。《诗经》："渐车帷裳"。

⑩渐：指房事。

⑪濡渍：浸润的意思。

⑫伐：攻伐的意思。

【语译】

黄帝说：痿病是怎样发生的呢？岐伯说：肺为诸脏之长，又为心的上盖，遇有失意的事情，或个人的要求没能达到目的，则肺气郁而不畅，发生肺气喘鸣，喘鸣则气郁为热，致使肺叶干燥，不能敷布营卫气血。所以说，五脏都是因肺热叶焦得不到营养，而发为痿躄症，就是这个意思。悲哀太过则心系急，心包之络脉阻绝不通，则阳气不能外达而鼓动于内，致使心下崩损，络血外溢，时常小便尿血。所以《本病》上说：大的经脉空虚，则发生脉痹，最后转变为脉痿。思想贪欲无穷，愿望又不能达到，意志淫泆于外，房劳过伤于内，致使宗筋弛缓，发为筋痿，以及白淫之病。所以《下经》上说：筋痿之病生于肝，由于房劳过度所致。经常被水湿浸渍，以临水工作为职业，水湿有所留滞，或居处潮湿，肌肉经常受湿邪浸害，久则肌肉麻痹不仁，发生肉痿。所以《下经》上说：肉痿症，是久居湿地造成的。由于远行过于劳累，又适遇气候炎热，汗多伤津而致口渴，津伤口渴则阳气内盛而热气内攻，内攻则热气侵舍于肾，肾属水脏，今水不能胜过火热的攻伐，则骨枯槁而髓空虚，以致两足不能支持身体，发为骨痿症。所以《下经》上说：骨痿症，是由于大热造成的。

【原文】

帝曰：何以别之？岐伯曰：肺热者色白而毛败，心热者色赤而络脉溢，肝热者色苍而爪枯，脾热者色黄而肉蠕动①，肾热者色黑而齿槁。

【注释】

①肉蠕（rú 儒）动：指肌肉微微掣动如虫行。蠕，虫行貌，微动也。

【语译】

黄帝说：五种痿症如何区别呢？岐伯说：肺脏有热的，面色发白而毛发败坏。心脏有热的，面色发赤而络脉充溢。肝脏有热的，面色发青而爪甲枯槁。脾脏有热的，面色发黄而肌肉蠕动。肾脏有热的，面色发黑而牙齿焦槁。

【原文】

帝曰：如夫子言可矣，论言①治痿者独取阳明何也？岐伯曰：阳阳者，五脏六腑之海，主润宗筋，宗筋主束骨而利机关也②。冲脉者，经脉之海也，主渗灌溪谷③，与阳明合于宗筋④，阴阳总宗筋之会，会于气街，而阳明为之长，皆属于带脉，而络于督脉⑤。故阳明虚则宗筋纵，带脉不引，故足痿不用也⑥。

【注释】

①论言：论，一指古代某种医论书籍，吴崑注："论，亦古论也。"一指《灵枢》根结篇，《类经》十七卷第七十一注："论言者，即根结篇曰：痿疾者取之阳明。"当以前说为是。

②阳明者，……宗筋主束骨而利机关也：《类经》十七卷第七十一注：阳明，胃脉也，主纳水谷化气血，以滋养表里，故为五脏六腑之海，而下润宗筋。宗筋者，前阴所聚之筋也，为诸筋之会，凡腰脊溪谷之筋，皆属于此，故主束骨而利机关也。"机关，指大关节而言。

③渗灌溪谷：渗灌，渗透灌溉。溪谷，气穴论王冰注："肉之大会为谷，肉之小会为溪。"

④与阳明合于宗筋：冲脉起于气街，并少阴之经挟脐上行，阳明脉则挟脐两旁下行，二脉在宗筋相会合。

⑤阴阳总宗筋之会，……而络于督脉：《类经》十七卷第七十一注："宗筋聚于前阴，前阴者，足之三阴、阳明、

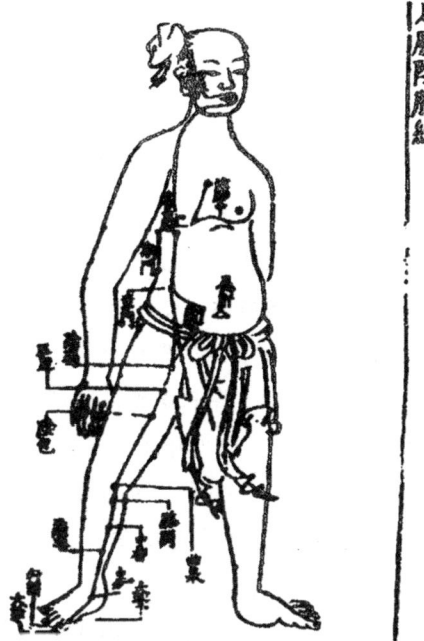

明代高武《针灸聚英》经穴图中的足厥阴肝经图

少阳及冲、任、督、蹻，九脉之所会也。九者之中，则阳明为五脏六腑之海，冲为经脉之海，此一阴一阳，总乎其间，故曰阴阳总宗筋之会也。会于气街者，气街为阳明之正脉，故阳明独为之长。带脉者，起于季胁，围身一周。督脉者，起于会阴，分三岐为任冲而上行腹背，故诸经者，皆连属于带脉，支络于督脉也。"

⑥故阳明虚则宗筋纵，带脉不引，故足痿不用也：阳明多气多血，为五脏六腑之海，阳明虚则气血少，不能润养宗筋，则宗筋纵缓，纵缓则带脉不能收引，故足痿而不用。此所以治痿独取阳明之故也。

【语译】

黄帝说：先生所谈的痿症我认为是很好的，但医论上说治痿症应独取阳明，是什么道理呢？岐伯说：阳明属胃，是五脏六腑营养的源泉，能够润养宗筋，宗筋主约束骨骼而使关节滑利。冲脉为十二经脉之海，主输送营养以渗灌滋养肌腠，与阳明经会合于宗筋，故此阴阳二脉总统宗筋诸脉，会合于气街，气街为阳明脉气所发，故阳明为诸经的统领，它们又都连属于带脉，而络系于督脉，所以阳明胃脉亏虚则宗筋纵缓，带脉也不能收引，因而两足痿弱不用。

【原文】

帝曰：治之奈何？岐伯曰：各补其荥而通其俞①，调其虚实，和其逆顺，筋脉骨肉，各以其时受月②，则病已矣。帝曰：善。

【注释】

①各补其荥而通其俞：荥、俞，是经脉在手足末端的位穴，诸经所留为荥，所注为俞。《类经》十七卷第七十一注："补者，所以致气；通者，所以行气。上文云独取阳明，此复云各补其荥而通其俞，盖治痿者，当取阳明，又必察其所受之经而兼治之也。如筋痿者，取阳明厥阴之荥俞；脉痿者，取阳明少阴之荥俞；肉痿、骨痿亦然。"

②筋脉骨肉，各以其时受月：王冰注："时受月，谓受气之时月也。如肝旺甲乙，心旺丙丁，脾旺戊己，肺旺庚辛，肾旺壬癸，皆旺气法也。时受月，则正谓五常受气月也。"马莳注："盖筋脉骨肉，各以其时而有受病之月，如肝受病于春为筋痿，心受病于夏为脉痿，脾受病于至阴为肉痿，肺受病于秋为皮痿，肾受病于冬为骨痿。"张志聪注："按诊要经终篇曰：正月二月，人气在肝；三月四月，人气在脾；五月六月，人气在头；七月八月，人气在肺；九月十月，人气在心；十一月十二月，人气在肾。故春刺散俞，夏刺络俞，秋刺皮肤，冬刺俞窍，春夏秋冬，各有所刺。谓各随其五脏受气之时月，察其浅深而取之，如皮痿者治皮，而骨痿者刺骨也。"上说当合参。

黄帝说：怎样治疗呢？岐伯说：要根据不同情况，诊察其受病之经而治之，补其荥穴以致气，通其俞穴以行气，再以不同的手法，调其正邪的虚实，和其病情的逆顺，并根据各脏腑受气的时月，治疗筋脉骨肉的痿症，病就可以痊愈。黄帝说：好。

厥论篇第四十五

【题解】

厥症是阴阳失调，气机逆乱所致的病症。《内经》有关厥症的论述散见于四十余篇之中，由于本篇比较集中地论述了厥症的成因、分类、病机、症候等问题，是论厥症的专篇，所以篇名为"厥论"。

【原文】

黄帝问曰：厥①之寒热者何也？岐伯对曰：阳气衰于下，则为寒厥；阴气衰于下，则为热厥②。

帝曰：热厥之为热也，必起于足下者何也？岐伯曰：阳气起于足五指之表，阴脉者集于足下而聚于足心，故阳气胜则足下热也③。

帝曰：寒厥之为寒也，必从五指而上于膝者何也？岐伯曰：阴气起于五指之里，集于膝下而聚于膝上，故阴气胜则从五指至膝上寒④，其寒也，不从外，皆从内也。

【注释】

①厥：此指气逆所致足寒、足热之厥。王冰注："厥，谓气逆上也。"

②阳气衰于下，……则为热厥：王冰注："阳，谓足之三阳脉。阴，谓足之三阴脉。下，谓足也。"盖三阳脉气衰于下，则阳气少阴气盛，阴盛则寒，故发为寒厥。三阴脉气衰于下，则阴气少阳气盛，阳盛则热，故发为热厥。

③阳气起于足五指之表，……故阳气胜则足下热也：王冰注："大约而言之，足太阳脉出于足小指之端外侧，足少阳脉出于足小指次指之端，足阳明脉出于足中指及大指之端，并循足阳而上，肝脾肾脉集于足下，聚于足心，阴弱故足下热也。"盖阴气弱则阳气胜，阳胜则热，故热厥之热从足下开始发生。指与趾通。

④阳气起于五指之里，……故阴气胜则从五指至膝上寒：王冰注："亦大约而言之也，足太阴脉起于足大指之端内侧，足厥阴脉起于足大指之端三毛中，足少阴脉起于足小指之下斜趋足心，并循足阴而上循股阴入腹，故云集于膝下而聚于膝之上也。"阳气虚则阴气胜，阴胜则寒，故寒冷从五趾开始至于膝上。

【语译】

黄帝问道：厥症有寒厥和热厥，它们是怎样发生的？岐伯回答说：阳气衰于下的，则发为寒厥；阴气衰于下的，则发为热厥。

黄帝说：热厥症的发热，必先起于足下是什么原因呢？岐伯说：阳气起于足五趾的表面，阴气则集中在足下而会聚于足心，今阴气虚而阳气胜，故足下先热。

黄帝说，寒厥症的寒冷，必先从足五趾开始向上冷到膝部，这又是什么原因呢？岐伯说：阴气起于足五趾内侧，集中于膝下而聚会于膝上，今阳气虚而阴气胜，故寒冷从足五趾上行到膝部，这种寒冷，不是由体外侵入的寒邪所致，则是由于体内的阳虚所致。

【原文】

帝曰：寒厥何失而然也？岐伯曰：前阴者，宗筋之所聚，太阴阳明之所合也[1]。春夏则阳气多而阴气少，秋冬则阴气盛而阳气衰。此人者质壮，以秋冬夺于所用[2]，下气上争不能复[3]，精气溢下，邪气因从之而上也，气因于中，阳气衰[4]，不能渗营其经络，阳气日损，阴气独在，故手足为之寒也。

【注释】

[1]前阴者，宗筋之所聚，太阴阳明之所合也：《太素》卷二十六寒热厥注："宗，总也。人身大筋总聚以为前阴也。手太阴脉络大肠，循胃口，足太阴脉络胃，手阳明脉属大肠，足阳明脉属胃，手足阴阳之脉，皆主水谷，共以水谷之气资于诸筋，故令足太阴、足少阴、足厥阴、足阳明等诸脉聚于阴器，以为宗筋，故宗筋太阴阳明之所合也。"王冰注："宗筋侠脐，下合于阴器，故云前阴者宗筋之所聚也。太阴者，脾脉。阳明者，胃脉。脾胃之脉，皆辅近宗筋，故云太阴阳明之所合。"宗筋，详见痿论注。

[2]以秋冬夺于所用：《类经》十五卷第三十四注："质壮者有所恃，当秋冬阴胜之时，必多情欲之用，以夺肾中之精气。"

[3]下气上争不能复：《类经》十五卷第三十四注："精虚于下，则取足于上，故下气上争也。去者太过，生者不及，故不能复也。"争，《说文》："引也。"段注："凡言争者，谓引之使归于己也。"

[4]气因于中，阳气衰：指阴寒邪气逆而上行，因而停聚于中焦，使阳气日渐虚衰。《太素》卷二十六寒热厥注："寒邪之气因虚上乘，以居其中，以寒居中，阳气衰虚。"《类经》十五卷第三十四注："阳气者，即阳明胃气也。"

[5]不能渗营其经络：《类经》十五卷第三十四注："四肢皆禀气于胃，故阳虚于中，则不能渗营经络。"渗营，渗灌营养之意。

【语译】

黄帝说：寒厥是由于怎样失误而造成的呢？岐伯说：前阴是宗筋所聚之处，也是足太阴和足阳明经脉所会合的地方。人身的阴阳变化，一般地是春夏季节阳气多而阴气少，秋冬季节阴气盛而阳气衰。如果有人自恃体质壮实，在秋冬阴气旺盛的季节里纵欲无度，强夺肾精，精虚于下，则欲取足于上，故下气上争，虽争而不能复，精气不断溢泄于下，元阳亦随之而虚，阳虚生内寒，阴寒之邪因而随上争之气而上逆，邪气因此停聚于中焦，使脾胃阳气虚衰，不能化水谷以渗灌经络营养四肢，则阳气日渐损伤，阴气独留于内，所以手足为之寒冷。

【原文】

帝曰：热厥何如而然也？岐伯曰：酒入于胃，则络脉满而经脉虚①，脾主为

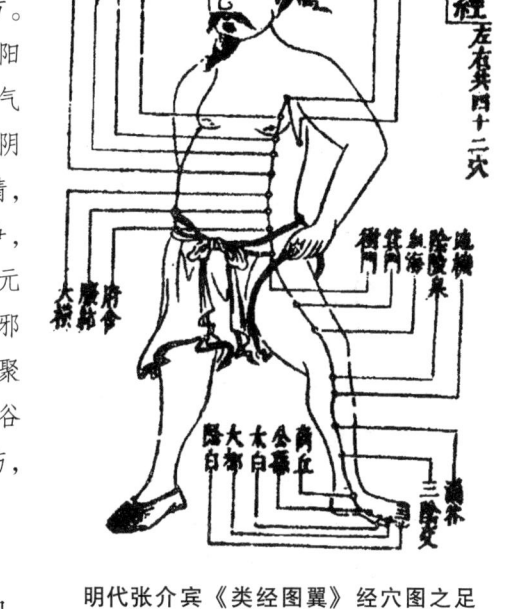

明代张介宾《类经图翼》经穴图之足太阴脾经

胃行其津液者也，阴气虚则阳气入，阳气入则胃不和，胃不和则精气竭，精气竭则不营其四肢也②。此人必数醉若饱以入房，气聚于脾中不得散，酒气与谷气相薄，热盛于中，故热遍于身，内热而溺赤也。夫酒气盛而慓悍，肾气有衰，阳气独胜，故手足为之热也。

【注释】

①酒入于胃，则络脉满而经脉虚：酒为熟谷之液，其气悍热，故入于胃，先从卫气行皮肤而充溢于络脉，经与络不能两实，今络脉充满则经脉空虚。

②阴气虚则阳气入，……精气竭则不营其四肢也热厥乃由纵欲嗜酒而得，纵欲则肾精耗伤而阴气虚，嗜酒则胃家受损而阳气盛，阴气虚于下则阳气入乘，阳气入则胃气受扰而不和，脾主为胃行其津液，胃不和则脾气亦衰，水谷不得化生精微，则精气竭绝，而不能营养于四肢。

【语译】

黄帝说："热厥又是怎样造成的呢？岐伯说：酒气悍热，入胃以后，从卫气行于皮肤络脉，故络脉充满经脉空虚，脾为胃输布津液营养，嗜酒损胃则阳气盛

阴气虚阳气乘入，致使胃气受扰而不和，脾也因之虚衰，脾虚不能化生精微，则精气竭绝，精气竭绝而不能营养四肢。患这种病的人必是经常醉后或饱食后嗜行房事，热气聚于脾中不得宣散，酒气与谷气相迫，酝酿成热，热盛于中，流溢于外，所以全身发热，且因于内热而小便色赤。酒气悍盛而猛烈，饮酒过多则热盛，肾气有伤则阴虚，以致阳热之气独盛，所以手足发热。

【原文】

帝曰：厥或令人腹满，或令人暴不知人①，或至半日远至一日乃知人者何电？岐伯曰：阴气盛于上则下虚，下虚则腹胀满；阳气盛于上，则下气重上而邪气逆，逆则阳气乱，阳气乱则不知人也②。

【注释】

①暴不知人：即突然不知人事。王冰注："暴犹卒也，言卒然冒闷不醒觉也。不知人，谓闷甚不知识人也，或谓尸厥。"

②阳气盛于上，……阳气乱则不知人也：《类经》十五卷第三十四注："重，并也。邪气，气失常也。阳气盛于上，则下气并而上行，并则逆，逆则乱，阳气乱则神明失守，故暴不知人也。"

【语译】

黄帝说：厥症或者使人腹部胀满，或者使人突然不省人事，少者半天，多者一天才能清醒过来，这是什么道理呢？岐伯说：人的阴气偏盛于上，则上下皆阴而阳气虚，阳气虚于下则阴气不化，故腹部胀满；人的阳气偏盛于上，则下部阳气虚，阴气并而上行，则为邪气，邪气逆于上，阳气紊乱，神明失守，故突然不省人事。

【原文】

帝曰：善。愿闻六经脉之厥状病能也。岐伯曰：巨阳之厥，则肿首头重，足不能行，发为眴仆①。阳明之厥，则癫疾欲走呼，腹满不得卧，面赤而热，妄见而妄言。少阳之厥，则暴聋颊肿而热，胁痛，胻不可以运。太阴之厥，则腹满瞋胀，后不利，不欲食，食则呕，不得卧。少阴之厥，则口干溺赤，腹满心痛。厥阴之厥，则少腹肿痛，腹胀泾溲②不利，好卧屈膝，阴缩肿，胻内热。盛则泻之，虚则补之，不盛不虚，以经取之。

【注释】

①眴（xuàn 眩）仆：眩晕仆倒的意思。眴，音义通眩。《说文》："目摇也。"仆，猝倒。

②泾溲：调经论王冰注："泾，大便。溲，小便也。"《素问识》云："泾溲即

是小便。溲者，二便之通称，加泾字，别于大便。"泾，义难解，姑从王注。

【语译】

黄帝说：好。我想听听六经厥症的病状。岐伯说：太阳经所发生的厥症，则头部浮肿而沉重，两足不能行走，若厥气上逆扰及神明，则发生眩晕而仆倒。阳阳经所发生的厥症，由于阳热亢盛，则发为癫病而欲狂走呼叫，腹部胀满，不得安卧，面赤而热；神明被阳热所扰，则出现妄见怪异或妄言谵语的症状。少阳经所发生的厥症，则突然耳聋，颊部肿起而发热，胁痛，两腿运转失灵。太阴经所发生的厥症，则腹部胀满，大便不利，不欲饮食，食则呕吐，不得安卧。少阴经所发生的厥症，则出现口干，小便赤，腹满心痛等症。厥阴经所发生的厥症，则少腹肿痛，腹胀，大小便不利，喜欢屈膝而卧，前阴挛缩而肿起，足胫内侧发热。厥症的治疗，邪气盛的就用泻法，正气虚的就用补法，邪气既不太盛正气也不甚虚的，就从其本经取穴治疗。

【原文】

太阴厥逆，骺急挛，心痛引腹①，治主病者②。少阴厥逆，虚满呕变，下泄清③，治主病者。厥阴厥逆，挛腰痛，虚满前闭谵言④，治主病者。三阴俱逆，不得前后，使人手足寒，三日死⑤。太阳厥逆，僵仆呕血善衄⑥，治主病者。少阳厥逆，机关不利，机关不利者，腰不可以行，项不可以顾，发肠痈不可治，惊者死⑦。阳明厥逆，喘咳身热，善惊衄呕血⑧。

【注释】

①太阴厥逆，骺急挛，心痛引腹：足太阴脉，从足上行，循胫骨后，入腹注心中，故其病如是。

②治主病者：《类经》十五卷第三十五注："谓如本经之左右上下及原俞等穴，各有宜用，当审其所主而刺之也。"下同。

③少阴厥逆，虚满呕变，下泄清：足少阴属肾，肾为胃之关，少阴厥逆，则肾阳衰，不能为脾胃腐化水谷，胃气逆则呕吐，脾气下陷则虚满，下泄清稀。

④厥阴厥逆，挛腰痛，虚满前闭谵言：足厥阴属肝，肝主筋，故病则拘挛腰痛；肝邪乘脾，故为虚满；肝脉环阴器，故为小便不通；肝藏魂，邪扰魂乱，故言语谵妄。

⑤三阴俱逆，……三日死：三阴俱逆，则阳气衰微，气不化津，故小便不通；无力传导，故大便闭结；阳虚不能温煦肢体，故手足寒冷；肝、脾、肾俱衰，故三日而死。此阳明脉解篇所谓厥逆连脏则死之谓。

⑥太阳厥逆，僵仆呕血善衄：足太阳之脉起于目内眦，挟脊抵腰中，故经脉厥逆则僵直仆倒；血随厥气上逆，则呕血、善衄血。

⑦少阳厥逆，……惊者死：《类经》十五卷第三十五注："足之少阳，胆经也。机关者，筋骨要会之所也。胆者，筋其应，少阳厥逆则筋不利，故为此机关腰项之病。肠痈发于少阳厥逆者，相火之结毒也。故不可治。若有惊者，其毒连脏，故当死。"

⑧阳明厥逆，……善惊衄呕血：足阳明之脉，循喉咙入缺盆，下膈，其脉厥逆，故喘息咳嗽；阳明主肌肉，胃为阳热之腑，故病则全身发热；热甚内扰神明，故发惊骇；厥热上逆，血随气上，故发为鼻衄、呕血之症。

【语译】

足太阴经的经气厥逆，小腿拘急痉挛，心痛牵引腹部，当取本经主病的俞穴治疗。足少阴经的经气厥逆，腹部虚饱胀满，上而呕吐，下而泄利清稀，当取本经主病的俞穴治疗。足厥阴经的经气厥逆，挛急腰痛，腹部虚满，小便不通，胡言乱语，当取本经主病的俞穴治疗。若足三阴经脉都发生厥逆，则大小便闭结不通，使人手足寒冷，三天就要死亡。足太阳经的经气厥逆，身体僵直仆倒，呕血，经常鼻出血，当取本经主病的俞穴治疗。足少阳经的经气厥逆，筋骨关节不利，筋骨关节不利则腰部不能活动，项部不能左右回顾，如果兼发肠痈，就为不可治的危症，如再发惊，就会死亡。阳明经的经气厥逆，喘息咳嗽，全身发热，容易惊骇，且有鼻衄、呕血。

【原文】

手太阴厥逆，虚满而咳，善呕沫①，治主病者。手心主少阴厥逆，心痛引喉，身热，死不可治②。手太阳厥逆，耳聋泣出，项不可以顾，腰不可以俯仰③，治主病者。手阳明少阳厥逆，发喉痹，嗌肿，痓④，治主病者。

【注释】

①手太阴厥逆，虚满而咳，善呕沫：手太阴之脉，起于中焦，下络大肠，还循胃口，上膈属肺，故其经脉厥逆，则胸中虚满而咳嗽，常呕吐涎沫。

②手心主少阴厥逆，……死不可治：手心主，即手厥阴心包络之脉，其脉起于胸中，出属心包络。手少阴心脉，起于心中，

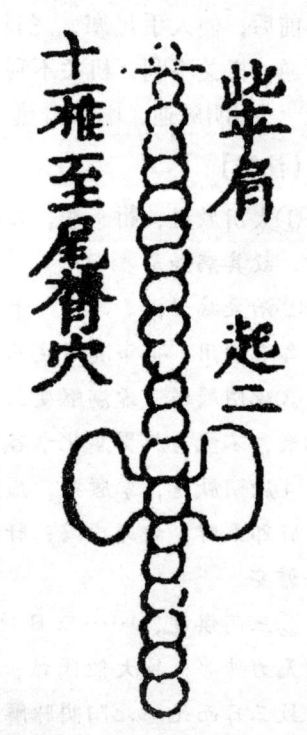

明代吴嘉言《针灸原枢》脏腑图中的肾脏形象之图

从心系上挟咽，故二脉厥逆则心痛引咽喉；二脉均属火，故全身发热。心为五脏六腑之主，邪侵则十二官危，故病则死不可治。

③手太阳厥逆，……腰不可以俯仰：手太阳小肠之脉，至目内外眦，且入耳中，故厥则耳聋泣出；其支脉从缺盆循颈，故项不可以顾；《灵枢》四时气篇曰：邪在小肠者，连睾系，属于脊，故腰不可以俯仰。

④手阳明少阳厥逆，发喉痹，嗌肿，痓（chì 翅）：手阳明大肠脉和手少阳三焦脉，皆从缺盆上项，故厥逆则发生喉痹、咽肿等病。痓，与痉义通，《太素》卷二十六经脉厥注："身项强直也。"

【语译】

手太阴经的经气厥逆，胸中胀满而咳嗽，常呕吐涎沫，当取本经主病的俞穴治疗。手心主和手少阴经的经气厥逆，心痛连及咽喉，全身发热，是不可治的死症。手太阳经的经气厥逆，耳聋不闻，眼中流泪，头项不能左右回顾，腰不能前后俯仰，当取本经主病的俞穴治疗。手阳明经和手少阳经的经气厥逆，发为喉部痹塞，咽部肿痛，颈项强直，当取本经主病的俞穴治疗。

卷第十三

病能论篇第四十六

【题解】

能，同"态"。病能，即疾病的状态。本篇以胃脘痈、卧不安、不得偃卧、厥腰痛、颈痈、阳厥、酒风等病为例，着重论述了临证观察病态、分析病情的方法和意义，故篇名"病能论"。

【原文】

黄帝问曰：人病胃脘痈者，诊当何如？岐伯对曰：诊此者，当候胃脉，其脉当沉细，沉细者气逆，逆者人迎甚盛，甚盛则热。人迎者，胃脉也，逆而盛，则热聚于胃口而不行，故胃脘为痈也。帝曰：善！

人有卧而有所不安者，何也？岐伯曰：藏有所伤，及精有所之寄则安①，故人不能悬②其病也。

帝曰：人之不得偃卧③者，何也？岐伯曰：肺者，藏之盖也，肺气盛则脉大，脉大则不得偃卧。论在《奇恒阴阳》④中。

【注释】

①及精有所之寄则安：本句与《甲乙经》、《黄帝内经太素》均不相同，与

帝问亦不相合，依照上下文关系推断，当有脱误。《甲乙经》卷十二第三作"情有所倚，则卧不安"，倚，作"偏"解，文义较通顺，今从之。盖卧不安病因有二，一是脏有所伤，一是情志过于偏激，如过喜过悲等。

②悬：遥远，引申为远绝、断绝。

③偃卧：仰卧。

④《奇恒阴阳》：王冰："上古经篇名，世本阙。"

【语译】

黄帝问道：患有胃脘痛的病人，应当如何诊断呢？岐伯回答说：诊断这种病应当诊察他的胃脉，其脉应当沉而细，沉细表示胃气上逆，上逆则人迎脉过盛，过盛表示有热。人迎脉属于胃经动脉，气逆脉盛，说明热气聚结于胃口而不得散，所以胃脘发生痈肿。黄帝道：很对！

有人睡眠不安宁，这是什么缘故？岐伯说：这是因为五脏有所损伤，或情志过于偏颇，神明被扰，所以睡眠不安宁。人若不能消除这两种原因，便不能断绝卧不安的病。

黄帝又问道：人不能仰卧，是什么缘故？岐伯说：肺脏位居最高，为内脏的华盖，如果肺内邪气充盛，则脉络胀大，肺的脉络胀大，就不能仰卧。在《奇恒阴阳》中有这方面的论述。

【原文】

帝曰：有病厥者，诊右脉沉而紧，左脉浮而迟，不然①病主安在？岐伯曰：冬诊之，右脉固当沉紧，此应四时；左脉浮而迟，此逆四时。在左当主病在肾，颇关在肺，当腰痛也。帝曰：何以言之？岐伯曰：少阴脉贯肾络肺，今得肺脉②，肾为之病，故肾为腰痛之病也。帝曰：善！

有病颈痈者，或石治之，或针灸治之，而皆已，其真安在③？岐伯曰：此同名异等④者也。夫痈气之息⑤者，宜以针开除去之；夫气盛血聚者，宜石而写之。此所谓同病异治也。

【注释】

①不然：《甲乙经》卷九第八作"不知"。于义为顺。

②肺脉：指浮迟脉。王冰："左脉浮迟，非肺来见，以左肾不足，而脉不能沉，故得肺脉，肾为病也。"

③其真安在：真，《甲乙经》卷十一第九作"治"。即其治疗的道理何在？

④异等：高世栻："等，类也。颈痈之名虽同，而在气在血则异类也。"

⑤息：留止、积滞。

【语译】

黄帝问道：有因气逆而病的患者，诊得右手脉搏沉而紧，左手浮而迟，不知主要病变在何处？岐伯说：在冬天，右脉本来应当沉紧，这是和四时相适应的脉象；左手脉搏浮而迟，这是和四时相违背的脉象。此脉出现在左手，当是主要病变在肾脏，与肺亦颇有关连，当出现腰痛的症状。黄帝又问道："为什么这样说呢？岐伯说：足少阴脉贯串肾脏，并络于肺络。今冬天反诊得浮而迟的肺脉，说明肾有病变。腰为肾之府，所以出现腰痛。黄帝道：很对！

颈部患有痈肿的病人，有的用砭石治疗，有的用针灸治疗，而都能痊愈，它的道理何在？岐伯答道：这是由于病名相同，面病变的类型不一样的缘故。对于因气郁停滞而成的痈肿，宜采用针刺的方法开导除去它；对于气盛壅结而血液随之郁聚的痈肿，宜用砭石来泻其郁血。这就是所谓同病异治。

【原文】

帝曰：有病怒狂①者，此病安生？岐伯曰：生于阳也。帝曰：阳何以使人狂？岐伯曰：阳气者，因暴折而难决，故善怒也，故善怒也，病名曰阳厥②。帝曰：何以知之？岐伯曰：阳明者常动③，巨阳、少阳不动④，不动而动大疾，此其候也。帝曰：治之奈何？岐伯曰：夺其食即已。夫食入于阴，长气于阳⑤，故夺其食即已。使之服以生铁洛⑥为饮，夫生铁洛者，下气疾也。帝曰：善！

【注释】

①怒狂：张介宾："怒狂者，多怒而狂也，即骂詈不避亲疏之谓。"

②阳气者，因暴折而难决，病名曰阳厥：折，挫折。难决，马莳："事有难决，志不得伸"。此指因突然受到精神挫折，思想疙瘩一时难以解开，由于精神打击既强烈又持久，致使阳气被郁，逆而上行，所以容易发怒。因病由阳气厥逆所致，故病名阳厥。

③阳明者常动：指正常情况下，阳明经的大迎、人迎、冲阳等处的动脉搏动明显。

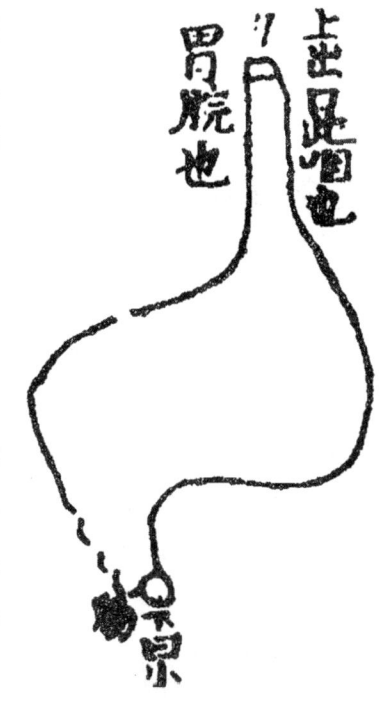

明代吴嘉言《针灸原枢》脏腑图中的胃形象之图

④巨阳、少阳不动：指正常情况下，太阳经、少阳经之脉的搏动不明显。

⑤食入于阴，长气于阳：张介宾："五味入口而化于脾，食入于阴也。藏于胃以养五脏气，长气于阳也。"

⑥生铁洛：即生铁落。张介宾："即炉冶间锤落之铁屑，用水研浸，可以为饮。其属金，其气寒而重，最能坠热开结，平木火之邪。"

【语译】

黄帝问道：有患发怒狂躁病的，这种病是怎样产生的？岐伯说：发生于阳气逆乱。黄帝又问道：阳气为何能使人发狂：岐伯说：阳气因突然受到精神挫折，郁而不畅，若内心的苦闷一时难解，则气郁化火而上逆，所以容易发怒，病名叫做"阳厥"。黄帝又问道：靠什么方法知道的呢？岐伯说：正常人阳明经脉是搏动明显的，而太阳、少阳经脉是搏动不明显的，如果本当搏动得不明显的脉，反而搏动得盛大急疾，这就是阳厥的证候。黄帝又问道：如何治疗？岐伯说：限止饮食，即可痊愈。因为饮食物经过脾的运化，能够助长阳气，所以限止饮食，便会痊愈。再用生铁落煎水给他服，因为生铁落有降气开结的作用。黄帝道："很对!

【原文】

有病身热解①㑊，汗出如浴，恶风少气，此为何病？岐伯曰：病名曰酒风。帝曰：治之奈何？岐伯曰：以泽泻、术②各十分③，麋衔④五分③，合以三指撮⑤为后饭。

【注释】

①解（xiè 械）：通"懈"。

②泽泻、术：泽泻，药名，味甘淡，性微寒，能渗利湿热。术，指白术，药名，味甘苦，性温，燥湿止汗，健脾胃。

③分（fēn 奋）：亦作"份"。整体中的一部。

④麋（mí 迷）衔：药名。又名薇衔、无心草、无风草，即今之鹿衔草。味苦平，微寒，主治风湿。

⑤三指撮：用三个指头撮取药末以计算药量。

【语译】

有人患周身发热，四肢倦怠，汗出如洗浴状，怕风，呼吸微弱短促，这是什么病？岐伯回答说：病名叫酒风。黄帝又问道："如何治疗？岐伯说：用泽泻和白术各十份，麋衔五份，合研为末，每次服三指撮的量，在饭前服下。

【原文】

所谓深之细者，其中手如针也，摩之切之，聚者坚也；博者大也。《上经》^①者，言气之通天也；《下经》^①者，言病之变化也；《金匮》^①者，决死生也；《揆度》^①者，切度之也；《奇恒》^①者，言奇病也。所谓奇者，使奇病不得以四时死也；恒者，得以四时死也。所谓揆者，方切求之也，言切求其脉理也；度者，得其病处，以四时度之也。

【注释】

① 《上经》、《下经》、《金匮》、《揆度》、《奇恒》：都是古时医书名称。

【语译】

所谓深按而得细脉的，其脉在指下细小如针，必须仔细地揣摩和切脉，凡脉气聚而不散的是坚脉；搏击于指下的是大脉。《上经》是论述人体与自然的统一关系的；《下经》是论述疾病变化的；《金匮》是论述疾病的诊断与预后的；《揆度》是阐述切脉方法的；《奇恒》是论述特殊疾病的。所谓奇病，就是患者死亡与四时不相应；所谓常病，就是患者死亡与四时相应。所谓揆，是说通过切脉以推求疾病的所在及其病机；所谓度，是指把切脉获得的病位资料，结合四时气候的影响进行分析，以推断疾病的轻重宜忌及预后。

奇病论篇第四十七

【题解】

奇病，泛指奇特少见的疾病。本篇论述了十种少见而异于寻常的疾病的病因病机、临床表现、治法和预后，故名"奇病论"。

【原文】

黄帝问曰：人有重身^①，九月而瘖，此为何也？岐伯对曰：胞之络脉绝^②也。帝曰：何以言之？岐伯曰：胞络者，系于肾，少阴之脉，贯肾系舌本，故不能言。帝曰治之奈何？岐伯曰：无治也，当十月复。刺法曰：无损不足、益有余，以成其疹^③，然后调之^④，所谓无损不足者，身羸瘦，无用镵石^⑤也。无益其有余者，腹中有形而泄之，泄之则精出而病独擅中，故曰疹成也。

【注释】

①重（chóng 崇）身：怀孕。张介宾："妇人怀孕，则身中有身，故曰重身。"

②胞之络脉绝：胞，女子胞。绝，阻隔不通。张介宾："胎怀九月，儿体已长，故能阻绝胞中之络脉。"

③疹（chèn 趁）：通"疢"，病。

④然后调之：《甲乙经》卷十二第十、《黄帝内经太素》卷三十重身病均无此四字。新校正认为这四字非《素问》原文，而是全元起的注文误入正文，当删。

⑤镵（chán 馋）石：镵，指镵针，古代使用的九种针具之一，长 1 寸 6 分，头部膨大，末端尖锐，形如箭头。石，指砭石，经磨制而成的尖石或石片，是我国最古的医疗工具，后被九针逐渐替代。

【语译】

黄帝问道：有的妇女怀孕九月，说话发不出声音，这是什么缘故？岐伯回答说：这是因为胞宫的络脉被胎儿压迫而阻塞不通所致。黄帝道：根据什么这样说？岐伯说：胞宫的络脉连系于肾脏，而足少阴肾脉是贯串肾而上系于舌根的，所以胞宫络脉被阻，说话就发不出声音了。黄帝道：如何治疗呢？岐伯说：不需要治疗，等到足月分娩后，声音就会自行恢复的。针刺法则上说：毋损伤不足的正气、补益有余的邪气，以免造成更复杂的病变。所谓"毋损不足"，就是身体羸弱消瘦的，不要用针石治疗；"毋益其有余"，是指腹中有孕而妄用攻下，结果只会使精气耗散而反增疾病。所以说盲目的处理，是会造成新的病变的。

【原文】

帝曰：病胁下满，气逆，二、三岁不已，是为何病？岐伯曰：病名曰息积①，此不妨于食。不可灸刺，积②为导引③服药，药不能独治也。

帝曰：人有身体髀股骺皆肿，环齐而痛，是为何病？岐伯曰：病名曰伏梁，此风根也。其气溢于大肠，而著于肓，肓之原在齐下，故环齐而痛也。不可动之，动之为水溺涩之病也④。

【注释】

①息积：古病名。因系邪气稽留不去，日积月累而成，故名息积。《灵枢·百病始生》："稽留而不去，息而成积。"

②积：久。

③导引：我国古代的一种健身方法。通过肢体运动，调节呼吸和自我按摩等，达到祛病延年的目的。

④帝曰：人有身体髀股胻皆肿……动之为水溺涩之病也：此节文字与"腹中论"重，注详该篇。王冰："此一问答之义，与'腹中论'同，以为奇病，故重出于此。"

【语译】

黄帝问：患有胁下胀满，气上逆，二三年不好的，是什么病？岐伯说：病名叫息积，这种病不妨碍饮食，切不可用艾灸、针刺治疗，应长期以导引法疏通气血，结合药物调治，单纯依赖药物是不能治愈的。

黄帝问：有的人髀、股、胻部都肿胀，而且环脐疼痛，是什么病？岐伯说：病名叫做伏梁，这是因为宿受风寒而产生的。风寒之气充溢于大肠，留着于肓膜，肓之原穴在脐下，所以绕脐疼痛。不可用攻下方法扰乱脏气，误用而扰乱之，就会发生小便涩滞的病变。

【原文】

帝曰：人有尺脉数甚，筋急而见，此为何病？岐伯曰：此所谓疹筋①，是人腹必急，白色黑色见，则病甚。

帝曰：人有病头痛以数岁不已，此安得之，名为何病？岐伯曰：当有所犯大寒，内至骨髓，髓者以脑为主，脑逆②，故令头痛，齿亦③痛，病名曰厥逆④，帝曰：善！

【注释】

①疹（chèn 趁）筋：即筋病。

②脑逆：指寒邪上逆于脑。

③亦：《黄帝内经太素》卷三十头齿痛"亦"下有"当"字。

④厥逆：古病名。指由于寒邪犯脑所致的一种顽固性头痛。

黄帝问道：有的人尺部脉跳动很频数，筋脉拘急而显露，这是什么病？岐伯说：这就是所谓"疢筋"病，此人腹部必然紧急，如果面部显现白颜色或黑颜色，则病情就更为严重了。

黄帝问：有人患头痛已数年不愈，这是怎么得病的？叫做什么病？岐伯说：曾有感受大寒的病史，寒邪内侵骨髓，髓以脑为主宰，寒邪上逆于脑，所以使人头痛，牙齿也痛，病名叫厥逆。黄帝说：对！

【原文】

帝曰：有病口甘者，病名为何？何以得之？岐伯曰：此五气①之溢也，名曰脾瘅②。夫五味入口，藏于胃，脾为之行其精气。津液在脾，故令人口甘也。此肥美③之所发④也。此人必数食甘美而多肥也。肥者令人内热，甘者令人中满，故其气上溢，转为消渴⑤。治之以兰⑥，除陈气也。

【注释】

①五气：水谷五味之气。张介宾："五气，五味之所化也，即五味所化之精气。"

②脾瘅（dān 丹）：瘅，热。脾瘅，指脾热而谷气上溢所致的口中甜腻之病。

③肥美：泛指肥甘味美之食物。

④发：《黄帝内经太素》卷三十脾瘅消渴作"致"。

⑤消渴：病名，以口渴、易饥、小便多为其特征。古人认为由于内热日久，伤及阴分所致。

⑥兰：兰草。张介宾："兰草性味甘寒，能利水道，辟不祥，除胸中痰癖；其气清香，能生津止渴，润肌肉，故可除陈积蓄热之气。"

【语译】

黄帝问：有的人口中发甜，病名叫什么？怎样得病的？岐伯说：这是由于五味的精气向上泛溢所致，病名叫脾瘅。大凡饮食入口，贮藏在胃中，经脾的作用而转输其精气。今脾运失健，津液停留在脾，迫使胃中的五味之精气上溢，所以使人口中发甜。这种病大都是过食肥甘厚味造成的。患此病的人，必然是经常吃甘美而肥腻的食品。肥厚食勿可使人产生内热，过食甜食可使人中焦气机滞满，所以精气上溢，日久还可能转化为消渴病。应当用兰草进行治疗，以祛除郁积日久的邪热之气。

【原文】

帝曰：有病口苦，取阳陵泉^①，口者，病名为何？何以得之？岐伯曰：病名曰胆瘅^②。夫肝者，中之将也，取决于胆^③，咽为之使^④。此人者，数谋虑不决，故胆虚^⑤，气上溢而口为之苦。治之以胆募、俞^⑥，治在《阴阳十二官相使》^⑦中。

【注释】

①口苦，取阳陵泉：新校正："按全元起本及《太素》无'口苦取阳陵泉'六字，详前后文势，疑此为误。"今从不译。

②胆瘅：病名。因口苦之病，为胆热而气上溢所致，故名胆瘅。

③夫肝者，中之将也，取决于胆：张介宾："肝者将军之官，谋虑出焉。胆者中正之官，决断出焉。夫谋虑在肝，无胆不断，故肝为中之将而取决于胆也。"又新校正："按《甲乙经》曰：'胆者，中精之府，五脏取决于胆，咽为之使'。疑此文误。"

④咽为之使：张介宾："足少阳之脉上挟咽，足厥阴之脉循喉咙之后，上入颃颡。是肝胆之脉皆会于咽，故咽为之使。"

⑤胆虚：《甲乙经》卷九第五无"虚"字，"胆"字连下读。丹波元简："数谋虑不决，宜胆气怫郁，《甲乙》似是。"

⑥胆募、俞：募、俞，针灸穴位分类名，指脏腑之气积聚于胸腹部的募穴和输注于背部的背俞穴而言。它们是治疗脏腑疾病的重要穴位。胆俞穴在第十胸椎棘突下旁开一寸五分。胆募穴即日月穴，位于乳头正下方，第七肋间隙处。

⑦《阴阳十二官相使》：古医书名。王冰："言治法具于彼篇，今经已亡。"

【语译】

黄帝问：有的人口发苦，病名叫什么？怎样得病的？岐伯说：病名叫胆瘅。肝为将军之官主谋虑，胆为中正之官主决断，肝谋虑后还取决于胆之决断，咽部之受肝胆支配。这种病人，因经常谋虑而不决，导致胆气不足，胆汁向上泛溢，于是口中发苦。治疗应针刺胆募穴和胆俞穴。治疗方法记载在《阴阳十二官相使》之中。

【原文】

帝曰：有癃①者，一日数十溲，此不足也。身热如炭，颈膺如格，人迎躁盛；喘息，气逆，此有余也。太阴脉②微细如发者，此不足也。其病安在？名为何病？岐伯曰：病在太阴，其盛在胃，颇在肺，病名曰厥，死不治。此所谓得五有余、二不足也。帝曰：何谓五有余、二不足？岐伯曰：所谓五有余者，五病之气有余也；二不足者，亦病气之不足也。今外得五有余，内得二不足，此其身不表不里，亦正死明矣③。

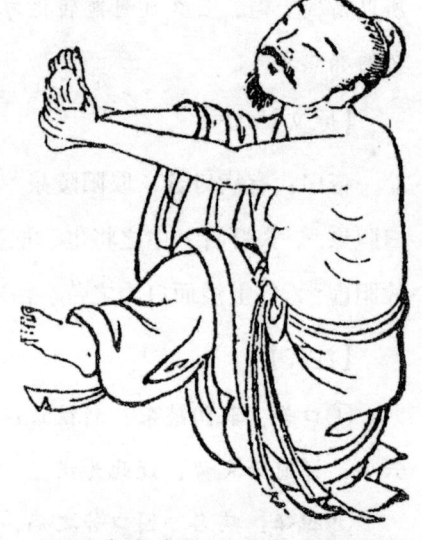

明代高濂《遵生八笺》陈希夷导引坐功图中的夏至五月中坐功图

【注释】

①癃（lóng 龙）：小便不利。

②太阴脉：指手太阴肺经之动脉，即寸口脉。

③亦正死明矣：《甲乙经》卷九第十一作"亦死证明矣"。义较顺。

【语译】

黄帝道：有患小便不利的，一天要小便几十次，这是正气不足所致。若见身热如炭火，颈部和胸膺之间有格拒不通的感觉，人迎脉躁动急数，呼吸喘促，肺气上逆，这又是邪气有余的现象。如寸口脉微细如发，这也是正气不足的表现。这种病的病位在哪里？叫什么病？岐伯说：病位在太阴脾脏，由于热邪炽盛于胃，而且与肺亦很有关系，病名叫做厥，是无法治疗的死证。这就是所谓"五有余，二不足"的病证。黄帝问：什么叫五有余，二不足呢？岐伯说：所谓"五有余"，就是指身热如炭、颈膺如格、人迎躁盛、喘息、气逆五种病气有余的脉症；"二不足"，就是指癃而一日数十溲、脉细如发两种正气不足的脉症。现在外表有五种有余的脉症，内里有两种不足的脉症，对这种病既不能从表治，又不能从里治，所以必死无疑了。

【原文】

帝曰：人生而有病巅疾①者，病名曰何？安所得之？岐伯曰：病名为胎病②，此得之在母腹中时，其母有所大惊，气上而不下，精气并居^③，故令子发为巅疾也。

帝曰：有病厖然如有水状，切其脉大紧，身无痛者，形不瘦，不能食，食少，名为何病？岐伯曰：病生在肾，名为肾风。肾风而不能食，善惊，惊已^④，心气痿者死。帝曰：善！

【注释】

①巅疾：在此指癫痫。《甲乙经》卷十一第二、《黄帝内经太素》卷三十癫疾均作"癫疾"。

②胎病：先天性疾病。张介宾："盖儿之初生，即有病癫痫者，今人呼为胎里疾者即此。"

③精气并居：气，指因大惊而逆乱之气。精气并居，谓精气与逆乱之气相并。张介宾："惊则气乱而逆：故气上不下。气乱则精亦从之，故精气并及于胎，令子为癫痫疾也。"

④善惊，惊已：《甲乙经》卷八第五作"善惊不已"。义胜。

【语译】

黄帝说：有的婴儿生下来就患癫痫，病名叫什么？是怎样得的呢？岐伯说：病名叫做胎病，这种病是胎儿在母腹中时就得了的，由于其母曾受到很大的惊吓，气机逆乱，上而不下，精随气逆，影响了胎儿的发育，所以使婴儿生下来就患有癫痫。

黄帝问：有人浮肿象有水状，切其脉搏大而紧，身无痛处，形体不消瘦，不能够饮食，或吃得很少，这叫什么病？岐伯说：这种病发于肾脏，名叫肾风。肾风病人到了不能饮食，经常惊悸不已，心气衰竭的阶段，就要死亡。黄帝问：对！

大奇论篇第四十八

【题解】

本篇着重从脉象的变化来分析某些疾病的病机和预后，因所论述的亦都是比较特殊而少见的奇病、奇脉，扩大了上一篇"奇病论"的内容，故篇名"大奇论"。

【原文】

肝满①、肾满、肺满皆实，即为肿。肺之雍②，喘而两胠③满。肝雍，两胠满，卧则惊，不得小便。肾雍，脚④下至少腹满，胫有大小，髀䯏大跛，易偏枯。心脉满大，痫瘛筋挛⑤。肝脉小急，痫瘛筋挛。肝脉骛暴⑥，有所惊骇，脉不至若瘖，不治自已。肾脉小急，肝脉小急，心脉小急，不鼓皆为瘕⑦。

【注释】

①满：指邪气壅滞而胀满。

②雍：同"壅"。

③胠（qū 驱）：腋下胁上部分。

④脚：上古时指胫，即小腿，《说文》："脚，胫也"。《甲乙经》卷十一第八、《黄帝内经太素》卷十五五脏脉诊均作"胠"。新校正："按《甲乙经》'脚下'作'胠下'，'脚'当作'胠'，不得言'脚下至少腹'也。"可参。

⑤痫瘛筋挛：痫，癫痫。瘛，瘛纵，即抽搐。筋挛，筋脉拘挛。

⑥骛（wù 务）暴：骛，乱驰；交驰。骛暴，喻脉搏急疾而乱。

⑦瘕（jiǎ 假）：病名。由气聚而成，有聚散无常、推之游移不定、痛无定处的特点。马莳："瘕者，假也，块似有形，而隐见不常，故曰瘕。"

【语译】

肝、肾、肺经脉被邪气壅滞而胀满的都为实证，当即发生壅肿的征象。肺脉壅塞，则两㤭部位胀满，睡眠则惊骇不宁，小便不通。肾脉壅塞，则喘息而两胠部位胀满。肝脉壅塞，则从胫下到小腹部胀满，两胫肿胀程度不同，大小不一，髀部和胫部肿大，以至活动不便而跛行。日久容易发展为半身不遂。心脉满大，是内热盛，会引起癫痫抽搐和筋脉拘挛。肝脉小而急，是肝脏虚寒，亦会引起癫痫抽搐和筋脉拘挛。如果肝脉搏动急疾而乱，或受到惊骇后脉搏一时按不到，好象失音一样静无声息，这是受惊气逆的表现，不治疗也会自愈。肾、肝、心三脉细小急疾而不鼓击于指下，是气聚在腹内，皆当发为瘕病。

【原文】

肾、肝并沉为石水①，并浮为风水②，并虚为死，并小弦欲惊。肾脉大急沉，肝脉大急沉，皆为疝。心脉搏滑急为心疝③；肺脉沉搏为肺疝④。三阳急为瘕；

三阴急为疝；二阴急为痫厥⑤；二阳急为惊。脾脉外鼓沉，为肠澼；久自已。肝脉小缓，为肠澼，易治。肾脉小搏沉，为肠澼，下血，血温身热者死⑥。心肝澼亦下血，二藏同病者，可治。其脉小沉涩为肠澼，其身热者死，热见⑦七日死。

【注释】

①石水：水肿证候之一，水肿偏于腹部。见于《素问·阴阳别论》、《灵枢·邪气藏府病形》等篇。

②风水：水肿证候之一，浮肿以头面为甚。见于《素问·评热病论》、《素问·水热穴论》等篇。

③心疝：古病名，系寒邪侵犯心经所引起的疝病。见于《素问·脉要精微论》等篇。

④肺疝：古病名，系寒邪侵犯肺经所引起的疝病。

⑤痫厥：昏迷不知人事。

⑥血温身热者死：尤怡："'温'当作'溢'，……血既流溢，复见身热，则阳过亢而阴受逼，有不尽不已之势，故死。"

⑦见：《甲乙经》卷四第一下作"甚"。

【语译】

肾脉、肝脉并见沉象的是石水证，并见浮脉的是风水证，并见虚象的是死候，并见微弦之象的则将要发惊。肾脉出现非常沉紧之象，或肝脉出现非常沉紧之象，都是疝病。心脉搏动滑利急疾的是心疝；肺脉沉而搏击于指下的是肺疝。膀胱和小肠脉紧的是瘕病，肺和脾脉紧的是疝病；心和肾脉紧的则病痫厥；胃和大肠脉紧的则病惊骇。脾脉虽沉但又有向外鼓动之象的是肠澼病，邪有外出之机，日久能自愈。肝脉见稍缓脉象的是肠澼病，邪气轻微而易治。肾脉见沉而稍稍搏动于指下的是肠澼便血，血溢于外复见身热则是死候。心、肝二脏引起的肠澼亦见便血，若二脏同病，木火相生，可以治愈。若脉见小而沉涩的肠澼，兼有身热不退的，预后不良，如高热持续七天就会死亡。

【原文】

胃脉沉鼓①涩，胃外鼓大，心脉小坚急，皆鬲偏枯。男子发左，女子发右，不瘖舌转，可治，三十日起；其从者②瘖，三岁起；年不满二十者，三岁死。脉至而搏，血衄身热者死。脉来悬钩浮③为常脉。脉至如喘④，名曰暴厥；暴厥者，不知与人言。脉至如数，使人暴惊，三四日自已。

【注释】

①鼓：疑衍。沉脉与鼓浮于外脉性质相反，不可相兼。

②其从者：指男子病在右，女子病在左。人身左为阳，右为阴，男子属阳而病发于左，女子属阴而病发于右，均为逆，反之则为从。《素问·玉版论要》："女子右为逆，左为从；男子左为逆，右为从。"

③悬钩浮：张介宾："悬者，不高不下，不浮不沉，如物悬空之义。谓脉虽浮钩，而未失中和之气也。"

④脉至如喘：喘，通"湍"。形容脉来如水流般湍急。

【语译】

胃脉沉涩，或者浮而大，以及心脉稍坚紧，皆为气血阻隔不通，半身不遂的征象。若男子偏瘫在左侧，女子偏瘫在右侧，而说话正常、舌转灵活的，可以治疗，约经三十天就能痊愈；如果男子偏瘫在右，女子偏瘫在左，说话发不出声音的，大约需要三年才能恢复；如果这种情况发生在年龄不满二十岁的患者身上，往往三年即死。脉来搏指有力，伴见衄血、身热，就有死亡的危险。如脉来浮如悬钩之象，才是失血病应有的脉象。脉来似水流般湍急的，是暴厥的脉象；暴厥患者一时不省人事，不能言语。脉来似有数象，往往是由于突然受惊所致，三四日即可自愈。

【原文】

脉至浮合①，浮合如数，一息十至以上，是经气予②不足也，微见九十日死；脉至如火薪然③，是心精之予夺④也，草干而死；脉至如散叶，是肝气予

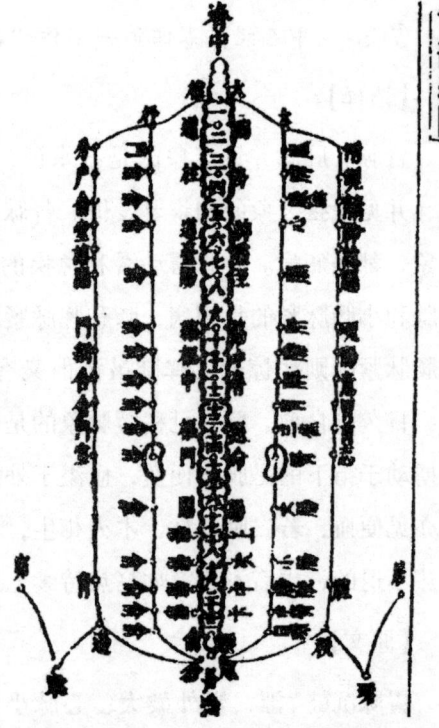

明代张介宾《类经图翼》中的背部总图

虚也，木叶落而死；脉至如省客⑤，省客者，脉塞而鼓⑥，是肾气予不足也，悬去枣华⑦而死；脉至如丸泥，是胃精予不足也，榆荚落⑧而死；脉至如横格⑨，是胆气予不足也，禾熟而死；脉至如弦缕⑩，是胞⑪精予不足也，病善言，下霜而死，不言，可治；脉至如交漆⑫，交漆者，左右傍至也，微见三十日死；脉至如涌泉，浮鼓肌中，太阳气予不足也，少气，味韭英而死⑬。

【注释】

①浮合：形容脉象如水波，浮荡不定，忽分忽合，极难分辨。王冰："如浮波之合，后至者凌前，速疾而动，无常候也。"

②予：作语气助词，无义。下同。

③如火薪然：火，烧。薪，柴火。如火薪然，喻脉象如同烧柴火一样，火焰或明或灭，其形不定。

④心精之予夺：《甲乙经》卷四第一下"精"下无"之"字。似是，与上下体例合。

⑤省（xǐng 醒）客：省，探望。形容脉象时而不见，时而复来，有如探视之客或去或来。

⑥脉塞而鼓：言脉搏时而闭塞不至，时而应指有力。

⑦悬去枣华（huā 花）：指初夏枣花开落之时。华，同"花"。张介宾："枣华之候，初夏时也。悬者，华之开；去者，华之落。言于枣花开落之时。"

⑧榆荚落：指春季榆树结挂榆荚之时。

⑨横格：形容脉象长而坚硬，如长枝条横于指下。格，树木的长枝条。

⑩弦缕：缕，线。弦缕，即弦线。形容脉象紧张而细，似绷紧的弦线，即弦细脉。马蒔："如弓弦之缕，犹俗之所谓弦线也，主坚急不和。"

⑪胞：诸注不一，或指为心胞，或指为膀胱，或指为胞宫，或指为精室，或指为胞脉。存疑待考。

⑫交漆：交，通"绞"。形容脉搏如绞滤漆汁，四面流散。

⑬味韭英而死：英，花。韭英，韭菜花。意为当死于啖到韭花之时。韭花生于长夏。

【语译】

脉来如水波，浮荡分合不定，这种"浮合"脉如同数脉一样频数，一呼一吸跳动十次以上，这是经脉中精气不足之象，从微微显现这种脉象起，大约经过九十日便要死亡；脉来如燃薪之火，或明或灭，其形不定，这是心脏精气脱失之象，预计至秋尽冬初草枯之时便要死亡；脉来如散落的树叶，浮泛无根，这是肝脏精气亏虚之象，预计到秋天树木落叶时节死亡；脉来去不定，如省亲的客人一样往返不居，这种"省客"脉，时而闭塞不至，时而应指有力，这是肾脏精气不足之象，预计到初夏枣花开落的时节死亡；脉来如泥丸滚动，虽有圆象，但不柔软，这是胃腑精气不足之象，预计到春季榆树上结挂榆荚的时节死亡；脉来长而坚硬，如长枝条横于指下，这是胆腑精气不足之象，预计到秋天稻禾成熟的时节死亡；脉来如弦线般紧张而细，这是胞的精气不足之象，若患者神志错乱多言语，预计到下霜时节死亡，若不出现多言之症，尚可治疗。脉来如绞滤漆汁般四面流散，这种"绞漆"脉，左右旁流，按之无根，从微微显现这种脉象起，大约经过三十日就要死亡；脉来如泉水外涌，浮而有力，鼓动于肌肉之中，这是太阳经脉的精气不足之象，可见呼吸气短，预计当嗋到韭菜花的时节死亡。

【原文】

脉至如颓土①之状，按之不得，得肌气予不足也，五色先见黑，白垒②发死；脉至如悬雍③，悬雍者，浮揣切之益大，是十二俞之④予不足也，水凝而死；脉至如偃刀⑤，偃刀者，浮之小急，按之坚大急，五藏菀熟⑥，寒热独并于肾也，如此其人不得坐，立春而死；脉至如丸滑不直⑦手，不直手者，按之不可得也，是大肠气予不足也，枣叶生而死；脉至如华⑧者，令人善恐，不欲坐卧，行立常听，是小肠气予不足也，季秋而死。

【注释】

①颓土：颓，倒塌。颓土，即土结构建筑物倒塌后的松土。形容脉象松散无根，虚大无力。

②白垒：垒，通"蔂"。马蒔："垒，当作'蔂'。"蔂，即藤，蔓生植物名，有白藤、紫藤等多种。白垒，即白藤。

③悬雍：即悬雍垂，其形上大下小。形容脉象轻取尚大，重按即小。

④之：《甲乙经》卷四第一下"之"后有"气"，字。义胜。

⑤偃刀：张志聪："偃，仰也。脉如仰起之刀，口利锐而背坚厚，是以浮之小急而按之坚大也。"

⑥菀熟：菀，同"郁"。熟，应作"热"，形近之误。王冰："熟，热也。"《素问注证发微》、《类经》、《素问集注》、《素问直解》均改作"菀热"。《甲乙经》卷四第一下作"寒热"。

⑦直：《甲乙经》卷四第一下作"著"。义胜。

⑧华：同"花"。张介宾："如草木之花而轻浮柔弱也。"此以花的轻浮软弱来形容脉象。

【语译】

脉来如倒塌的松土虚大无力，重按即无，这是肌肉的精气不足之象，若面部先呈现五色中的黑色，是土败水侮的表现，预计到春天白藤发芽的时节死亡；脉来如悬壅垂一样，上大下小，这种"悬壅"脉，轻按浮取愈觉虚大，这是十二俞穴的精气不足之象，预计到水凝成冰的时节死亡；脉来如仰放着的刀，浮取脉小而急，重按脉大而坚，此乃五脏郁热，寒热交并于肾，这样的病人只能躺卧，不能坐起，预计到立春时节死亡；脉来如弹丸，滑小无根，按之即无，这是大肠精气不足之象，预计死于枣树生叶之时；脉来轻浮软弱如花絮，病人易惊恐，坐卧不宁，行走和站立时耳中常鸣响，这是小肠的精气不足之象，预计到深秋时节死亡。

脉解篇第四十九

【题解】

脉解，即解脉。本篇具体阐述了三阴三阳经脉之气各有所主之时，并从时令阴阳变化的角度，解释了阴阳经气盛衰而致经脉病变的症状和机理，故名为"脉解篇"。

【原文】

太阳所谓肿腰脽痛者①，正月太阳寅，寅太阳也②，正月阳气出在上而阴气盛，阳未得自次也③，故肿腰脽痛也。病偏虚为跛者，正月阳气冻解，地气而出也，所谓偏虚者，冬寒颇有不足者，故偏虚为跛也④。所谓强上引背者，阳气大上而争，故强上也⑤。所谓耳鸣者，阳气万物盛上而跃，故耳鸣也⑥。所谓甚则狂颠疾者，阳尽在上而阴气从下，下虚上实，故狂颠疾也⑦。所谓浮为聋者，皆在气也⑧。所谓人中为瘖者，阳盛已衰，故为瘖也⑨。内夺而厥，则为瘖俳，此肾虚也，少阴不至者，厥也⑩。

【注释】

①太阳所谓肿腰脽（shuí 谁）痛者：所谓者，指引古经之语。脽，臀肉。足太阳经脉抵腰中，入贯臀，过髀枢，故其经脉有病，则腰部肿胀而臀部疼痛。

②正月太阳寅，寅太阳也：王冰注："正月三阳生，主建寅，三阳谓之太阳，故曰寅太阳也。"按：正月为一年之首，太阳为诸阳之首，故正月属太阳。古人以十二辰分配地平方位，观斗纲所指之方位以定时令。正月斗纲指寅，二月指卯，三月指辰，四月指巳，五月指午，六月指未，七月指申，八月指酉，九月指戌，十月指亥，十一月指子，十二月指丑，称为月建。北斗星由七星组成，第一名魁，第五名衡，第七名杓，此三星组成斗纲。在正月里，黄昏杓星指寅位，夜半衡星指寅位，平旦魁星指寅位，故云正月月建在寅。余仿此。

③正月阳气出在上而阴气盛，阳未得自次也：王冰注："正月虽三阳生，而天气尚寒，以其尚寒，故曰阴气盛，阳未得自次。"自次，言自己应据的位次。正月属太阳主时，理当阳旺，今未旺，故言未得自次。

④病偏虚为跛者，……故偏虚为跛也：足太阳经偏枯而跛足者，是因为正月里太阳主令，阳气促使冰冻解散，地气从下上出，由于寒冬的影响，体内阳气颇感不足，所以阳气偏虚在一侧，而发生跛足的症状，盖足太阳之脉，下行髀枢而出于外踝之后故也。跛，即瘸。偏虚，注家多解为阳气偏虚，高士宗以为"偏枯"，今从之。

⑤所谓强上引背者，……故强上也：强上引背，谓颈项强硬而牵引背部。足太阳之脉，从脑还出别下项，挟脊下行，若阳气大上而争引，则出现是症矣。王冰注："强上，谓颈项痉强也，甚则引背矣。所以尔者，以其脉从脑出，别下项背故也。"

⑥所谓耳鸣者，……故耳鸣也：足太阳之脉，其支者，从巅至耳上角。若阳气大过，犹如春季万物盛长而活跃一样，过盛之阳气循脉入耳，故出现耳鸣。

⑦所谓甚则狂颠疾者，……故狂颠疾也：《类经》十四卷第十一注："所谓甚者，言阳邪盛也，阳邪实于阳经，则阳尽在上，阴气在下，上实下虚，故当为狂癫之病。"狂，狂病。颠，与癫通，在此似指后世之痫证。《太素》卷八经脉

病解注：“三阳俱胜，尽在于头为上实；三阴从下，即为下虚。于是发病脱衣登上，驰走妄言，即谓之狂；僵仆而倒，遂谓之颠也。”

⑧所谓浮为聋者，皆在气也：高士宗注：“经脉论云：手太阳之脉入耳中，所生病者耳聋，故申明所谓浮为聋者，是逆气上浮而为聋，皆在气也。”《类经》十四卷第十一注：“阳实于上，则气壅为聋。”

⑨所谓入中为瘖者，阳盛已衰，故为瘖也：《太素》卷八经脉病解注：“太阳之气中伤人者，即阳大盛，盛已顿衰，故为瘖也。瘖，不能言也。”王玉川云：“今临床所见患感冒寒邪而音哑者，大多先有内热蕴蓄而后寒邪外束所致。杨注‘阳太盛，盛已顿衰，故为瘖’，与临床所见，若合符节。”

⑩内夺而厥，……少阴不至者，厥也：《类经》十四卷第十一注：“内夺者，夺其精也，精夺则气夺而厥，故声瘖于上，体废于下。元阳大亏，病本在肾，肾脉上挟舌本，下走足心，故为是病。”俳，通痱，废也。瘖俳，病名，《奇效良方》云：“瘖痱之状，舌瘖不能语，足废不为用。”

【语译】

太阳经有所谓腰肿和臀部疼痛的，是因为正月属于太阳，而月建在寅，正月是阳气升发的季节，但阴寒之气尚盛，阳气未能依正常规律，据其应有的位次，当旺不旺，病及于经，故发生腰肿和臀部疼痛。病有阳气不足而发为偏枯跛足的，是因为正月里阳气促使冰冻解散，地气从下上出，由于寒冬的影响，阳气颇感不足，若阳气偏虚于足太阳经一侧，则发生偏枯跛足的症状。所谓颈项强急而牵引背部的，是因为阳气剧烈地上升而争引，影响于足太阳经脉，所以发生颈项强急。所谓出现耳鸣症状的，是因为阳气过盛，好象万物向上盛长而活跃，盛阳循经上逆，故出现耳鸣。所谓阳邪亢盛发生狂病癫痫的，是因为阳气尽在上部，阴气却在下面，下虚而上实，所以发生狂病和癫痫病。所谓逆气上浮而致耳聋的，是因为气分失调，手太阳之脉入耳中，气逆上浮，故致耳聋。所谓阳气在内不能言语的，是因为阳气盛极而衰，故不能言语。若房事不节内夺肾精，精气耗散而厥逆，就会发生瘖痱病，这是因为肾虚，少阴经的精气不至而发生厥逆。

【原文】

少阳所谓心胁痛者，言少阳戌也，戌者心之所表也①，九月阳气尽而阴气盛，故心胁痛也②。所谓不可反侧者，阴气藏物也，物藏则不动，故不可反侧也[3]。所谓甚则跃者，九月万物尽衰，草木毕落而堕，则气去阳而之阴，气盛而阳之下长，故谓跃[4]。

【注释】

①少阳所谓心胁痛者，言少阳戍也，戍者心之所表也：《太素》卷八经脉病解注："手少阳脉络心包，足少阳脉循胁里，故少阳病心胁痛也。戍为九月，九月阳少，故曰少阳也。戍少阳脉散络心包，故为心之所表。"

②九月阳气尽而阴气盛，故心胁痛也：九月之时，阳气将尽，阴气方盛，人亦应之。手少阳络心包，足少阳循胁里，少阳为阴邪所乘，循经而病，故心胁痛。

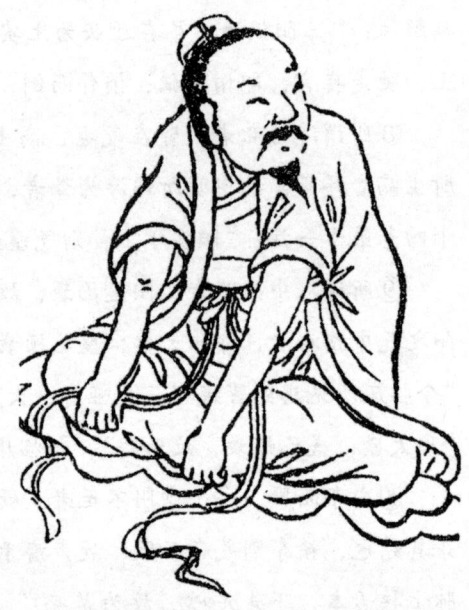

明代高濂《遵生八笺》陈希夷导引坐功图中的大暑六月中坐功图

③所谓不可反侧者，……故不可反侧也：反侧，侧身转动的意思。《灵枢》经脉篇云：足少阳之脉，循胸过季胁，是动则病不能转侧。九月阴气方盛，阴主静主藏，阴气盛则万物潜藏而不动，少阳经气应之，所以不能转侧。

④所谓甚则跃者，……故谓跃：《类经》十四卷第十一注："九月万物尽衰，草木毕落，是天地之气，去阳而之阴也。人身之气亦然，故盛于阴分则所长在下，其有病为跳跃者，以足少阳脉下出足之外侧，阴复于上，阳鼓于下也，故应九月之气。"盖阳气入阴，而盛于阴分，阳气鼓动于下之阴分，故为跳跃之势。

【语译】

少阳所以发生心胁痛的症状，是因为阳属九月，月建在戍，少阳脉散络心包，为心之表，九月阳气将尽，阴气方盛，邪气循经而病，所以心胁部发生疼痛。所谓不能侧身转动，是因为九月阴气盛，万物皆潜藏而不动，少阳经气应之，所以不能转侧。所谓甚则跳跃，是因为九月万物衰败，草木尽落而坠地，人身的阳气也由表入里，盛于下部而鼓动于阴分，少阳脉下出足之外踝，所以容易发生跳跃的状态。

【原文】

阳明所谓洒洒振寒者，阳明者午也，五月盛阳之阴也，阳盛而阴气加之，故洒洒振寒也①。所谓胫肿而股不收者，是五月盛阳之阴也，阳者衰于五月，而一阴气上，与阳始争，故胫肿而股不收也②。所谓上喘而为水者，阴气下而复上，上则邪客于脏腑间，故为水也③。所谓胸痛少气者，水气在脏腑也，水者阴气也，阴气在中，故胸痛少气也④。所谓甚则厥，恶⑤人与火，闻木音则惕然而惊者，阳气与阴气相薄，水火相恶，故惕然而惊也。所谓欲独闭户牖而处者，阴阳相薄也，阳尽而阴盛，故欲独闭户牖而居。所谓病至则欲乘⑥高而歌，弃衣而走者，阴阳复争，而外并于阳，故使之弃衣而走也。所谓客孙脉则头痛鼻衄腹肿者，阳明并于上，上者则其孙络太阴也，故头痛鼻衄腹肿也⑦。

【注释】

①阳明所谓洒洒振寒者，……故洒洒振寒也：洒洒，寒栗貌。五月阳气明盛，故曰阳明。五月月建在午，故曰阳明者午也。夏至在五月，而夏至阳气已极，阴气初生，阴气加于盛阳之上，寒热相搏，故洒洒振寒。

②所谓胫肿而股不收者，……故胫肿而股不收也：足阳明脉，下髀关，抵伏兔，下入膝膑中，下循胫外廉，下足跗。五月阳气盛极而衰，阴气初生，人亦应之。阴气生于下，向上与阳气相争，故致经脉失调，出现胫部浮肿而两股弛缓不收。

③所谓上喘而为水者，……故为水也：上喘而为水，即因水肿而致喘息。《类经》十四卷第十一注："阳明土病，则不能治水。故阴邪自下而上，客于脏腑之间，乃化为水。水之本在肾，末在肺，标本俱病，故为上喘也。"

④所谓胸痛少气者，……故胸痛少气也：水气停留于脾脏与胃腑之间，水为阴邪之气，停留于中，则上逆心肺，心肺受邪，故胸痛少气。

⑤恶（wù 悟）：讨厌、憎恨的意思。

⑥乘：上也，登也。

⑦所谓客孙脉则头痛鼻衄腹肿者，……故头痛鼻衄腹肿也：足阳明之脉从头走足。五月阳极阴生，阴气与阳气相争，下而复上，使阳明经脉受邪，不得下行而逆于上，若逆于阳明之孙络，则头痛鼻塞；若逆于太阴脾经，则腹部肿胀。衄，鼻塞不通，《说文》："病寒鼻窒也。"

阳明经有所谓洒洒振寒的症状，是因为阳明旺于五月，月建在午，五月是阳极而阴生的时候，人体也是一样，阴气加于盛阳之上，故令人洒洒然寒栗。所谓足胫浮肿而两股弛缓不收，是因为五月阳盛极而阴生，阳气始衰，在下初生之一阴，向上与阳气相争，致使阳明经脉不和，故发生足胫浮肿而两股弛缓不收的症状。所谓因水肿而致喘息的，是由于土不制水，阴气自下而上，居于脏腑之间，水气不化，故为水肿之病，水气上犯肺脏，所以出现喘息的症状。所谓胸部疼痛呼吸少气的，也是由于水气停留于脏腑之间，水液属于阴气，停留于脏腑，上逆于心肺，所以出现胸痛少气的症状。所谓病甚则厥逆，厌恶见人与火光，听到木击的声音则惊惕不已，这是由于阳气与阴气相争，水火不相协调，所以发生惊惕一类的症状。所谓想关闭门窗而独居的，是由于阴气与阳气相争，阳气衰而阴气盛，阴主静，所以病人喜欢关闭门窗而独居。所谓发病则登高处而歌唱，抛弃衣服而奔走的，是由于阴阳之气反复相争，而外并于阳经使阳气盛，阳主热主动，热盛于上，所以病人喜欢登高而歌，热盛于外，所以弃衣而走。所谓客于孙脉则头痛、鼻塞和腹部肿胀的，是由于阳明经的邪气上逆，若逆于本经的细小络脉，就出现头痛鼻塞的症状，若逆于太阴脾经，就出现腹部肿胀的症状。

【原文】

太阴所谓病胀者，太阴子也，十一月万物气皆藏于中，故曰病胀①。所谓上走心为噫者，阴盛而上走于阳明，阳明络属心，故曰上走心为噫也②。所谓食则呕者，物盛满而上溢，故呕也③。所谓得后与气则快然如衰者，十一月阴气下衰，而阳气且出，故曰得后与气则快然如衰也④。

【注释】

①太阴子也，……故曰病胀：十一月月建在子，为阴气最盛的时期，太阴又是阴中之至阴，故云太阴子也。十一月天寒地冻，万物闭藏于中，人亦应之。足太阴脾经入腹属脾络胃，今邪气循经入腹，影响运化，故致腹胀。

②所谓上走心为噫者，……故曰上走心为噫也：《灵枢》经脉篇云：脾足太阴之脉，是动则病善噫；本经宣明五气篇云：五气所病，心为噫；《灵枢》口问篇云：寒气客于胃，厥逆从下上散，复出于胃，故善噫。盖心脾胃三经俱能为

噫，此则兼而言之。十一月阴气盛，阴邪循脾经上走于足阳明胃经，足阳明之正上通于心，三经俱病，故发生噫症。噫，即嗳气。

③所谓食则呕者，物盛满而上溢，故呕也：《类经》十四卷第十一注："脾胃相为表里，胃受水谷，脾不能运，则物盛满而溢，故为呕。"

④十一月阴气下衰，而阳气且出，故曰得后与气则快然如衰也：《灵枢》经脉篇云，太阴之脉，是动则病腹胀善噫，得后与气则快然如衰。盖十一月阴气盛极而下衰，阳气初生，腹中阴邪得以下行，故得大便与矢气则腹胀嗳气快然如衰。后，指大便。气，指矢气。

【语译】

太阴经脉有所谓病腹胀的，是因为太阴为阴中之至阴，应于十一月，月建在子，此时阴气最盛，万物皆闭藏于中，人气亦然，阴邪循经入腹，所以发生腹胀的症状。所谓上走于心而为嗳气的，是因为阴邪盛，阴邪循脾经上走于阳明胃经，足阳明之正上通于心，心主嗳气，所以说上走于心就会发生嗳气。所谓食入则呕吐的，是因为脾病，食物不能运化，胃中盛满而上溢，所以发生呕吐的症状。所谓得到大便和矢气就觉得爽快而病减的，是因为十一月阴气盛极而下衰，阳气初生，人体也是一样，腹中阴邪得以下行，所以腹胀嗳气的病人得到大便或矢气后，就觉得爽快，就象病减轻了似的。

【原文】

少阴所谓腰痛者，少阴者申也，七月万物阳气皆伤，故腰痛也①。所谓呕咳上气喘者，阴气在下，阳气在上，诸阳气浮，无所依从，故呕咳上气喘也②。所谓邑邑不能久立，久坐起则目䀮䀮无所见者，万物阴阳不定未有主也，秋气始至，微霜始下，而方杀万物，阴阳内夺，故目䀮䀮无所见也③。所谓少气善怒者，

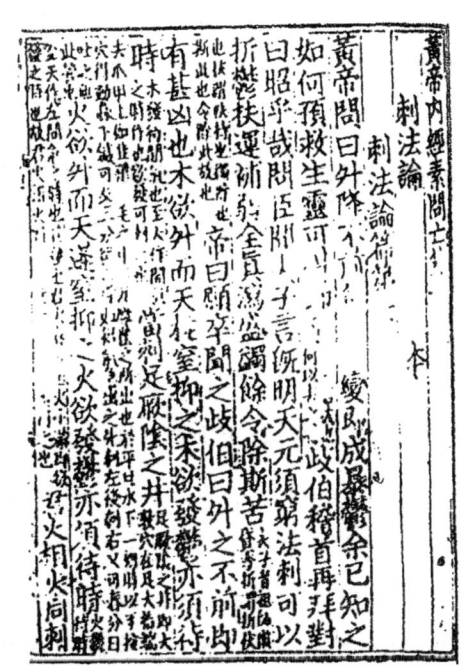

金刊本宋·佚名氏辑素问亡篇之《刺法论》书影

阳气不治，阳气不治则阳气不得出，肝气当治而未得，故善怒，善怒者名曰煎厥④。所谓恐如人将捕之者，秋气万物未有毕去，阴气少，阳气人，阴阳相薄，故恐也⑤。所谓恶闻食臭者，胃无气，故恶闻食臭也⑥。所谓面黑如地色者，秋气内夺，故变于色也⑦。所谓咳则有血者，阳脉伤也，阳气未盛于上而脉满，满则咳，故血见于鼻也⑧。

【注释】

①七月万物阳气皆伤，故腰痛也：七月秋气始至，阴气始生，故应于少阴。少阴属肾，腰为肾之府，七月万物肃杀，阳气皆伤，人体应之，肾阳虚不能温养本府，所以腰痛。

②所谓呕咳上气喘者，……故呕咳上气喘也：《类经》十四卷第十一注："阳根于阴，阴根于阳，互相倚也。若阴中无阳，沉而不升，则孤阳在上，浮而不降，无所依从，故为呕、咳、上气喘也。"盖足少阴脉，从肾上贯肝膈，入肺中，故为是病。

③所谓邑邑（yìyì 意意）不能久立，……故目䀮䀮无所见也：七月之交，秋气始至，微霜开始下降，肃杀之气初伤万物，此时阴气初上，阳气初下，阴阳交替未有定局，在人体则阴阳交争而俱伤，肾为阴阳之宅，主骨，其精阳之气上注于目而为瞳子，今阴阳俱伤，故衰弱不能久立，久坐起则两目昏乱，视物不清。邑邑，微弱貌。《楚辞》九叹："风邑邑而蔽之。"目䀮䀮，视物不清的样子。

④所谓少气善怒者，……善怒者名曰煎厥：阳气，杨上善以为少阴之气，张介宾以为阳和之气，高士宗以为君火之气，马莳、张志聪以为少阳之气。考下文"肝气当治而未得"之义，当以马、张之说为是。按：七月阴气初生，阳气始衰，阴阳交争枢转不利，故少阳之气不治，少阳不治则阳气不得外出，故少气。肝主疏泄，阳气郁滞于内，肝当疏泄之，今肝气当治而未得治，气郁不舒，故善怒。怒则气逆故又名为煎厥。煎厥，详见生气通天论。

⑤所谓恐如人将捕之者，……阴阳相薄，故恐也：《灵枢》经脉篇云：肾足少阴之脉，气不足则善恐，心惕惕如人将捕之。盖秋天阴气始生，万物尚未尽衰，阳气开始潜藏，人亦应之，阴阳相争，循少阴经入肾，肾志恐，肾伤故恐惧，犹如犯了罪害怕将要被捕一样。

⑥所谓恶闻食臭者，胃无气，故恶闻食臭也：《类经》十四卷第十一注：

"胃无气，胃气败也。胃气所以败者，肾为胃关，肾中真火不足，不得温养化原，故胃气虚而恶闻食臭也。"食臭，指食物的气味。臭，气也。《礼记》月令："其臭膻。"疏："通于鼻者谓之臭，臭则气也。"

⑦所谓面黑如地色者，秋气内夺，故变于色也：肾主黑色，秋天阴气始生，阳气始衰，阴阳交争而内夺，人则少阴之气应之，肾中精气亏虚，故面色变黑如地色。《灵枢》经脉篇云：肾足少阴之脉，是动则病面如漆柴。即属此义。

⑧所谓咳则有血者，……故血见于鼻也：《类经》十四卷第十一注："阳脉伤者，上焦之脉伤也。阳气未盛于上而脉满，则所满者，皆寒邪也。盖肾脉上贯肝膈，入肺中，故咳则血见于口，衄则血见于鼻也。"

【语译】

少阴有所谓腰痛的，是因为足少阴经应在七月，月建在申，七月阴气初生，万物肃杀，阳气皆伤，腰为肾之府，故出现腰痛的症状。所谓呕吐、咳嗽、上气喘息的，是因为阴气盛于下，阳气浮越于上而无所依附，少阴脉从肾上贯肝膈入肺中，故出现呕吐、咳嗽、上气喘息的症状。所谓身体衰弱不能久立，久坐起则眼花缭乱视物不清的，是因为七月秋气始至，微霜始降，阴阳交争尚无定局，肃杀之气损伤阳气，人体应之，则阴阳交争而内夺，肾主骨，肾虚故不能久立，肾虚不能上荣瞳子，故久坐乍起则两目视物不清。所谓少气善怒的，是因为少阳之气不治，少阳不治则阳气不得外出，故少气。阳气郁滞在内，肝当疏泄之，今肝气当治而未得治，故容易发怒，怒则气逆而厥，叫做煎厥。所谓恐惧不安好象被人捉捕一样，是因为秋天阴气始生，万物尚未尽衰，人体应之，阴气少，阳气入，阴阳交争，循经入肾，故恐惧如人将捕之。所谓厌恶食物气味的，是因为肾火不足，不能温养化源，致使胃气虚弱，故不欲进食而厌恶食物的气味。所谓面色发黑如地色的，是因为秋天阴生阳衰，阴阳交争，精气内夺而肾虚，故面色变黑。所谓咳嗽则出血的，是上焦阳脉损伤，阳气未盛于上，寒邪充斥而脉满，满则肺气不利，故咳嗽，络脉伤则血见于鼻。

【原文】

厥阴所谓癫疝①，妇人少腹肿者，厥阴者辰也，三月阳中之阴②，邪在中，故曰癫疝少腹肿也③。所谓腰脊痛不可以俯仰者，三月一振，荣华万物，一俯而不仰也④。所谓癫癃疝肤胀者，曰阴亦盛而脉胀不通，故曰癫癃疝也⑤。所谓甚则嗌干热中者，阴阳相薄而热，故嗌干也⑥。

【注释】

①癞疝（tuíshàn 退善）：属于疝气的一种，主要症状是：阴囊肿大，或有疼痛，或兼少腹痛。

②厥阴者辰也，三月阳中之阴：厥阴属木，三月草木萌发，阳气初生而阳中有阴，故厥阴应于三月。三月月建在辰，故云厥阴者辰也。

③邪在中，故曰癞疝少腹肿也：肝足厥阴之脉，循股阴，入毛中，环阴器，抵少腹，今三月阳中有阴，阴气循肝经而病，故出现男子癞疝或妇人少腹肿的症状。

④所谓腰脊痛不可以俯仰者，……一俯而不仰也：《类经》十四卷第十一注："三月一振，阳气振也，故荣华万物。然余寒尚在，若阴气或盛则阳屈，俯而不仰，故病为腰脊痛，亦应三月之气。"按：此句诸说纷纭，义甚难明，《素问经注节解》云："义不可解。"今姑从张介宾注。

⑤所谓癞癃疝肤胀者。……故曰癞癃疝也：癞癃疝，病名。其症前阴肿痛，小便不利而皮肤肿胀。张志聪注："阴器肿而不得小便也。"三月阳气虽生，阴邪尚旺，厥阴之脉应之，则脉胀而不通，因其脉环阴器抵少腹，故为是病。

⑥所谓甚则嗌干热中者，……故嗌干也：三月阳长阴消，阴阳相争，阳胜而热，故为热中。厥阴之脉，循喉咙之后上入颃颡，热循经脉入喉，故嗌干也。嗌，咽喉。

【语译】

厥阴经脉为病有所谓癞疝，及妇女少腹肿的，是因为厥阴应于三月，月建在辰，三月阳气方长，阴气尚存，阴邪积聚于中，循厥阴肝经发病，故发生阴囊肿大疼痛及妇女少腹肿的症状。所谓腰脊痛不能俯仰的，是因为三月阳气振发，万物荣华繁茂，然尚有余寒，人体应之，故出现腰脊疼痛而不能俯仰的症状。所谓有癞癃疝肤皮肿胀的，也是因为阴邪旺盛，以致厥阴经脉胀闭不通，故发生前阴肿痛、小便不利而致皮肤胀的癞癃疝。所谓病甚则咽干热中的，是因为三月阴阳相争而阳气胜，阳胜故为热中，热邪循厥阴肝经上逆入喉，故出现咽喉干燥的症状。

卷第十四

刺要论篇第五十

【题解】

刺要，即针刺的要领。本篇首先指出针刺必须明确疾病病位的深浅，进而强调针刺深浅适宜乃是针法的要领之一，故名为"刺要论"

【原文】

黄帝问曰：愿闻刺要。岐伯对曰，病有浮沉，刺有浅深，各至其理，无过其道，过之则内伤，不及则生外壅，壅则邪从之，浅深不得，反为大贼，内动^①五藏，后生大病。故曰：病有在毫毛腠理者，有在皮肤者，有在肌肉者，有在脉者，有在筋者，有在骨者，有在髓者，是故刺毫毛腠理无伤皮，皮伤则内动肺，肺动则秋病温疟，洒洒然^②寒栗。刺皮无伤肉，肉伤则内动脾，脾动则七十二日四季之月^③病腹胀烦，不嗜食。刺肉无伤脉，脉伤则内动心，心动则夏病心痛。刺脉无伤筋，筋伤则内动肝，肝动则春病热而筋弛。刺筋无伤骨，骨伤则内动肾，肾动则冬病胀腰痛。刺骨无伤髓，髓伤则销铄胻酸，体解㑊然不去矣。

【注释】

①动：影响的意思。

②洒洒然：寒冷的样子。

③七十二日四季之月：指一年四季中，三月、六月、九月、十二月各十二天后，脾土寄旺十八天。

【语译】

黄帝问道：我希望听听针刺的要领。岐伯回答说：疾病有在表在里的不同，针刺有浅刺深刺的差异，无论浅刺还是深刺都要到达合适的部位，不要违背这个尺度。如针刺过深会损伤内脏，针刺过浅会导致卫气壅滞，卫气壅滞外邪易乘虚入侵。浅刺深刺不得要领，反会给人体带来危害，从而向内影响五脏，继而引起严重的疾患。因此，疾病的部位有的在毫毛腠理，有的在皮肤，有的在肌肉，有的在血脉，有的在筋脉，有的在骨骼，有的在骨髓。如需针刺毫毛腠理不要损伤皮肤，皮肤损伤会影响体内的肺脏，肺脏受损秋天易患温疟病，泝泝寒栗。如需针刺皮肤时不要损伤肌肉，肌肉损伤会影响体内的脾脏，脾脏受损则四季的最后十八天易患腹部胀满、烦闷、不思饮食的病症。如需针刺肌肉时不要损伤血脉，血脉损伤会影响体内的心脏，心脏受损则在夏天易患心口疼痛的病症。如需针刺血脉时不要损伤筋脉，筋脉受损则会影响体内的肝脏，肝脏受损春天容易患发热、筋脉无力的病症。如需针刺筋脉时不要损伤骨骼，骨骼受损伤则影响体内的肾脏，肾脏受损伤冬天容易发生腹胀和腰痛的病症。如需针刺骨骼时不要损伤骨髓，骨髓受损伤则骨髓日渐消减、足胫发酸、肢体倦怠、无力行动。

刺齐论篇第五十一

【题解】

齐，定限。本篇具体讨论了针刺深浅的限度，故篇名"刺齐论"。

【原文】

黄帝问曰：愿闻刺浅深之分。岐伯对曰：刺骨者无伤筋；刺筋者无伤肉；刺肉者无伤脉；刺脉者无伤皮；刺皮者无伤肉；刺肉者无伤筋；刺筋者无伤骨。

帝曰：余未知其所谓，愿闻其解。岐伯曰：刺骨无伤筋者，针至筋而去，不及骨也；刺筋无伤肉者，至肉而去，不及筋也；刺肉无伤脉者，至脉而去，不及肉也；刺脉无伤皮者，至皮而去，不及脉也。所谓刺皮无伤肉者，病在皮中，针入皮中，无伤肉也；刺肉无伤筋者，过肉中筋也；刺筋无伤骨者，过筋中骨也。此之谓反也。

【语译】

黄帝问道：我想了解针刺浅深的不同要求。岐伯回答说：针刺骨，就不要损伤筋；针刺筋，就不要损伤肌肉；针刺肌肉，就不要损伤脉；针刺脉，就不要损伤皮肤（以上四句指的是，应该深刺，则不能浅刺）；针刺皮肤，则不要伤及肌肉；针刺肌肉，则不要伤及筋；针刺筋，则不要伤及骨（以上三句指的是，应该浅刺，则不能深刺）。

黄帝道：我不明白你所说的意思，能不能给我详细地讲解一下呢！岐伯说：所谓针刺骨不要伤害筋，就是说要刺骨的，不能仅仅刺到筋的部位，还没有达到刺骨的深度，就应该时刻注意针的分寸；针刺筋不要损伤肌肉，就是说要刺筋的，不能仅仅刺到肌肉，还没有达到筋的深度，就停针或拔出；针刺肌肉不要伤害脉，就是说要刺肉的，不能仅仅刺到脉，还没有达到刺肉的深度，就停针或拔出；针刺脉不要伤害皮肤，是说需要刺到脉的，不能使针只达到皮肤，而还未达到脉的深度就停止了针刺。

　　所谓针刺皮肤不要损伤肌肉，就是说病在皮肤里，就针入皮肝以免刺过了头而造成肌肉的伤害。所谓针刺肌肉不要伤害筋，就是只可针入病变的肌肉里，太过就会伤害筋。所谓针刺筋不要伤害骨，就要只可针入病变的筋上，太过就会伤害骨。以上这些，是说若针刺深浅不当，就会适得其反，带来不良后果。

刺禁论篇第五十二

【题解】

　　本篇主要阐述针刺禁忌的要点，以及误刺后给人体造成的危害，故名为"刺禁论"。

【原文】

　　黄帝问曰：愿闻禁数①。岐伯对曰：脏有要害②，不可不察，肝生于左，肺藏于右③，心部于表，肾治于里④，脾为之使⑤，胃为之市⑥。膈肓之上，中有父母⑦，七节之傍，中有小心⑧。从之有福，逆之有咎⑨。

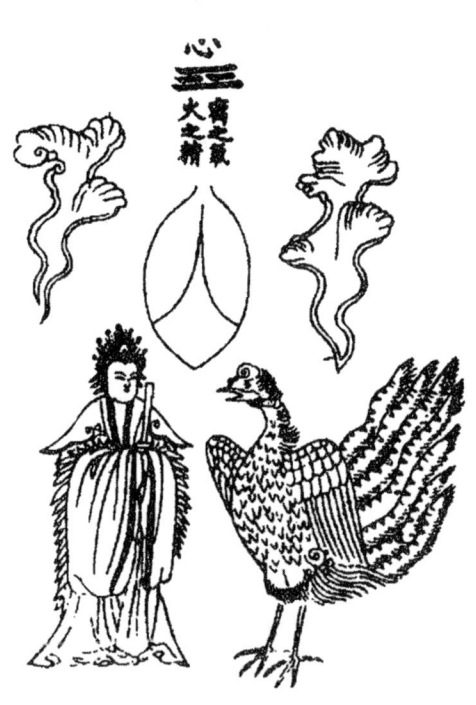

唐代胡愔《黄庭内经五脏六腑图》之心图

【注释】

　　①禁数：张志聪注："数，几也，言所当禁刺之处有几也。"

　　②脏有要害：《太素》卷十九知针石注："五脏之气所在，须知针之为害至要。"要害，意指身体上容易致命的部位，如《后汉书》来歙传："为何人

所贼伤，中臣要害。"

③肝生于左，肺藏于右：指人面南而立，左东右西的位置。肝主春，其气生，位居东方，故云肝生于左。肺主秋，其气降，居西方，故云肺藏于右。此指脏器之气化功能，非指脏器本体所在部位。《太素》卷十九知针石注："肝者为木在春，故气生左。肺者为金在秋，故气藏右也。"

④心部于表，肾治于里：意谓心为阳中之阳，故布阳气于表。肾为阴中之阴，故主阴气于里。张志聪注："心为阳脏而主火，火性炎散，故心气分部于表。肾为阴脏主水，水性寒凝，故肾气主治于里。"部，分布也。《荀子》王霸："名声部发于天地之间。"

⑤脾为之使：指脾土旺于四季，主运水谷，以营四脏，故云脾为之使。《太素》卷十九知针石注："脾者为土，王四季，脾行谷气，以资四脏，故为之使也。"

⑥胃为之市：意指胃主收纳五谷，如市之聚退。王冰注："水谷所归，五味皆入如市杂，故为市也。"市，《易》系辞："日中为市，致天下之民，聚天下之货，交易而退，各得其所。"

⑦膈肓之上，中有父母：《太素》卷十九知针石注："心下膈上为肓，心为阳父也，肺为阴母也。肺主于气，心主于血，共营卫于身，故为父母也。"

⑧七节之傍，中有小心：王冰注："小心为真心，神灵之宫室。"马莳注："心在五椎之下，故背之中行有神道，开一寸五分为心俞，又开一寸五分为神堂，皆主于心藏神之义。然心之下有心包络，其形有黄脂裹心者，属手厥阴经，自五椎之下而推之，则包络当垂至第七节而止，故曰七节之傍，中有小心。盖心为君主，为大心，而包络为臣，为小心也。"吴崐注："此言七节，下部之第七节也，其旁乃两肾所系，左为肾，右为命门。命门者，相火也，相火代君行事，故曰小心。"《类经》二十二卷第六十四注："人之脊骨共二十一节，自上而下当十四节之间，自下而上是为第七节。其两傍者乃肾俞穴，其中则命门外俞也。人生以阳气为本，阳在上者谓之君火，君火在心。阳在下者谓之相火，相火在命门，皆真阳之所在也，故曰七节之傍，中有小心。"傍，通旁。按：此二句历代医家认识不一，今并存之以供参考。

⑨逆之有咎（jiù 旧）：违背以上原则就会招致灾殃。马莳注："逆其所而伤

之，则有咎。"咎，即灾殃的意思。

【语译】

黄帝问道：我想听你讲讲针刺禁忌的部位有多少。岐伯回答说：五脏各有其要害部位，不可不知，肝气是主生发的，气生于左；肺气是主肃降的，气藏于右；心为阳中之阳，气布于表；肾为阴中之阴，气治于里；脾主运化，以营四脏，故为之使；胃主受纳，为水谷集聚之所，故为之市。膈肓以上有心、肺两脏，分主阴阳，以象父母；第七椎节之旁有小心。以上这些部位，都是人体要害之处，针刺时若遵循禁刺的原则，便可取得疗效，若违犯禁刺原则时，便能招致灾殃。

【原文】

刺中心，一日死，其动为噫。刺中肝，五日死，其动为语。刺中肾，六日死，其动为嚏。刺中肺，三日死，其动为咳。刺中脾，十日死，其动为吞。刺中胆，一日半死，其动为呕。

刺跗上①中大脉，血出不止死。刺面中溜脉②，不幸为盲。刺头中脑户③，入脑立死。刺舌下④中脉太过，血出不止为喑。刺足下布络⑤中脉，血不出为肿。刺郄中⑥大脉，令人仆脱色⑦。刺气街⑧中脉，血不出，为肿鼠仆⑨。刺脊间中髓，为伛⑩。刺乳上，中乳房为肿根蚀⑪。刺缺盆⑫中，内陷⑬气泄，令人喘咳逆。刺手鱼腹⑭内陷为肿。

【注释】

①跗上：指足背部的冲阳穴处。

②溜脉：指与目相流通的血脉。《类经》二十二卷第六十四注："溜，流也，凡血脉之通于目者，皆为溜脉。"

③脑户：穴名，在枕骨上，强间穴后一寸五分，督脉足太阳之会。

④舌下：《类经》二十二卷第六十

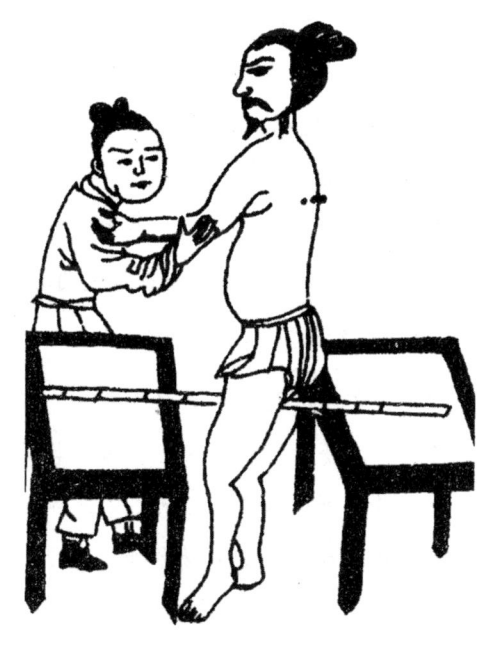

元代医书《澹寮集验秘方》中的骑竹马灸法之图

四注："舌下脉者，任脉之廉泉也，足少阴之标也。中脉太过，血出不止则伤肾，肾虚则无气，故令人喑。"

⑤布络：王冰注："谓当内踝前足下空处布散之络，正当然谷穴分也。"

⑥郄中：即腘中，指足太阳之委中穴。

⑦令人仆脱色：意即令人突然晕倒，面色苍白。王冰注："刺之过禁，则令人仆倒而面色如脱去也。"

⑧气街：穴名，一名气冲，在归来下，鼠鼷上一寸，动脉应手，足阳明脉气所发。

⑨鼠仆：即鼠鼷。鼷，《说文》："小鼠也"。王冰注："今刺之而血不出，则血脉气并聚于中，故内结为肿，如伏鼠之形也。"

⑩伛（yǔ 雨）：屈背。王冰注："谓伛偻身踡屈也。"

⑪为肿根蚀：王冰注："乳之上下，皆足阳明之脉也。乳液渗泄，胸中气血，皆外凑之。然刺中乳房，则气更交凑，故为大肿。中有脓根，内蚀肌肤，化为脓水而久不愈。"

⑫缺盆：一指锁骨上窝。张志聪注："缺盆在喉旁两横骨陷者中，若缺盆然，故以为名。"一指穴名，此处之穴，亦名缺盆。《甲乙》卷三第十三云："缺盆一名天盖，在肩上横骨陷者中，刺入三分，留七呼，灸三壮，刺太深令人逆息。"

⑬陷：《史记》张汤传："然误陷汤罪者，三长史也。"陷，即中伤之。在此引伸为伤坏之义。

⑭手鱼腹：指手掌侧，当拇指掌指关节与腕关节之间的赤白肉际处。张志聪注："鱼腹在手大指下，如鱼腹之圆壮，手太阴之鱼际穴也。"

【语译】

若误刺中心脏，一天之内即死，其变动症状为嗳气。若误刺中肝脏，五天之内即死，其变动症状为多言多语。若误刺中肾脏，六天之内即死，其变动症状为喷嚏。若误刺中肺脏，三天之内即死，其变动症状为咳嗽。若误刺中脾脏，十天之内即死，其变动症状为吞咽。若误刺中胆，一天半之内即死，其变动症状为呕吐。

刺足背上误中大脉，若出血不止可令人死亡。刺面部若误中溜脉，有时可令人眼目失明。刺头部的脑户穴，若深入脑中可使人立即死亡。刺舌下廉泉穴，中脉太过，若血出不止，可使人不能言语。刺足下布散之络脉，若血留于内，可令局部肿胀。刺委中穴，若误伤了大脉，可令人仆倒，面部脱血。刺气冲穴，若中伤血脉，血不得出，可使局部肿的象伏着的老鼠一样。刺脊椎间隙，若中伤脊髓，可使人脊背伛偻。刺乳部若中伤乳房，可令局部肿胀，若肿久不消，可使乳根溃烂腐蚀。刺缺盆中太深，有伤于内，则肺气外泄，可使人喘咳逆气。刺手上鱼腹过深，有伤于内，可使局部肿胀。

【原文】

无刺大醉，令人气乱。无刺大怒，令人气逆。无刺大劳人，无刺新饱人，无刺大饥人，无刺大渴人，无刺大惊人。

刺阴股中大脉，血出不止死。刺客主人①内陷中脉，为内漏②为聋。刺膝髌出液，为跛③。刺臂太阴脉，出血多立死。刺足少阴脉，重虚④出血，为舌难以言。刺膺中陷中肺，为喘逆仰息。刺肘中⑤内陷，气归之，为不屈伸。刺阴股下三寸⑥内陷，令人遗溺。刺腋下胁间内陷，令人咳。刺少腹中膀胱溺出，令人少腹满。刺腨肠内陷，为肿。刺匡上⑦陷骨中脉，为漏为盲⑧。刺关节中液出，不得屈伸。

【注释】

①客主人：又名上关。《甲乙》卷三第十一："在耳前上廉起骨端，开口有孔，手、足以阳、足阳明三脉之会。刺入三分，留七呼，灸三壮，刺太深，令人耳无闻。"

②内漏：《类经》二十二卷第六十四注："脓生耳底，是为内漏。"

③刺膝髌出液，为跛：即刺伤膝髌部流出液体，而令人跛行。《类经》二十二卷第六十四注："髌，膝盖骨也。膝者筋之府，刺膝髌之下而出其液，则液泄筋枯，故令人跛。"

④重虚：《类经》二十二卷第六十四注："足少阴，肾脉也，少阴之脉循喉咙系舌本，肾气虚而复刺出血，是重虚也，故令舌难以言。"

⑤肘中：意指在肘弯中的尺泽、曲泽等穴。《类经》二十二卷第六十四注："手太阴之尺泽，厥阴之曲泽皆是也。"

⑥阴股下三寸：《类经》二十二卷第六十四注："阴股之脉，足三阴也，皆上聚于阴器，惟少阴之在股间者，有经无穴。其在气冲下三寸者，足厥阴之五里

也，主治肠中热满不得溺，若刺深内陷，令人遗溺不禁，当是此穴。"

⑦匡上：即眼眶。匡，同眶。

⑧为漏为盲：《类经》二十二卷第六十四注："刺匡上而深陷骨间，中其目系之脉，则流泪不止为漏，视无所见而为盲也。"

【语译】

饮酒大醉时不可刺，刺则使人气血紊乱。盛怒之时不可刺，刺则使人气逆。过度疲劳之时不可刺，刚吃饱饭之后不可刺，饥饿的时候不可刺，太渴的时候不可刺，受到大惊吓时不可立即针刺。

刺大腿内侧若误中大脉，血出不止，可使人死亡。刺上关穴太深内伤中脉，可令耳底生脓，使人耳聋。刺膝髌骨下若流出液体，可使人腿跛。刺臂部若误伤手太阴脉，出血太多可使人立即死亡。肾气虚时刺足少阴脉出血，这是重虚，可使舌转动不灵，言语困难。刺胸膺部太深，内伤及肺，可令人气上喘逆、仰息。刺肘弯部太深而内伤，可使气归于内，血聚不散，令肘关节不得屈伸。刺大腿内侧五里等穴处太深而内伤，可令人小便失禁。刺腋下胁肋间太深，内伤及肺，可使人咳嗽。刺小腹部误中膀胱则溺液溢出，令人小腹满胀。刺腿肚部位太深而内伤，可使气聚血郁局部肿胀。刺眼眶部深陷骨间，伤及脉络，可使人流泪不止，甚或失盲。刺关节中若流出液体，可使关节不能屈伸。

刺志论篇第五十三

【题解】

志，记的意思。本篇篇首论述掌握虚实的要领，篇末介绍针刺补泻的手法，示人应牢记不忘，故篇名"刺志论"。

【原文】

黄帝问曰：愿闻虚实之要。岐伯对曰：气实形实，气虚形虚，此其常也，反此者病①。谷盛气盛，谷虚气虚，此其常也，反此者病②。脉实血实，脉虚血虚，此其常也，反此者病③。帝曰："如何而反？岐伯曰：气盛身寒，气虚身热，此谓反也。谷入多而气少，此谓反也。谷不入而气多，此谓反也。脉盛血少，此谓反也。脉小血多，此谓反也。气盛身寒，得之伤寒。气虚身热，得之伤暑④。谷入多而气少者，得之有所脱血，湿居下也⑤。谷入少而气多者，邪在胃及与肺也⑥。脉小血多者，饮中热也⑦。脉大血少者，脉有风气，水浆不入⑧。此之谓也。夫实者，气入也；虚者，气出也⑨。气实者，热也；气虚者，寒也⑩。入实者，左手开针空也；入虚者，左手闭针空也⑪。

【注释】

①气实形实，……反此者病：人之形与气，相称者为常，其形立于外，其气充于内，若气虚于内，则损形于外；若伤形于外，则气耗于内。故气实者形实，气虚者形虚，此人之常态，若形气相反，则为病态。

②谷盛气盛，……反此者病：《类经》十四卷第二十一注："人受气于谷，谷入于胃，以传于肺，五脏六腑皆以受气，此气生于谷也，是谓谷气。故谷气盛衰，候当相应，不应则为病矣。"

③脉实血实，……反此者病：脉为血之府，根据正常人脉象之虚实，可以诊察人体血气之盛衰，所以说脉实血实，脉虚血虚，此其常也，反此者病。《类经》十四卷第二十一注："脉之盛衰者，所以候血气之虚实也。故脉之与血，相应者为常，不相应者反而病也。"

④气盛身寒，……得之伤暑：王冰注："伤，谓触冒也。寒伤形，故气盛身寒。热伤气，故气虚身热。"

⑤谷入多而气少者，……湿居下也：《类经》十四卷第二十一注："谷入多者，胃热善于消谷也。脱血者，亡其阴也。湿居下者，脾肾之不足，亦阴虚也。阴虚则无气，故谷虽入多而气则少也。"

⑥谷入少而气多者，邪在胃及与肺也：胃主受纳，今邪犯胃腑则纳呆，故不能食而谷入少。肺主气，邪在于肺则肺气壅滞而气多。《类经》十四卷第二十一注："邪在胃则不能食，故谷入少。邪在肺则息喘满，故气多。"

⑦脉小血多者，饮中热也：高士宗注："夫脉小血反多者，其内必饮酒中热之病，酒行络脉，故血多行于外，而虚于内，故脉小。"

⑧脉大血少者，……水浆不入：《类经》十四卷第二十一注："风为阳邪，居于脉中，故脉大；水浆不入，则中焦无以生化，故血少。"

⑨夫实者，……气出也：王冰注："入为阳，出为阴。阴生于内故出，阳生于外故入。"吴崐注："言实者，是邪气入而实，虚者是正气出而虚。"《类经》十四卷第二十一注："气入者，充满于内，所以为实。气出者，漏泄于中，所以

为虚。"以上三说各异，今暂从吴注。

⑩气实者，……寒也：王冰注："阳盛而阴内拒，故热；阴盛而阳外微，故寒。"

⑪入实者，……左手闭针空也：即针刺治疗实证，出针时左手不闭针孔，开其穴，以泻其邪气。刺虚证出针时，左手急按其穴，闭针孔，使正气不得外泻。针空，即针孔。

【语译】

黄帝问道：我想听你讲讲有关虚实的道理。岐伯回答说：气充实的，形体也就充实，气虚弱的，形体也就虚弱，这是正常现象，若与此相反的就是病态。纳谷多的气盛，纳谷少的气虚，这是正常现象，与此相反的即是病态。脉搏大而有力的，血液就充盛，脉搏小而细弱的，血液就不足，这是正常现象，与此相反的即是病态。黄帝说：怎样才是相反呢？岐伯说：气盛而身体反感寒冷，气虚而身体反感发热，这都是反常现象。饮食虽多而气不足，是反常现象。饮食虽少而气反盛，是反常现象。脉搏盛而血少，是反常现象。脉搏小而血反多，是反常现象。气盛而身寒冷，是被寒邪所伤。气虚而身发热，是被暑邪所伤。纳谷多而气反少，是由于失血的原因，或是因湿邪聚居于下部。饮食少而气反盛，是因邪在于肺、胃。脉搏小而血多，是饮病而中焦有热。脉搏大而血少，是因感受风邪而汤水不进。就是这个道理。所谓实，是指邪气侵入人体；虚，是指正气外泄。气实则热，气虚则寒。针刺治实证，出针时，左手要开其针孔，以泻其邪气。针刺虚证，出针时，左手急按其穴，紧闭针孔，则正气不得外泄。

针解篇第五十四

【题解】

本篇意在解释用针的道理，对针刺补泻手法、针刺时的注意事宜、以及九针的选用等针刺中的具体问题，作了比较详细的说明，故名为"针解篇"。

【原文】

黄帝问曰：愿闻《九针》之解①，虚实之道。岐伯对曰：刺虚则实之者，针下热也，气实乃热也。满而泄之者，针下寒也，气虚乃寒也。菀陈②则除之者，出恶血也。邪盛则虚之者，出针勿按③。徐而疾则实者，徐出针而疾按之④。疾而徐则虚者，疾出针而徐按之⑤。言实与虚者，寒温气多少也⑥。若无若有者，疾不可知也⑦。察后与先者，知病先后也。为虚与实者，工勿失其法。若得若失者，离其法也。虚实之要，九针最妙者，为其各有所宜也。补泻之时以针为之者，与气开阖相合也⑧。九针之名，各不同形者，针穷其所当补泻也。

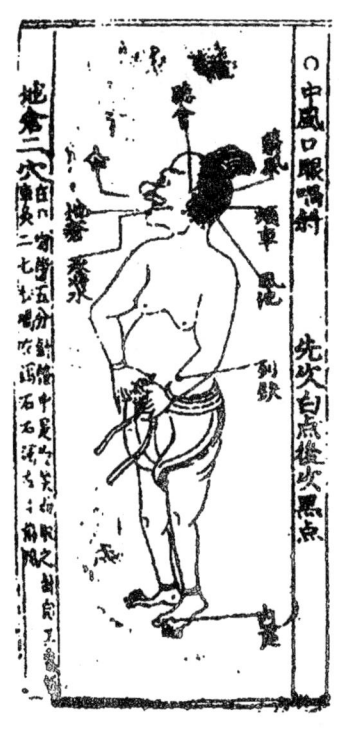

明代何東《针灸捷径》针灸方图中的风口眼歪取穴图

【注释】

①《九针》之解：本文前人有两种解释，杨上善以为是对"九针"之解。马莳等则以为是对《灵枢》九针十二原之解。若据《灵枢》禁服篇所谓"《九针》六十篇"及《素问》离合真邪论等对《九针》的论述，《九针》显系《内经》成编前之古医书，则本文当是对《九针》部分内容的解释。

②菀（yù 郁）陈：即血液郁积日久的意思。王冰注："菀，积也。陈，久也。"

③邪盛则虚之者，出针勿按：王冰注："邪者，不正之目，非本经气，是则为邪，非言鬼毒精邪之所胜也。出针勿按，穴俞且开，故得经虚，邪气发泄也。"

④徐出针而疾按之：王冰注："徐出，谓得经气已久，乃出之。疾按，谓针出穴已，速疾按之，则真气不泄，经脉气全。故徐而疾乃实也。"按：《灵枢》小针解云："徐而疾则实者，言徐内而疾出也。"与此文、义皆异。详考王注，二经互参，二说似可互相补充。即刺虚用补时，可徐缓进针，正气已盛，乃疾出针，速按针孔，则经气不泄。

⑤疾出针而徐按之：王冰注："疾出针，谓针入穴已，至于经脉，即疾出之。徐按，谓针出穴已，徐缓按之，则邪气得泄，精气复固。故疾而徐乃虚也。"按《灵枢》小针解云：疾而徐则虚者，言疾内徐出也。"与此文、义亦皆不同。据王释，二经似仍可通。即刺实用泻时，可疾速入针至于经脉，即可将针缓缓起出，而徐按针孔或不闭针孔，则邪气得泄。

⑥言实与虚者，寒温气多少也：张志聪注："言实与虚者，谓针下寒而少气者，为虚，邪气已去也。针下热而气多者，为实，正气已复也。"

⑦若无若有者，疾不可知也：指针下之寒温，气至之有无，来去甚疾，若不细心体察是不易明辨清楚的。马莳注："其寒温多少，至疾而速，正恍惚于有无之间，真不易知也。"

⑧与气开阖相合也：马莳注："其针入之后，若针下气来，谓之开，可以迎而泻之。气过谓之阖，可以随而补之，针与气开阖相合也。"

【语译】

黄帝问道：我想听你讲讲关于《九针》的解释和针刺治疗虚实病证的道理。岐伯回答说：刺虚证使正气充实的，就是使针下产生热感，因为正气充实之后针下方能产生热感。治疗满实证泄其实邪的，就是使针下产生凉感，因为病气衰去之后针下才能产生凉感。血液瘀积日久应当除之的，就是要放出恶血。邪气盛的疾病，应当用泻法，就是出针后不按闭针孔。徐而疾则正气充实，就是指徐徐将针起出，出针后疾速按闭针孔，则可使正气充实而不外泄。疾而徐则邪气衰退，就是指迅速将针起出，出针后可不闭针孔，或只缓缓揉按针孔，以使邪气得以外泄。所谓实和虚，就是指气至后针下凉感与热感的多少。所谓若无若有，就是指气至时，来去疾速，非细心明辨是不易察知的。所谓察后与先，就是指诊病要察明病变的标本先后。虚则补之和实则泻之，是医生在治病时不能离开的基本原则。针刺治病有时有效，有时无效，是医生离开了补虚泄实的原则。对针刺治疗虚实的主要关键，在于对九针的巧妙运用，这是由于九针各有其不同的适应病证。在针刺补泻时，应与气的来去开阖相配合。九针的名称不同，其形状也各不相同，所以九针能根据虚实补泄的不同要求而各尽其用。

【原文】

刺实须其虚者，留针阴气隆至，乃去针也①。刺虚须其实者，阳气隆至，针下热乃去针也②。经气已至，慎守无失者，勿变更也③。深浅在志者，知病之内外也④。近远如一者，深浅其候等也⑤。如临深渊者，不敢堕也⑥。手如握虎者，欲其壮也⑦。神无营于众物者，静志观病人，无视左右也⑧。义无邪下者，欲端以正也⑨。必正其神者，欲瞻病人目制其神，令气易行也⑩。所谓三里者，下膝三寸也。所谓跗之者，举膝分易见也⑪。巨虚者，蹻足骭行独陷者⑫。下廉者，陷下者也^⑬。

【注释】

①刺实须其虚者……乃去针也：《太素》卷十九知针石注："刺于热实，留针使针下寒，无热乃出针。"

②刺虚须其实者……针下热乃去针也：《太素》卷十九知针石注："刺于寒虚，留针使针下热，无寒乃出针也。"

③经气已至……勿变更也：指针下经气已至，应抓住有利时机进行施术，不可随意改变手法。《类经》十九卷第七注："慎守勿失勿变更者，戒其主持不定，多生惑乱，不惟无益，反招损也。"

④深浅在志者，知病之内外也：指针刺的深浅，要根据疾病的在内、在外而定，病在内者刺宜深，病在外者刺宜浅。《类经》十九卷第七注："内宜刺深，外宜刺浅，最当在意，不可忽也。"

⑤近远如一者，深浅其候等也：高士宗注："深则远，浅则近，其候气之法，与深浅等。"

⑥如临深渊者，不敢堕也：指行针候气，应集中精神，不可稍有疏忽，喻之身临深渊，不敢堕慢。

⑦手如握虎者，欲其壮也：指持针应坚而有力，如握虎之势。《灵枢》九针十二原云："持针之道，坚者为宝。"即是此义。

⑧神无营于众物者……无视左右也：《类经》十九卷第七注："神志不定，先从目始，目静则神静，神静则志专，病以静观，方无失也，故无视左右也。"

⑨义无邪下者，欲端以正也：指针刺时应取穴正确，正指直刺，无针左右，所以说义无邪下，欲端以正。邪，同斜，不正的意思。

⑩必正其神者……令气易行也：《类经》十九卷第七注："目者神之窍，欲正病者之神，心瞻其目，制彼精神，令无散越，则气为神使，脉道易行。"

⑪跗之者，举膝分易见也：《太素》卷十九知针石注："言三里付阳穴之所在也。付阳在外踝上三寸，举膝分之时，其穴易见也。又付三里所在者，举膝分其穴易见也。"吴崑注："跗，拊误。拊，重按也。拊之者，以物重按三里分也。盖三里跗阳，一脉相通，重按其三里，则跗阳之脉不动，其穴易辨。"张志聪注："跗之者，足跗上之冲阳脉也。"《素问识》云："马、张、吴虽改字不同，其意

本于王义，今考唯云所谓'跗之者'，举膝分易见也，而无按三里则趺上之脉止之说，则不可从，疑是'跗'上脱'低'字，'之'上脱'取'字。《灵》邪气脏腑病形篇云：'三里者，低跗取之；巨虚者，举足取之；'而全本作'低惬'可证也。"按以上诸说各异，实践验之，《素问识》说似是。三里，王冰注："正在膝下三寸，胻外廉筋肉分间。"此穴位置，若举膝则肌肉可起，低跗则肌肉微陷，故云所谓跗之者，举膝分易见也。

⑫巨虚者，暍足中胻独陷者：王冰注："巨虚，穴名也。暍，谓举也。取巨虚下廉，当举足取之，则胻外两筋之间陷下也。"

⑬下廉者，陷下者也：王冰注："欲知下廉穴者，胻外两筋之间独下者，则其处也。"

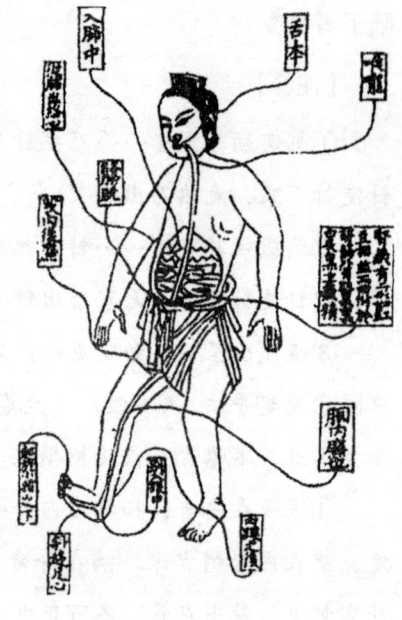

宋代朱肱《活人书》中的以络图，描绘了人体的器官部位及经络

【语译】

针刺实证须使邪气虚衰，就是要留针，待阴气隆盛针下有寒凉的感觉后才可出针。针刺虚证须使正气充实，就是要待阳气隆盛针下有温热感觉后才能出针。气至后，应该谨慎守候，不可失此时机，而随意变更手法。决定针刺的深浅，在于察知疾病的在内在外，病深在内应刺深，病浅在外宜刺浅。针刺的深浅远近虽不同，但候气的方法却是一样的。行针时好似面临深渊一样小心谨慎，不得松懈。持针犹如握虎之气热，欲其坚实有力。针刺时精神要集中，不能东张西望，被外界事物分散精神。针刺时要端正直下，不可使针左右倾斜。针入人体后，必须注意病人的眼神，勿令斜视，以控制其精神活动，使经气易行。所谓足三里穴，是在膝下外侧三寸处。又所谓跗之者，乃是说举膝则肌肉微陷而易显现。巨虚穴，在胫骨之外廉，若将足跷起，则肌肉凹陷。巨虚下廉就是在此凹陷中。

【原文】

帝曰：余闻九针，上应天地四时阴阳，愿闻其方，令可传于后世以为常也。

岐伯曰：夫一天、二地、三人、四时、五音①、六律②、七星③、八风④、九野⑤，身形亦应之。针各有所宜，故曰九针。人皮应天⑥，人肉应地⑦，人脉应人⑧，人筋应时⑨，人声应音⑩，人阴阳合气应律⑪，人齿面目应星⑫，人出入气应风⑬，人九窍三百六十五络应野⑭。故一针皮，二针肉，三针脉，四针筋，五针骨，六针调阴阳，七针益精，八针除风，九针通九窍，除三百六十五节气。此之谓各有所主也。人心意应八风⑮，人气应天⑯，人发齿耳目五声应五音六律⑰，人阴阳脉血气应地⑱，人肝目应之九⑲。

【注释】

①五音：即宫、商、角、徵、羽。

②六律：指十二律中阳声之律，即黄钟、太蔟、姑洗、蕤宾、夷则、无射。《汉书》律历志："律有十二，阳六为律，阴六为吕"。

③七星：在此指北斗七星而言，即天枢、天璇、天玑、天权、玉衡、开阳、摇光七星。按：《灵枢》九针论云："七者，星也，星者人之七窍。"意思是把高悬天空的北斗七星，比拟人在面部的耳、目、口、鼻七窍。

④八风：即八方之风。古籍诸书所载不一，今从《灵枢》之说。《灵枢》九宫八风篇指出："风从其所居之乡来为实风，主生，长养万物。从其冲后来为虚风，伤人者也，主杀主害者。""风从南方来，名曰大弱风"；"风从西南方来，名曰谋风"；"风从西方来，名曰刚风"；"风从西北方来，名曰折风"；"风从北方来，名曰大刚风"；"风从东北方来，名曰凶风"；"风从东方来，名曰婴儿风"；"风从东南方来，名曰弱风"。《灵枢》九针论载："八者，风也。风者人之股肱八节也。"意思是将四时八节之风与人体四肢八节联系起来，以说明人与自然的关系。

⑤九野：注释不一。一指天之九野，《吕氏春秋》有始："天有九野……中央曰钧天，东方曰苍天，东北曰变天，北方曰玄天，西北曰幽天，西方曰颢天，西南曰朱天，南方曰炎天，东南曰阳天。"一指地之分野，《后汉书》冯衍传："疆理九野，经营五山。"注："九野、谓九州之野。"按《灵枢》九针论张志聪注："九野者，在天为分野，在地为九州，在人为首膺喉手足腰胁。"此即"身形之应九野也"之义。

⑥人皮应天：张志聪注："一者，天也。天者，阳也。五脏之应天者肺，肺者五脏六腑之盖也，皮者肺之合也，人之阳也，故人皮以应天。"

⑦人肉应地：《灵枢》九针论云："二者地也，人之所以应土者，肉也。"所以说人肉应地。

⑧人脉应人：《灵枢》九针论云："三者人也，人之所以生成者，血脉也。"意即人之所以能够生长发育，依赖于血脉的运行濡养，故人脉以应人。

⑨人筋应时：高士宗注："人筋十二，足筋起于足趾，手筋起于手指，手足为四肢，一如十二月分四时，故人筋应时。"

⑩人声应音：张志聪注："人之发声，以备五音。"

⑪人阴阳合气应律：张志聪注："六脏六腑，阴阳相合而为六也，以六气之相合而应六律。"

⑫人齿面目应星：王冰注："人面应七星者，所谓面有七孔应之也。"

⑬人出入气应风：指人呼吸出入之气，犹如风象。故云人出入气应风。

⑭人九窍三百六十五络应野：张志聪注："阴阳应象大论曰：地有九野，人有九窍。九野者，九州之分野也，人之三百六十五络，犹地之百川流注会通于九州之间。"

⑮人心意应八风：《类经》十九卷第三注："此下复明上文不尽之义也，人之心意多变，天之八风无常，故相应也。"

⑯人气应天：天为阳，其运不息，人气亦属阳，运行不止，犹天之象也。故曰人气应天。

⑰人发齿耳目五声应五音六律：《类经》十九卷第三注："发之多，齿之列，耳之聪，目之明，五声之抑扬清浊，皆纷纭不乱，各有条理，故应五音六律。"

⑱人阴阳脉血气应地：吴崑注："人之十二脉，外合十二水，血以象阴，水之类也。气以呴之，血以濡之，脉行而不已，水流而不息，是其应地者也。"

⑲人肝目应之九：《太素》卷十九知针石注："肝主于目，在天为日月，其数当九。"

【语译】

黄帝说：我听说九针能与天地四时阴阳相应合，愿意听听其中的道理，并作为基本常法，以流传于后世。岐伯说：九针一是应天，二是应地，三是应人，四是应四时，五是应五音，六是应六律，七是应七星，八是应八风，九是应九野，人的形体也是与其相适应。九针各有不同的用途，所以名为九针。人的皮肤以应天，人的肌肉以应地，人的血脉以应人，人的筋以应四时，人的声音以应五音，人的脏腑阴阳相合以应六律，人面部的目窍和牙齿以应七星，人的呼吸出入之气以应风，人的九窍和三百六十五络以应九野。所以第一针是刺皮，第二针是刺肌肉，第三针是刺血脉，第四针是刺筋，第五针是刺骨，第六针是用以调合阴阳，第七针是用以补益精气，第八针用以除风邪，第九针用以通利九窍，驱除三百六十五节的邪气，这就是所谓九针各有不同的用途和主治范围。人的心意变化无常以应八风，人的气运行不息以应天，人的齿更发长，耳聪目明，语声阴阳清浊以应五音六律，人的阴阳经脉是气血运行的通路以应地，人的肝开窍于目以应九。

长刺节论篇第五十五

【题解】

长（zhǎng 掌），生长、增长，引申为推广、扩充。刺节，指针刺手法。《灵枢·官针》言"刺有十二节"，《刺节真邪论》言"刺有五节"，本篇旨在推广、扩充"五节"、"十二节"之刺，故篇名"长刺节论"。

【原文】

刺家不诊，听病者言①，在头头疾痛，为藏针之②，刺至骨病已止，无伤骨肉及皮，皮者道也③。阳刺，入一傍四处④。治寒热深专者⑤，刺大脏⑥，迫脏刺背，背俞⑦也，刺之迫脏，脏会⑧，腹中寒热去而止，与刺之要，发针而浅出血。治痈肿者刺痈上，视痈小大深浅刺，刺大者多血，小者深之，必端内针为故止。病在少腹有积，刺皮𩪋以下，至少腹而止，刺侠脊两傍四椎间⑨，刺两髂胻⑩季胁肋间⑪，导腹中气热下已。病在少腹，腹痛不得大小便，病名曰疝，得之寒，刺少腹两股间，刺腰髁骨间，刺而多⑫之，尽炅病已。

【注释】

①刺家不诊，听病者言：《类经》二十一卷第四十四注："善刺者不必待诊，但听病者之言，则发无不中，此以得针之神者为言，非谓刺家概不必诊也。……故九针十二原篇又曰：凡将用针，必先诊脉，视气之易剧，乃可以治，其义为可知矣。"

②为藏针之：其意指头部皮薄肉少，刺之当深刺至肉下骨部，故云为藏针之。王冰注："藏，犹深也，言深刺之。"《太素》卷二十三杂刺注："藏针之法，刺至骨部，不得伤于骨肉皮部。"

③皮者道也：皮为针刺入骨肉的通道。

④入一傍四处：指中间刺一针，在其上、下、左、右四周各刺一针。马莳注："凡腹中有寒热者，则阳刺之，正入一，旁入四。"

⑤深专者：即病邪深入而专攻于脏的意思。

⑥大脏：即五脏的意思。马莳注："五脏为大脏，而刺五脏俞，即所以刺大脏也。"

⑦背俞：指五脏出于背部的俞穴，如肺俞、心俞、脾俞、肝俞、肾俞等。

⑧脏会：指背俞为脏气所会之处。吴崐注："刺俞之迫脏者，以其为脏气之会集也。"

⑨刺侠脊两傍四椎间：《类经》二十二卷第四十七注："此足太阳之厥阴俞，手心主脉气所及也。"

⑩两髂胦：指髂骨两侧的居髎穴。王冰注："胦谓居髎，腰侧穴也。"

⑪季胁肋间：王冰注："当是刺季肋之间京门穴也。"

【语译】

精通治法的医生，虽然不诊，是要认真听取病人的自诉。病在头部，而病头痛时，可取头部俞穴，必须深刺到骨部病才能愈而停止针刺，更不能妄行提插动摇而伤及骨肉皮肤，皮肤是针刺出入的必通之路，勿使损伤。阳刺的方法，是正中刺一针，傍入四处。治寒热之病邪深入于脏的，应该刺治五脏，因邪迫于五脏，所以应当刺背部，背部是指的五脏俞穴，病邪迫于五脏而刺背俞的原因，是因背俞乃脏气聚会的地方，刺至腹中寒热已

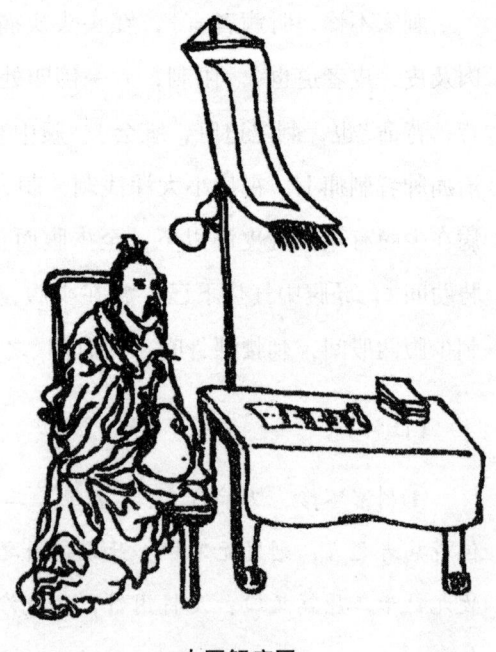

古医解病因

去，即可停针，进行针刺的主要方法，是在出针时使其浅部出血。治痈肿时，应刺其痈肿的部位，视其痈的大小而决定刺的深浅，刺大痈宜多出血，刺小痈要刺到应刺的深度，但必须持针端正直入，刺到一定深度即止。邪在少腹部成积聚时，可取皮髓以下少腹部俞穴刺之，并刺第四椎间两傍的俞穴，髂骨两傍的居胶穴和在季胁肋间的京门穴，以引导腹中热邪下行，则病可痊愈。病邪在少腹，腹部疼痛不能大小便，病名叫疝，这是感受寒邪所致，可刺少腹两股间的俞穴，并多取腰髁骨间俞穴刺之，至少腹有热感时，则病可痊愈。

【原文】

病在筋，筋挛节痛，不可以行，名曰筋痹，刺筋上为故，刺分肉间，不可中骨也，病起筋炅病已止。病在肌肤，肌肤尽痛，名曰肌痹。伤于寒湿，刺大分小分①，多发针而深之，以热为故②，无伤筋骨，伤筋骨，痈发若变③，诸分尽热病已止。病在骨，骨重不可举，骨髓酸痛，寒气至，名曰骨痹。深者刺无伤脉肉为故，其道大分小分，骨热病已止。病在诸阳脉，且寒且热，诸分且寒且热，名曰狂。刺之虚脉，视分尽热病已止。病初发，岁一发，不治月一发，不治月四五发，名曰癫病。刺诸分诸脉，其无寒者以针调之，病已止。病风且寒且热，炅汗出，一日数过，先刺诸分理络脉；汗出且寒且热，三日一刺，百日而已。疾大风，骨节重，须眉堕，名曰大风④。刺肌肉为故，汗出百日，刺骨髓，汗出百日，凡二百日，须眉生而止针。

【注释】

①大分小分：大分即较大肌肉会合之处。小分即较小肌肉会合之处。分，即肌肉会合处。王冰注："大分，谓大肉之分。小分，谓小肉之分。"

②故：《吕氏春秋》知度："非晋国之故。"高诱注："故，法。"即法制也。在此可引伸为法则、原则的意思。

③痈发苦变：意谓若发生病变就要成痈。

④大风：即疠风，今谓大麻风。

【语译】

病邪在筋，则筋肉拘挛，关节疼痛，不能行动，名叫筋痹，针时应刺到筋上，从分肉间刺入，不可刺伤骨部，待筋部感到发热时，其病始可痊愈而停止针刺。病邪在肌肤，则肌肉皮肤都感到疼痛，名叫肌痹。这是被寒湿之邪所伤，应刺大小分肉之间，要多下针而且须深刺至患处，以使肌肉感到发热时为原则，不可刺伤筋骨，若刺伤筋骨，其病就会发生变化而成痈，等到针刺大小肌肉都感到发热时，其病始可痊愈而停止针刺。病邪在骨，则骨感到沉重而举动困难，骨髓痠痛，并且象寒气侵入一样感到发冷，名叫骨痹。治疗时应深刺，以不伤脉肉为原则，应在大小分肉之间进针，待骨部感到发热时，其病始可痊愈而停止针刺。病邪在手足诸阳经，发生或寒或热的症状，其大小分肉之处亦有或寒或热的感觉，名叫狂病。刺用泻法以泻其实邪，使其脉虚，刺后若诸分肉均有热感时，说明病已痊愈，可以停止针刺。若初病一年发作一次，不及时治疗，即可发展到一月发作一次，若再不治疗，可每月发作四、五次，名叫癫病。当用针刺其大小分肉和诸经脉，如果没有寒冷的症候，用针或补或泻，应根据具体病证来灵活调治，直到病愈为止。病因于风邪，而见或冷或热的症状，若发热时则汗出，一日发作数次，应先刺其大小分肉腠理和络脉；若汗出而仍然发冷发热的，应三天针一次，一百天才能痊愈。病因于大风，周身骨节沉重，胡须眉毛脱落，名叫大风病。这种病应刺肌肉为主，刺后令其出汗，连续治疗一百天，再刺其骨髓，刺后仍令其出汗，连续治疗一百天，这样共治疗二百天，胡须眉毛重新生长后，方可停止针刺。